Maternidad y lactancia

GRO NYLANDER

Maternidad y lactancia

**Desde el nacimiento
hasta los seis meses**

Planeta

Publicado originalmente por Gyldendal Norsk Forlag ASA: *Mamma for første*, Gyldendal Fakta, Copyright © 1999, 2002, 2004

Título original en inglés: *Becoming a Mother: From Birth to Six Months*
Traducción del inglés de Carlos J. González Rodríguez y
Maria Begoña Freijeiro Sabater

Diseño de portada: Elisa Orozco

© 2000, Gro Nylander
c/o Guillermo Schavelzon & Asociados Agencia Literaria
info@schavelzon.com
Derechos reservados exclusivos en los países americanos de habla hispana
© 2005, Editorial Planeta Mexicana, S.A. de C.V.
Avenida Insurgentes Sur núm. 1898, piso 11
Colonia Florida, 01030 México, D.F.

Primera edición: septiembre de 2005
ISBN: 970-37-0423-9

Impreso en los talleres de Litográfica Ingramex, S.A. de C.V.
Centeno núm. 162, colonia Granjas Esmeralda, México, D.F.
Impreso y hecho en México - *Printed and made in Mexico*

www.editorialplaneta.com.mx
www.planeta.com.mx
info@planeta.com.mx

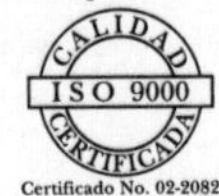

A mi hijo mayor, Olav, que me enseñó,
sobre todo, a ser madre.

Índice

¡Gracias!

Varios padres jóvenes han leído el manuscrito o parte de él y han hecho valiosas aportaciones durante su creación: Mona y Jan Peter, Nina y George, Mette y Paul Espen, Sally y Per, Vivian, Elisabeth y Lars, Eli, Ragnhild, y Kjersti y Haavard.

Las matronas (parteras) Anne Kaasen y Nina Nylander, la pediatra Ingrid Helland, y la enfermera pediátrica y consultora de lactancia certificada Elisabeth Tufte leyeron el primer borrador del libro e hicieron contribuciones profesionales muy útiles.

Los profesores Per Brandtzaeg, Lorentz Irgens, Asbjørn Langslet, Trond Markestad y Torleiv Rognum, el cirujano veterinario Bergljot Børresen, y la doctora Nina Øyen han empleado sus amplios conocimientos para revisar varios capítulos.

La editora Jorunn Borthen Gundersen me ha guiado en el laberinto que fue escribir este libro.

Mi propia familia, como siempre, ha sido una gran fuente de alegría e inspiración. Mi hija Astrid, estudiante de medicina, ha leído todo el manuscrito y ofrecido prácticos consejos.

Espero que, gracias a la contribución de todas estas personas, Maternidad y lactancia resulte tan interesante que usted lo disfrute aunque no le guste leer libros para padres, tan rico en contenido que pueda aprender algo aunque ya tenga experiencia, y tan correcto técnicamente que lo encuentre útil aunque sea un profesional de la salud.

Gro Nylander
Høvik, 2002

Introducción

Querida mamá:

Uno de los motivos que me impulsó a escribir sobre el período posterior al parto es que en el mundo occidental ya no tenemos a nuestro alrededor una red de mujeres que nos apoye y guíe, como ocurría en el pasado. Mujeres de la familia o del entorno cercano, con experiencia, que ayudaban durante el parto y luego cuidaban de la nueva madre y del bebé y les ayudaban a iniciar la lactancia. Ante cualquier problema, rebosaban conocimientos basados en la experiencia de generaciones. Hacían el trabajo de la madre durante el posparto, cuidando de los hijos mayores, llevando la casa y, en las granjas, haciéndose cargo de los animales. Otras mujeres acudían con gachas, consideradas la comida más nutritiva en aquella época, y con deliciosos manjares para que la nueva madre estuviera bien alimentada.

Una comunidad de mujeres

Todavía vemos esta hermandad en otras culturas, en que la llegada de un hijo es una gran noticia y motivo de alegría para todos. Abuelas, tías y hermanas se desviven por ayudar a la madre en las primeras semanas después del parto. Escuchan el relato del parto y hablan sobre sus propias experiencias, alimentan a la nueva madre con la mejor comida, le dan masajes en la barriga y colman a madre e hijo de amorosos cuidados. También en nuestra sociedad existe aún, en algunas zonas, esta hermandad. Pero ocurre con demasiada frecuencia que te has mudado hace poco y tus parientes y amigos viven lejos o están demasiado ocupados. Terminas sola en casa con el niño. No es de extrañar que te sientas insegura, agotada y a veces un poco abandonada. Creo que no es bueno que una madre tenga que pasar casi todo el día a solas con su bebé.

Papá es importante

¿Pensabas que me olvidaba del padre? ¡Claro que no! Dicen que, cuando nace un bebé, nace al mismo tiempo una madre. Y también suele nacer un padre, añado yo. Hoy en día, la mayoría de los padres están presentes en el parto y se relacionan activamente con sus hijos de una manera completamente distinta a la de los padres de generaciones anteriores. Eso es magnífico, y este libro también está pensado para papá, que también es inexperto y novato. Pero por muy buen padre que sea, volverá a su trabajo tras un breve permiso de paternidad y puede que esté ausente durante gran parte del día.

Los abuelos

Las abuelas de hoy muchas veces trabajan fuera de casa. Además, pertenecen a una generación que dio muy poco el pecho. No porque no quisieran (la mayoría lo intentó), sino porque las rígidas normas de los hospitales se interpusieron en su camino. La lactancia acababa muchas veces en un fiasco, porque se recomendaba a las madres que ofrecieran el pecho muy pocas veces al día y muy poco tiempo cada vez. En los años sesenta, sólo el 20 por ciento de los bebés seguía tomando el pecho a los tres meses. Hoy, la cifra está en torno al 90 por ciento. A la abuela le encantaría ayudar, pero no siempre tiene una buena experiencia para transmitir. Y, además, tiene su propio trabajo. Por otro lado, hoy en día muchos abuelos varones se ofrecen para cuidar al bebé, algo inusual hace años.

Mi propia experiencia como madre

He dado a luz a tres hijos; el primero sufría una discapacidad. Luchamos durante un breve y difícil período de lactancia materna. Tras los primeros días, observé con asombro que mis pechos se desinflaban, y me recomendaron saltarme una toma sí y otra no, para juntar suficiente leche para la siguiente toma. A las seis semanas, mi hijo pesaba lo mismo que al nacer. Me rendí; pero seguí dándole mil vueltas y buscando información. Con mis siguientes hijos, la lactancia resultó cada vez mejor, pues tenía más conocimientos, seguridad y apoyo. Me convertí en consejera voluntaria de lactancia y finalmente en médica. He trabajado con madres y bebés durante varias décadas.

Mi trabajo como obstetra

He sido especialista en obstetricia durante más de veinticinco años, y todos y cada uno de los partos me siguen conmoviendo profundamente. Pero también veo que el parto y el período que le sigue ponen a prueba nuestra fortaleza física y emocional. Algunas madres se sorprenden al no sentirse rebosantes de felicidad y amor por su hijo desde el primer momento. Se diría que nuestra época idealiza románticamente el nacimiento, y que la llegada de un hijo ha de ser el mayor acontecimiento en la vida de la joven pareja. Ambos se preparan y hacen planes detallados. Olvidan que el cuerpo suele dar a luz sin ayuda. Pese a los cursos y a los libros, no siempre pueden hacer gran cosa en un sentido u otro. En cambio, no suelen estar preparados para el posparto, un período que los psicólogos describen como una crisis vital.

El comienzo de la relación madre-hijo

Esta importante fase puede iniciar un círculo positivo que influirá en la madre y en el hijo durante el resto de sus vidas. Todos sabemos qué fácil es querer a quien nos muestra su aprecio. Nos gusta más hacer lo que mejor nos sale, y precisamente por eso mejoramos más y más. Cada vez que paso visita en la sala de maternidad aprendo algo sobre este vínculo. He conocido personalmente a todas las madres, bebés y padres cuyas historias aparecen en este libro. Muchos figuran con su propio nombre. Otros bajo nombre supuesto, porque no les pude pedir autorización o porque sus historias son delicadas.

Mi trabajo en favor de la lactancia

Durante muchos años me he interesado por la lactancia materna y por la interacción entre los padres y el recién nacido. He mantenido el fervor de los primeros años como integrante de Ammehjelpen, la asociación noruega de madres lactantes, a lo largo de mi vida profesional. Al principio sola, y más tarde junto con mis entregados colegas de la Iniciativa Hospital Amigo de los Niños, he visitado muchas partes del mundo formando a los trabajadores de la salud para que puedan ayudar mejor a las madres a dar el pecho. Como esta actividad ha captado el interés de los medios de comunicación, recibo muchas preguntas de nuevos padres. Nunca me alcanza el tiempo para contestarlas todas. Ese es uno de los motivos por los que finalmente acepté escribir un libro sobre los primeros meses después del parto, cinco años después de que me lo propusieran por vez primera.

Alta precoz del hospital

Otro motivo para confiar al papel mi experiencia, conocimientos y sentimientos es que la administración ha descubierto una nueva manera de ahorrar dinero: reducir la estancia de madres y recién nacidos en el hospital.

Hace algunas décadas se cometían muchos errores con la mejor intención, pero al menos la estancia en el hospital era como unas vacaciones de una o dos semanas. La nueva madre era mimada y cuidada como una reina, aunque le doliera el corazón por estar separada de su hijo.

Ahora han devuelto los niños a sus madres y nunca tantas mujeres habían dado el pecho durante tanto tiempo, al menos en el siglo XX. Pero, ironías de la vida, aunque la madre está con su hijo (para gran satisfacción de la mayoría de ellas), los recortes en los presupuestos y las nuevas tendencias hacen que se encuentre al borde del agotamiento, porque tiene que arreglárselas sola.

Recuerde, la única cosa que sólo la madre puede hacer es dar el pecho. Pero en muchos hospitales se espera que la madre cambie pañales, se asee sola, vaya al comedor a la hora de las comidas, coloque los platos sucios en su lugar, se haga la cama y cambie el agua a las flores que le traigan. Tiene que ir a las sesiones de gimnasia, conversar con la matrona sobre su parto y sobre cómo vivió la experiencia, asistir a una clase sobre lactancia, estar presente cuando el pediatra reconoce al recién nacido y aprender a cuidar al niño, todo en un par de días. Muchas mujeres prefieren estar en un «hotel para pacientes», en un edificio junto a la maternidad, al que se trasladan con su hijo pasadas las dos horas reglamentarias de observación después del parto. Allí hay todavía menos personal para atenderlas.

La tendencia a contemplar el parto como un hecho fisiológico y a la madre como una mujer sana, aunque en sí misma positiva, ha conducido a acortar el período de reposo en el hospital. Te mandan a casa a los pocos días del parto, tanto si quieres como si no. No está mal para quien haya tenido un embarazo sin complicaciones y un parto fácil, un bebé tranquilo y un surtidor de leche. No está mal si en casa te espera una situación agradable y buenos cuidados, o si los servicios de salud hacen seguimiento a domicilio.

Pero volver pronto a casa es duro para la madre cuando las cosas no van tan bien. Cuando no tienes a quién pedir consejo. Cuando te duelen los puntos, y sangras a chorro, cuando sientes los pechos duros como piedras y los pezones en carne viva y el bebé no para de llorar, cuando el sudor se mezcla con las lágrimas de la depresión posparto, cuando la responsabilidad parece insoportable y dormir por la noche es apenas un vago recuerdo de tu juventud.

Este es un libro sobre la felicidad, y el asombro, y la sabiduría de la naturaleza. Pero es también un libro para ayudar a las mujeres durante un período que es para muchas el más duro de su vida: como flamantes nuevas madres.

A pesar de la igualdad entre los sexos, no debemos olvidar que es la mujer la que se queda embarazada, la que alberga y nutre al feto, la que le trae al mundo con gozo y con dolor y le alimenta con su pecho. Simple biología. Nadie puede quitarte estas cosas como madre o hacerlas en tu lugar. Por lo tanto, este libro se dirige sobre todo a ti, querida nueva madre, para ayudarte a que te ayudes a ti misma.

1

Del útero al pecho: nacido para mamar

LA PEQUEÑA GRY acaba de nacer en la sala de partos número tres. ¿Quieres venir conmigo, y nos sentamos muy calladitas en un rincón para admirar lo que viene después?

Gry lo tiene todo a su favor para comenzar con buen pie la vida fuera del útero. Es un bebé largamente esperado y su madre, Siri, ha tenido un buen parto. Han sido catorce horas, y dolerle, le ha dolido; pero el parto ha evolucionado bien y ha sido soportable. El cuello del útero se fue abriendo poco a poco, y las pausas entre contracciones fueron tranquilas. Siri recuperaba fuerzas tan bien durante las pausas que no necesitó medicamentos para el dolor. En el momento más duro, justo antes de llegar a los diez centímetros de dilatación completa, pasó un rato en un baño caliente. Y en el expulsivo llegó a dormitar entre contracción y contracción. «Era como descender en balsa por un torrente», dijo más tarde. Violentas fuerzas de la naturaleza la arrastraban. Sólo había que dejarse llevar y ayudar con toda su energía. Le hicieron masaje con aceite caliente en el periné, que se fue dilatando gradualmente.

Gry se deslizó lentamente, escurridiza como una anguila, sin causarle a su madre ni el más mínimo desgarro.

Ahora está ahí, entre las piernas de Siri. Pequeña, mojada, extraña y un poco ensangrentada. Unas manos cálidas y enguantadas la sostienen, le limpian delicadamente la nariz y la boca, le secan el pelo pringoso. El cordón umbilical late con fuerza, porque la placenta todavía transmite alimento y oxígeno desde Siri a su hija. Gry permanece un par de minutos a un nivel más bajo que el vientre de su madre. Eso es magnífico, porque en esos momentos está recibiendo la última transfusión de sangre de la placenta antes de proseguir el que tal vez sea el viaje más importante de su vida: el viaje del útero al pecho.

Gry tiene un color azulado y está cubierta de grasa. Primero protesta, y luego llora. La matrona y su ayudante sonríen. Are, el padre (porque se ha convertido en padre de repente) se deja caer sobre la silla con un gruñido de alivio. Exhausta y satisfecha, Siri siente que ya todo ha acabado: los largos meses de espera, las contracciones, la emoción del expulsivo cuando empujaba como si le fuera la vida en ello (y así era, en efecto), el ardor que sintió al dilatarse el periné...

El primer encuentro

La comadrona levanta al bebé para entregárselo a Siri. Matrona, en noruego, es *jordmor*, «madre de la tierra» porque la mujer más experimentada que ayudaba en el parto levantaba ritualmente al bebé, nacido sobre la tierra, para entregárselo a la madre. De repente, Siri es madre. ¡Mamá! Se siente madre, y siente que Gry es su hija.

Alguien ha desabrochado el camisón de Siri, y su hija descansa desnuda sobre su piel. Le entregan una toalla caliente, porque quiere secar ella misma a su hija. La seca frotando suavemente, le da calor y la estimula para que respire y continúe viviendo. Sus acciones evocan los continuos lametazos y empujones que dan otros mamíferos a sus crías recién nacidas. Siri se ocupa de Gry con cierta torpeza, mientras ésta, sobre la barriga de su madre, va adquiriendo un color rosado. Hay mucho espacio; la barriga grande y cálida de repente se ha quedado casi vacía. Are corta el cordón umbilical por donde le indica la matrona. Un poco tembloroso y con un nudo en la garganta separa a su hija de la madre. Ahora Gry es, si cabe, un poco más suya.

Gry llora un poco, tensa los músculos con inquietud y no parece nada contenta de estar fuera de la acogedora caverna del útero, donde ha vivido durante nueve meses. En la cama, gracias a la lámpara térmica, puede estar desnuda, moverse libremente, tocar y ser tocada. Siri comienza a palpar tímidamente a su hija, primero con las yemas de los dedos, livianos y cautelosos. Cada vez más segura acaricia las manos y pies del bebé, tamborilea sobre sus tiernas extremidades, se atreve al fin a palmearle la espalda con la mano extendida, la sujeta con ternura, la mece suavemente.

Lo correcto es que sean las manos de Siri las primeras en tocar a Gry sin guantes. En el útero ha estado prácticamente libre de bacterias, ahora toda su piel se recubre de ellas. La mayoría son benignas, pero algunas son hostiles. Por eso es importante que provengan de Siri: su leche tendrá anticuerpos contra esas bacterias y protegerá a Gry. La siguiente persona que toque al bebé podría ser su papá, Are. Dos personas que viven juntas tienen muchas cepas bacterianas en común, de modo que la leche materna suele proteger también contra las bacterias del padre y del resto de la familia.

«¡Te estoy viendo!»

Gry se tranquiliza y permanece quieta. Parpadea con sus ojos azul oscuro, cuyas enormes pupilas parecen contemplar el infinito. Siri la mueve un poco para verla mejor, inclina la cabeza hacia ella, la mira a los ojos: «¡me está mirando!». Algunos investigadores han descubierto que el contacto ocular precoz es importante para fortalecer el vínculo entre madre e hijo. Una cosa es segura: el recién nacido normalmente mira y observa, y para fijar la mirada prefiere un rostro con ojos brillantes a cualquier otra cosa.

Gry protesta un poco más, estira las piernas, las vuelve a flexionar, patalea y se desliza un poco hacia arriba. Luego descansa. ¡Qué fatigoso es moverse fuera del agua en que flotaba ingrávida!

«Escúchame»

Gry empieza a llamar a su madre con sonidos breves y penetrantes: «¡eh! ¡Eh!». Siri responde, sin darse cuenta de lo que hace. Con voz suave y aguda dice: «por fin has llegado, mi niña bonita. ¡Qué linda eres! Te estábamos esperando, tesoro. ¡Hola, cariño!». A los bebés se les habla con voz de seda. No necesita pensarlo; el maravilloso instinto maternal impulsa a Siri a hablar con tono agudo. Como hacemos la mayoría de las mujeres cuando hablamos con un bebé. No podemos evitarlo. Es un sabio instinto: la ciencia ha demostrado que los bebés muestran interés precisamente por este tono de voz, mientras que una voz grave, por cariñosa que sea, raramente les resulta tan cautivadora. También se ha comprobado que los recién nacidos prefieren la voz de su propia madre a cualquier otra, seguramente porque están acostumbrados a esa voz desde el útero. Si el padre ha hablado mucho o cantado cerca de la barriga, su voz será la segunda favorita.

Así descansan Siri y Gry, charlando sin que nadie las moleste. Are está sentado junto a ellas y, con un brazo sobre los hombros de Siri, las abraza a las dos. Siri sostiene a su hija, Are sostiene a la mujer que se ha convertido en la madre de su hija. Esta es su familia. Pero todavía no le ha llegado el momento de tomar contacto directamente con Gry.

Gry flexiona un brazo, se lleva la mano a la cara, extiende la mano, estira y dobla los dedos. Algo estimula su reflejo de prensión palmar: un pezón cercano, más tarde el dedo de su padre... Se agarra fuerte... aprieta... lo suelta... vuelve a llamar: «¡eh! ¡Eh!». La calma inunda la estancia. La matrona y su ayudante se deslizan por la sala en silencio, mientras recogen y limpian.

La placenta se desprende, llenando el canal del parto, y basta un leve pujo para completar el alumbramiento. Es grande y blanda, y brilla con las membranas translúcidas que envolvían a Gry. La placenta sigue siendo hermosa, pero ya no tiene ningún papel en esta historia.

«¡Hummm, qué bien huele!»

Siri olfatea, deleitándose en el olor de la cabeza de su hija. No sabe que es así como casi todas las madres huelen a sus hijos. No es consciente de que incluso nosotros, humanos modernos de sentidos abotargados, usamos el olfato más de lo que pensamos. En un estudio, la mayor parte de las madres fue capaz de reconocer a sus hijos de pocos días con los ojos vendados, sólo por el olor. Una oveja que acaba de dar a luz no permite que un cordero se acerque a su ubre sin olfatearlo primero. Los animales que viven en grupo olfatean cuidadosamente al recién nacido tan pronto como la madre lo permite.

Gry también usa su naricita. La areola, la zona oscura en torno al pezón de su madre, está rodeada de glándulas cuyas secreciones grasas protegen contra la humedad y el roce, pero que también tienen un olor atractivo para el bebé y le llevan en la buena dirección. En un estudio, los investigadores lavaron con jabón uno de los pechos de cada madre inmediatamente después del parto, asegurándose de que ambos pechos estuvieran secos y calientes antes de colocar al recién nacido sobre la barriga de su madre. Cuando se les dio tiempo para buscar solitos, la mayor parte de los bebés encontraron el camino hacia el pecho no lavado y se pusieron a mamar. Así pues, no corre prisa que mamá se bañe justo después del parto; es bueno que conserve su propio olor.

Siri absorbe el olor, la voz y la imagen de su hija. La besa, la acaricia y casi la degusta, con los labios sobre su pelo húmedo y suave. Siri desconoce que este proceso de establecer un vínculo con su recién nacida es similar al que atraviesan todos los demás mamíferos. ¿Tal vez los húmedos besos de Siri son equivalentes al lameteo de la madre en otras especies? Así los olores se dispersan y se potencian.

La búsqueda

De pronto, Gry descubre el pezón y la oscura areola. Abre sus grandes ojos, fascinada. ¿Está grabada en su mente la orden de dirigirse hacia esta agradable visión?

Inmediatamente después, Gry empieza a mover la boca. Sus labios se abren, se cierran y se tuercen en una mueca, una media sonrisa exploratoria. Saca la lengua, se la pasa por los labios, lametea un poco, babea. Pero nada entra, de momento, en su boca anhelante. Tiene que seguir trabajando. Resopla y, al hacerlo, expulsa un poco de líquido amniótico; gruñe y se esfuerza. Siente el cosquilleo del pezón en su mejilla, lo que estimula el reflejo de búsqueda. Intenta con nuevos bríos dirigirse hacia el pecho. La misma conducta se observa en cualquier recién nacido sano... Los bebés que están en una cuna, separados de su madre, se vuelven desesperadamente hacia cualquier cosa que roce su mejilla: una sábana, una mano amiga, el pecho de un sorprendido padre que intenta substituir a la madre hasta que puedan estar juntos de nuevo...

Por fin Gry, encima de su madre, alza la cabeza para buscar con la boca. Vacila, la cabeza le pesa demasiado, cae sobre la otra mejilla. Descansa otro poco, llora, vuelve a alzar la cabeza que se balancea, y falla el objetivo. ¿Le sería más fácil si Siri estuviera más incorporada y la sostuviera en brazos? Entonces Gry sólo tendría que menear la cabeza de un lado a otro, sin sostener su pesada cabeza con su delgado cuello.

Se ha observado que los grandes simios necesitan aprender a dar el pecho. El parto suele ir bien. La madre chimpancé se las arregla sola y, de hecho, ayuda a su hijo a venir al mundo con sus propias manos. Levanta a su cría y le limpia la cara y el trasero con la lengua. Pero los simios nacidos en cautividad, que no han tenido suficientes oportunidades de observar la lactancia, no parecen saber exactamente qué hacer a continuación. Aquí es donde el bebé entra en acción. Como en la especie humana, la voz de la cría produce en la madre un deseo irresistible de hacer algo. Cada vez que su hijo protesta, la madre chimpancé cambia a su hijo de posición sobre su propio cuerpo, aparentemente al azar. Una serie de fotos muestra a una chimpancé que acaba de dar a luz, muy nerviosa, colocándose incluso al bebé sobre la cabeza. Por fin encuentra un lugar en que la cría se calma; a saber, el lugar en el que ésta encuentra algo que chupar. La segunda vez encuentra la posición un poco más deprisa. El bebé lanza señales, busca y se esfuerza, y su madre le ayuda.

A pesar de nuestro gran cerebro y de todas sus posibilidades (pensamiento abstracto, educación formal, sociedades complejas, viajes espaciales...), tenemos una estrecha relación biológica con los demás mamíferos. Los grandes primates son nuestros parientes más cercanos. De hecho, el ser humano tiene más genes en común con el chimpancé que el elefante africano con el elefante indio. Durante el parto y el posparto las hembras humanas, como las de otros primates, actúan en gran medida siguiendo sus instintos y hormonas. Estas hormonas ayudarán a la madre y a su hijo, si se las deja actuar.

Hace unas décadas, los médicos y los padres veían a los recién nacidos como seres completamente desvalidos. No creíamos que pudieran ver, fijar la mirada, sentir dolor, alzar la cabeza o girarla. Hoy sabemos que son capaces de todo ello desde que nacen, y que poseen una cantidad impresionante de conocimientos innatos. Su primer y principal objetivo es alcanzar el pecho materno. Su instinto les dice que tomar el pecho es la garantía de su supervivencia.

Animada por la voz suave y aguda de su madre que la tranquiliza e inspira, y por sus cálidas manos que la sujetan, Gry vuelve a empezar. ¿Lo conseguirá esta vez? Ya está. Aterriza con el pezón prácticamente en la boca. Dirige la boca hacia el pezón, girando un poco más la cabeza. Abre mucho la boca como un pajarito; no, mejor dicho, como un bebé humano que busca. Lame y chupa la piel de su madre, chasquea la lengua. Saca la lengua todo lo posible, curvándola en U. Abre más y más la boca, casi con desesperación. ¡Ahora! ¡Lo ha conseguido! Sus labios se cierran hambrientos sobre un gran bocado de pecho. Casi toda la zona pigmentada de la areola ha desaparecido. Gry mama como si le fuera en ello la vida; y así es, en realidad.

Manos amigas ajustan la posición de Gry para acercarla más a su madre. Al final, madre e hija yacen juntas, apretadas, barriga con barriga. El mentón de Gry se aprieta contra el pecho de su madre. Tiene los labios doblados hacia afuera, y se puede ver cómo los movimientos de succión se extienden hasta sus orejas. Al tener la boca tan abierta, el pecho llega hasta su paladar blando y desencadena un poderoso reflejo de succión. Los recién nacidos sanos a los que se da tiempo para completar este proceso de búsqueda después del parto (sin interrumpirlos para pesarlos, bañarlos o vestirlos) raramente tienen dificultades para tomar el pecho correctamente.

Un manantial de hormonas

Cuando Gry mama, los impulsos nerviosos viajan desde los pechos de Siri hasta su médula espinal, y de allí a su cerebro y a su hipófisis. Esta pequeña fábrica de hormonas empieza inmediatamente a liberar las hormonas de la lactancia en la circulación de Siri. Las hormonas viajan por todas las arterias y llegan hasta la última célula de su cuerpo. Ahora, justo después del parto, la oxitocina es la hormona más importante. Debe llegar hasta los órganos cuyos receptores, gracias al parto, se han puesto en alerta. Como el útero, que se contrae poderosamente cuando llega la oxitocina en respuesta a la succión del bebé. Las paredes musculares del útero expulsan la placenta y detienen la hemorragia. ¡A que está bien pensado! Los profesionales que atienden el parto pueden administrar, si es preciso, oxitocina artificial durante el parto o después; pero ¡qué práctico resulta que la hormona hecha en casa haga todo el trabajo!

El pecho es otro órgano diana de la oxitocina, tal vez el más importante. Las células que fabrican la leche están rodeadas por una red de células musculares lisas. Cuando la oxitocina llega a estas células, se contraen rápidamente y hacen que la leche que hay en la glándula salga por el pezón.

Tras toda su enérgica succión, Gry consigue sólo unas gotas de leche. La cantidad es apenas medible, pero basta para calmarla y para dar inicio a los efectos casi mágicos de la leche materna. La oxitocina controla el importante reflejo de eyección de la leche, que dentro de poco hará que la leche gotee o incluso salga a chorro con sólo que Siri piense en su hija.

Además, la oxitocina actúa en el cerebro de Siri. Cuando Gry lleva mamando un rato, Siri siente una somnolencia agradable y una sensación creciente de bienestar. De hecho, todos los miembros de la pequeña familia se relajan tras el intenso esfuerzo realizado. Dejémosles tranquilos, para que disfruten juntos de esta calma. En animales de laboratorio, la oxitocina hace que la madre se interese por sus crías y las cuide. Una rata sin crías, incluso una rata macho, empieza a construir un nido si se le administra oxitocina, y puede llegar a secuestrar y cuidar a las crías de otra rata. Por suerte, los seres humanos no se rigen sólo por las hormonas; pero puede que la oxitocina esté ayudando a Siri a convertirse en madre. Al fin y al cabo, las hormonas influyen poderosamente en los seres humanos en otras fases de la vida, por ejemplo, en los cambios de humor que experimentan algunas mujeres con el síndrome premenstrual.

Papá monta guardia

Papá Are todavía no ha tomado en brazos a su hija, sólo la ha acariciado con prudencia; pero se desvive por la madre y la hija. Las acompaña, las abraza, comenta sus actividades, vigila. Se abre la puerta; ha cambiado el turno y aparece una enfermera desconocida. Are la observa irritado, casi agresivo, y se inclina protector sobre su familia. ¿Ha estimulado el nacimiento su instinto de protección? Los nuevos padres suelen dar esa impresión. Are se ha convertido en lo que yo llamo un «papá león».

Abandonamos de puntillas nuestro punto de observación en la esquina de la habitación. Ahora sabemos que todo esto es típico del nacimiento, ese viaje desde el útero hasta el pecho. El proceso puede durar algunos minutos o varias horas; lo más frecuente es entre treinta y sesenta minutos. Algunos bebés lloran mucho o tienen que descansar frecuentemente durante ese tiempo. Otros necesitan ayuda para encontrar el pecho, sobre todo si su madre ha recibido un analgésico como la petidina (Dolantina®), que puede debilitar temporalmente los reflejos de alimentación del recién nacido. Pero, tarde lo que tarde, el proceso se repite casi en el mismo orden en la mayor parte de los recién nacidos sanos a término, si las circunstancias lo permiten. El comienzo de la lactancia es todo un pequeño milagro cotidiano.

En el camino del útero al pecho, el bebé:

- Suele intentar arrastrarse, doblando y estirando las caderas y las rodillas.
- Estira y dobla los brazos.
- Se lleva una mano a la cara, y poco a poco hasta la boca.
- Agarra cualquier cosa que le toque la palma de la mano.

- Llama a su madre con gritos suaves, breves y agudos: «¡eh!, ¡Eh!».
- Escucha atentamente a su madre, que le habla con voz «de bebé».
- Mira a su madre a la cara, sobre todo a los ojos.
- Olfatea y respira ruidosamente junto al pecho materno.
- Empieza a mover los labios y muestra movimientos de búsqueda.
- Saca la lengua y babea.
- Intenta mover la cabeza hacia cualquier cosa que le toque la mejilla.
- Mueve rápidamente la cabeza de un lado a otro, en un movimiento de búsqueda.
- Abre mucho la boca cuando el pezón o cualquier otra cosa le toca los labios.
- Coloca la lengua en forma de U para tomar el pecho.

2

Ponte en el lugar de tu hijo

A VECES PIENSO SI el llanto desesperado de un recién nacido querrá decir: «¡socorro! Estoy aterrorizado, tengo frío, la luz me hiere los ojos y los ruidos me asustan. El viaje me ha dejado agotado y casi sin aliento. Estoy luchando para conseguir suficiente oxígeno de una forma completamente nueva. No olviden que estoy acostumbrado a descansar en una oscuridad rojiza y silenciosa, oyendo sólo sonidos distantes, rodeado por blandas paredes y por cálidas aguas tranquilas».

Nacer es toda una experiencia. No recordamos qué se siente, pero es posible imaginárselo. Hacia el final del embarazo, el espacio en el útero se va quedando estrecho. Se acabó el baile de cuando había sitio de sobra. Apenas se puede dar una buena patada. Es como moverse en un apretado saco de dormir. Durante las contracciones del parto, el útero aprieta firmemente al bebé y le empuja hacia abajo. De repente, el niño se encuentra en un mundo sin límites, en que brazos y piernas se estiran y se alejan del cuerpo.

El obstetra francés Frederic Leboyer obtuvo un gran renombre con su libro *Bitrh Without Violence* [Nacimiento sin violencia], publicado en los años setenta. Denominó a la expresión facial del recién nacido «la máscara del terror». Muchas veces reímos aliviados en la sala de partos cuando el bebé llora. Leboyer, por el contrario, compara este grito con el de las víctimas de la tortura. Aunque la analogía puede ser un poco fuerte, puede que se le quiten las ganas de sonreír si, a la luz de las palabras de Leboyer, estudia la fotografía de un recién nacido que llora.

Leboyer afirma que el nacimiento es un gran trauma psíquico y físico para el bebé. El psicoterapeuta Stanislav Grof está de acuerdo y dice ser capaz de hacer rememorar a los adultos su vida fetal y su propio parto. Describe la feliz existencia del feto, en contraste con el «infierno sin vuelta atrás» de la primera fase del parto. Cuando por fin nace, el bebé experimenta «una profunda percepción de libertad espiritual, liberación y salvación». Grof cree que esta dura prueba, coronada por la victoria de salir a la luz, es positiva para el posterior desarrollo espiritual del individuo.

A la mayoría de nosotros se nos hace difícil formarnos una opinión definida sobre este tipo de cosas. Lo que es seguro es que el bebé se calma cuando le consuelan. ¿Cómo podemos facilitar la transición?

«No me asusten con ruidos»

En el útero, el bebé ha oído sonidos durante meses; pero esos sonidos estaban amortiguados por el líquido amniótico, las paredes del útero y el cuerpo de la madre. Durante el parto, puede que oiga a su madre proferir sonidos inusuales, y sale a un mundo de voces que hablan alto, entrechocar de instrumentos metálicos, gritos y risas. ¿No crees que da bastante miedo? En todo caso, es notable cuántos recién nacidos se tranquilizan al ponerlos sobre la barriga y el pecho de su madre. De repente vuelve a oír algo familiar: el suave y rítmico latido del corazón de su madre; el aire que entra y sale de sus pulmones con ritmo bien conocido. Y al mismo tiempo le mecen con movimientos que recuerdan los que notaba dentro del útero.

Hace muchos años, escuché a un investigador explicar cómo había estudiado el efecto de diferentes tipos de música sobre la frecuencia cardíaca del feto. Observó que el corazón latía más rápido cuando un violín interpretaba una alegre danza folclórica que cuando sonaba una lenta música clásica. Hasta aquí, ninguna sorpresa. Estudios posteriores han demostrado que el bebé no sólo reconoce la voz de su madre, sino también una canción determinada que ha oído frecuentemente en el útero antes de nacer. Es cierto que la voz de la madre suena diferente cuando el sonido se transmite por el aire, pero sigue siendo su voz.

Muchas veces la madre empieza a hablarle a su hijo cuando éste la llama. Tal vez el leve «¿eh? ¿Eh?» del bebé realmente quiere decir: «¡hola, mamá! Dime algo, estoy asustado y confuso. ¿Cómo son las cosas aquí fuera? Abrázame fuerte. Con cuidado, porque nunca antes me habían tocado. Acaríciame suavemente. Primero los brazos y las piernas, que te conocen bien. Luego la espalda, con la que acostumbraba rozar tu útero. Pero mi barriguita blanda ha estado protegida en la posición fetal; espera un poco antes de tocarme ahí».

Se diría que la madre entiende el mensaje. La mayoría de las madres siguen espontáneamente estas «instrucciones» la primera vez que tocan a su bebé.

«Déjame que te huela»

El bebé todavía tiene algo que decir: «hummm... ¿qué es eso que huele tan bien? Resulta familiar, pero al mismo tiempo tan nuevo y atractivo. No puedo esperar a metérmelo en la boca. No te vayas a duchar ahora, mamá, hasta que yo haya alcanzado tranquilamente mi objetivo. ¡Y huéleme tú también! Ahora mismo, antes de que me laven con jabón». El bebé reconoce el aroma de la piel de su madre, aunque hasta ahora sólo había olfateado el líquido amniótico. Sin embargo, el aroma más irresistible es el de la leche materna.

Si a un bebé se le da a elegir entre el olor de la piel de su madre, sin leche, o el olor de la leche de otra mujer, escogerá la leche.

En la mayoría de los mamíferos, el olor es un determinante esencial del vínculo entre madre e hijo. Esto se ha estudiado sobre todo en las ovejas. Si una oveja no llega a olfatear a su cría durante la primera hora después del parto, luego no querrá saber nada de ella. Este vínculo a través del olor parece estar bajo la influencia de la hormona oxitocina, que está presente en concentraciones muy altas durante el parto y poco después. Si se estimula más tarde a la oveja para que secrete oxitocina, se la puede persuadir para que acepte a su cría. El sentido del olfato no está tan desarrollado en el ser humano como en otros animales, pero el olor también influye en nosotros más de lo que imaginamos.

«Te estoy viendo»

En los mamíferos superiores, y especialmente en los seres humanos, la vista también tiene un papel importante durante el primer encuentro con la cría. Una y otra vez he observado a un bebé abrir los ojos como platos a la vista de un pezón. «¡Vaya!», parece decir, «esa cosa redonda tan interesante, con la punta que sobresale, es precisamente lo que estaba yo buscando. ¡Vamos, ayúdame! ¿No ves que me cuesta un poco?».

Al comienzo de la vida fetal, los ojos están completamente cerrados, como los de un gatito recién nacido. Pero en el momento del parto el bebé ya ha sido capaz de ver durante varios meses. Cuando la fuerte luz del sol ilumina el abdomen de la madre, una hermosa luz rosada inunda el útero, una luz tamizada, difusa, más adecuada para intuir que para ver claramente. Entonces, de repente, el bebé se encuentra fuera, en un mundo brillantemente iluminado con fuerte luz solar, poderosas lámparas y luces que le molestan en los ojos.

En otro tiempo se ponían por rutina gotas de nitrato de plata en los ojos del recién nacido, para prevenir la infección por gonorrea. Como muchas otras cosas, esto se hacía con la mejor intención, pero con consecuencias inesperadas. La primera vez que trabajé en una planta de maternidad, me fue difícil encontrar respuesta para las madres preocupadas, que preguntaban si esas gotas causaban dolor a sus hijos. Los bebés lloraban, y los ojos se les solían poner rojos e hinchados. Yo tranquilizaba a las madres con poca convicción, y decidí convertirme en conejillo de indias para averiguarlo. Me puse las gotas en un ojo, esperando poder decir a las madres: «no, casi ni se dan cuenta». Nunca debí hacerlo. Las gotas me provocaron un dolor tremendo, y el ojo se me puso tan rojo e hinchado que no pude ver nada con él en todo el día. Pasé visita con un ojo lloroso, y nunca más tranquilicé a las madres al respecto. Al contrario, me uní a la cruzada para acabar con el uso rutinario del nitrato de plata.

Hoy en día, la mayor parte de los recién nacidos abre los ojos y mira. Su mirada es increíblemente cautivadora: «¡mamá! ¡Mírame!». El bebé puede seguirte con esa mirada, que parece enfocada. Se ha demostrado que los bebés prefieren ver una cara (o una máscara) de ojos abiertos y brillantes. No sabemos con seguridad qué ocurre durante ese primer contacto visual, pero probablemente tiene sus consecuencias. La conducta de los ansarones (las crías de ganso) da que pensar: los polluelos siguen a lo primero que se mueve en su campo visual, aunque sea un juguete de cuerda o la bota de un granjero, y creen que eso es su madre hasta el fin de sus días.

«¡Qué frío hace aquí fuera!»

Es casi un shock térmico lo que sufre un recién nacido tras el parto. El útero mantiene una temperatura constante de 37°C, protegiendo al feto contra las influencias exteriores. Nunca baja de esa temperatura. De pronto, el recién nacido se encuentra en una habitación a una temperatura de unos 20ºC, que a él le parece todavía más baja. Los recién nacidos toleran mal la bajada de temperatura. Pierden calor sobre todo por la cabeza, mojada y desproporcionadamente grande.

A dos médicos franceses, Michel Odent y Frederic Leboyer, debemos en gran parte la recepción más amable que se da actualmente a los recién nacidos, al menos en lo que respecta al sonido, la luz y la temperatura. Odent y Leboyer recomiendan oscurecer la sala y mantener el nivel de sonido bajo. Sus hermosas fotos de recién nacidos que disfrutan claramente del baño con agua a la temperatura corporal han dado la vuelta al mundo. El agua probablemente recuerda al bebé el líquido amniótico; es lógico que sea una experiencia tranquilizante. El recién nacido tiene la misma expresión de satisfacción cuando se tranquiliza en contacto con el cuerpo de su madre. Ahora creemos que el estrecho contacto piel con piel con la madre es aún mejor que el agua caliente para iniciar de la forma más agradable la vida en el mundo exterior. El bebé podrá bañarse más tarde.

¿Parto en el agua?

Algunos creen que el parto debería tener lugar en el agua. Un baño caliente puede aliviar el dolor en la dilatación, la primera fase del parto, y a veces el parto progresa tan rápidamente que el bebé nace dentro de la bañera. Estos partos suelen acabar bien. Pero el ser humano es un animal que respira aire, estamos hechos para vivir sobre la tierra. De acuerdo, el bebé ha estado inspirando y espirando agua durante meses; pero durante todo ese tiempo el oxígeno le llegaba a través de la placenta.

Observando a cámara lenta la película de un nacimiento, se puede ver que el tórax del bebé se comprime cuando pasa por el canal del parto, y que de su boca sale un chorro de líquido amniótico. Ya fuera del cuerpo de su madre, el tórax del bebé se expande, y el aire entra en sus pulmones por vez primera. Esta primera inspiración debe producirse antes del primer llanto, así es como funcionan las cosas. Los pulmones tienen que desplegarse y empezar a respirar aire antes de que la placenta deje de enviar oxígeno al bebé. Si el parto tiene lugar en una bañera, cabría la posibilidad de que las vías respiratorias se llenasen de agua contaminada en lugar de aire. De todos modos, los estudios han demostrado que el nacimiento bajo el agua suele resultar bien para el bebé, que espera a salir a la superficie antes de inspirar por primera vez. En cuanto a la madre, dar a luz en el agua le permite moverse libremente, lo que muchas mujeres encuentran menos doloroso.

«¡No me corten demasiado pronto el suministro!»

Mientras el cordón umbilical siga latiendo, no hay prisa por hacer nada. El bebé todavía está recibiendo oxígeno de la madre y también la última y valiosa transfusión de la placenta. Está demostrado que el bebé tendrá un nivel de hemoglobina más alto si se espera a cortar el cordón hasta que haya dejado de latir. En raras ocasiones, si la madre tiene anticuerpos contra los glóbulos rojos de su hijo por incompatibilidad de Rh o grupo sanguíneo, este suplemento de sangre no es beneficioso para el bebé. En tales casos el cordón se corta inmediatamente.

Los mamíferos suelen nacer hacia abajo. La cría permanece bajo el nivel del útero y tiene mucho tiempo para empezar a respirar antes de que la gelatina de Wharton del cordón umbilical se expanda e impida el paso de la sangre. ¿Por qué, entonces, esta prisa innecesaria en el caso del recién nacido humano? Puede que el bebé esté intentando con todas sus fuerzas decir: «¡mamá y papá, ayúdenme a seguir enganchado mientras eso me favorezca! Cuesta un poco ponerse a respirar cuando no lo has hecho nunca antes».

Hasta el momento del parto, la piel del bebé sólo ha estado en contacto con agua a temperatura corporal y con las sedosas membranas de la bolsa de las aguas. Tras el parto le secan enérgicamente con toallas que le parecen ásperas, para quitarle la sangre y el líquido amniótico y para estimularle a respirar. Le alzan, le mueven, siente un poco de frío, pero a continuación también el primer contacto de una cálida piel. Todas estas sensaciones le provocan, probablemente, una fuerte impresión. Y eso también es bueno. Se ha observado que otros mamíferos tratan a sus recién nacidos de modo similar, con lametazos y empujones bastante bruscos y enérgicos.

«¿Tan importante es saber cuánto peso y cuánto mido?»

La necesaria estimulación del recién nacido es una buena cosa. Pero que te arranquen de la cálida piel de tu madre y te pongan en un báscula fría y dura es algo que llena de terror a muchos niños. Se ve claramente ilustrado en el vídeo *El pecho no tiene horario*. Tampoco es ninguna urgencia estirar al bebé para medirlo. Dejemos que se estire poco a poco, él solito. Al fin y al cabo, ha pasado varios meses hecho un ovillo. A lo mejor respira más fácilmente si no le estiran boca abajo (como parecen indicar las recientes investigaciones sobre la muerte súbita del lactante). Inmediatamente después de preguntar si es niño o niña, todo el mundo quiere saber el peso y la talla. ¿No podríamos cambiar un poco nuestras prioridades y concentrarnos en el milagro que tenemos delante?

En muchos lugares ya no bañan al recién nacido el primer día; pero en otros todavía se baña al recién nacido poco después del parto con agua y jabón o incluso con desinfectante, y sin aclarar después. ¿Y si el bebé protestase? «Vengo aquí, cubierto con el maravilloso vérnix, que evitó que mi piel se reblandeciera con el líquido amniótico. Es bueno para mí conservar esta crema natural, que mantiene mi piel suave y resistente. Y no me quiten las bacterias que me acaba de dar mi madre, o me convertirán en presa fácil para las bacterias hospitalarias.»

Con la mejor intención, la gente sigue interfiriendo, bañando y pesando al recién nacido justo cuando éste trabaja en un gran proyecto: apegarse a su madre y encontrar el pecho. En general, secar al bebé con toallas calientes ligeramente húmedas suele ser más que suficiente. Si es completamente necesario limpiarlo, ¿no sería mejor, nada más salir, un rápido remojón en agua a la temperatura del cuerpo? Así se puede limpiar la sangre y otra suciedad, antes de ponerlo encima de mamá para que los dos puedan conocerse mejor durante un largo rato sin interrupciones.

La fuerza de la gravedad es otra sorpresa para el bebé, que flotaba casi sin peso sumergido en agua. En el útero, el bebé se convirtió en un experto en llevarse la mano a la boca. Muchos fetos se chupan el dedo. Fuera, al aire libre, el brazo de repente pesa una tonelada, y los movimientos familiares se vuelven lentos y vacilantes. Es pesado, y además el bebé debe ahora moverse por superficies que producen fricción.

No es pues de extrañar que el recién nacido produzca importantes cantidades de adrenalina, la hormona del estrés. No es de extrañar que suela tener las pupilas dilatadas, como nos ocurre a todos cuando tenemos miedo o estamos enfadados. Y sin embargo, cuando le calman, el bebé no parece asustado. Su aspecto más bien es de contemplación y misterio. Muchas veces tengo la vaga sensación de contemplar algo desconocido en los ojos de un recién nacido. ¿Será un saludo desde el mundo que el bebé acaba de abandonar? «Un pedacito de cielo», dijo un padre.

Si el bebé no parece más horrorizado por todos los cambios que sufre es gracias a otras hormonas, las endorfinas, que se producen en abundancia durante el parto. Las endorfinas son las famosas «hormonas del placer» que todos notamos alguna vez. Gracias a ellas, el dolor se siente de modo distinto cuando estamos excitados, como durante el juego sexual enérgico, o cuando un soldado es herido en el calor de la batalla. El bebé que nace por vía vaginal tiene unos altos niveles de endorfinas, que probablemente hacen que el parto le resulte menos doloroso. Incluso los recién nacidos extraídos con ventosa o fórceps parecen, al poco rato, bastante tranquilos.

«Me sacaron sin mediar palabra»

Pero ¿qué ocurre con el bebé que nace por cesárea programada? Se pierde muchas cosas. No ha recibido avisos graduales sobre lo que está a punto de ocurrir, y no tiene oportunidad de prepararse aumentando sus niveles de hormonas, tan beneficiosas. El líquido de sus pulmones no ha sido exprimido. Los monitos nacidos por cesárea son menos activos y reaccionan más lentamente que los que nacieron normalmente. También para los seres humanos se ha demostrado que los niños nacidos por cesárea tienen luego más dificultades para respirar que los nacidos por vía vaginal, aunque la cesárea se hubiera realizado por el estado de la madre y el bebé estuviera totalmente sano.

Debemos hacer cuanto podamos para ayudar a los bebés nacidos por cesárea a empezar su vida lo mejor posible. Muchas madres cuyo parto se ha alejado de alguna manera de lo normal tienen problemas para iniciar la relación con sus hijos. Esto puede deberse en parte a que estas madres no han disfrutado de una ocasión de oro, el proceso de apego físico inmediatamente después del parto, cuando los niveles de oxitocina son máximos. Pero habrá otras oportunidades. Durante el contacto piel con piel madre e hijo secretan importantes hormonas. Y cada vez que el bebé mama, su madre secreta oxitocina. Esto induce buenos sentimientos en la madre, y ayuda también al bebé. Cada vez que el bebé mama y unas gotas de leche caen en su estómago, se activan sistemas que graban en su memoria el rostro y el olor de su madre.

El recién nacido es una criatura emotiva. Su meta, por instinto, es llegar al pecho para encontrar comida. Muchos bebés necesitan tiempo. Los investigadores han encontrado, de hecho, que los esfuerzos de succión del bebé alcanzan su punto máximo unos noventa minutos después del parto.

Cuando por fin el recién nacido alcanza su objetivo y toma el pecho extasiado, chasqueando los labios y cloqueando tan a gusto, debe de sentir algo así como: «hummm. Puede que vivir aquí fuera no sea tan malo, a fin de cuentas. Nunca antes había probado algo tan exquisito como estas gotas de calostro. Nunca tuve en mi boca nada tan apasionante como este firme pezón. Y nunca había olido nada tan delicioso como esta piel suave y morena sobre la que reposa mi nariz. ¡Por fin estoy a salvo! Ahora podré ponerme cómodo y echarme una buena siesta».

Recuerda algunas cosas sobre el recién nacido:

- No le gustan los ruidos fuertes ni las luces deslumbrantes.
- Usa la vista, el oído y el olfato para explorar.
- Necesita tranquilidad, contacto piel con piel y el pecho más que baños, pesos y medidas.
- Disfruta cuando le tocan y le hablan.

3

El comienzo de la lactancia:
¿coser y cantar?

¿TUVISTE UN COMIENZO dorado, con tu hijo tranquilo en tu pecho después del parto, mamando con entusiasmo? Si es así, probablemente la lactancia seguirá siendo fácil y cómoda.

Pero no todo el mundo consigue un comienzo ideal, y de todos modos los problemas pueden aparecer más tarde. Dar el pecho no siempre es coser y cantar, así que ahora te daremos algunos consejos que te pueden ser útiles.

Dicen que la clave para dar el pecho es imaginar que has naufragado en una isla desierta. Tu hijo y tú están desnudos. ¿Qué harías cada vez que tu hijo llorase? Intentarías usar lo único que tienes a mano para consolar al recién nacido: le ofrecerías el pecho. Y, estando los dos desnudos, tendrías su suave cuerpecito estrechamente abrazado.

No habría mantas, pañales o ropa entre los dos. Llevarías todo el rato a tu hijo encima. El bebé estaría continuamente estimulado por el contacto piel con piel y por tus movimientos. Se despertaría y pediría el pecho con frecuencia, estimulando los pechos para producir mucha leche. Y si estuvieras incómoda por los pechos demasiado llenos, probablemente despertarías al niño para que mamase y aliviase la presión. Alcanzarían por ustedes mismos una coordinación perfecta.

Preparativos

Si tienes que sostener el pecho un poco, para subirlo, lo mejor suele ser hacerlo con la mano: los cuatro dedos se colocan bajo el pecho, mientras el pulgar descansa suavemente por encima. Asegúrate de que ningún dedo esté muy cerca de la areola, la zona oscura, porque entonces podrían estar en medio cuando el bebé abra mucho la boca para coger el pecho. Los pechos grandes y blandos pueden levantarse y comprimirse un poco. Como ayuda para levantarlo, puedes poner bajo el pecho una toalla pequeña enrollada.

Apunta con el pezón en dirección a la nariz del bebé; el olor de esta zona les encanta y despierta su interés. Cuando el pezón toca los labios de un bebé hambriento, éste empieza a menear la cabeza a un lado y a otro al tiempo que abre la boca cada vez más, y quizá saca un poco la lengua. Estos preparativos colocan su boca en la posición adecuada para mamar y hacen que se empiecen a producir saliva y jugos gástricos. Al mismo tiempo, el pecho recibe el mensaje: «haz que el pezón se ponga duro y que empiece a salir la leche». Si el bebé no reacciona buscando el pezón y abriendo la boca, puedes mover el pezón un poco hacia arriba y abajo frente a sus labios. Si todavía no hay reacción, es que el bebé no está listo para mamar.

La puesta al pecho

No olvides dejar que tu hijo busque un poco con la boca antes de agarrarse al pecho. Cuando el pezón toca los labios del bebé, éste empieza a mover la cabeza de un lado a otro, mientras abre cada vez más la boca. Es el reflejo de búsqueda u hociqueo. Empuja al bebé hacia ti sólo cuando tenga la boca bien abierta. De ese modo, cuando se enganche, tendrá el pecho bien metido en la boca, y no te hará daño mordiendo sólo el pezón. Al bebé le es más fácil sacar la leche cuando ha agarrado un buen trozo de pecho; por algo se llama «tomar el pecho» y no «tomar el pezón». Cuando el pecho está ingurgitado, las primeras succiones pueden ser un poco molestas; pero por lo demás dar el pecho no debe doler.

Que no estire el pezón

Acerca a tu hijo hacia ti, poniéndole la mano en la espalda. Así se evita que el niño se «cuelgue» del pecho, lo que puede estirar demasiado el pezón, causando grietas alrededor de la base.

La barbilla del bebé tocando el pecho

Cuando mantienes a tu hijo bien pegado, dejándole libre la cabeza, su minúscula barbilla apretará automáticamente contra el pecho. Esto ayuda a que la leche salga. Además, hace que la cabeza del bebé se incline un poco hacia atrás, de forma que la nariz se separa apenas del pecho y el bebé respira por una minúscula rendija. No necesitas presionar el pecho para apartarlo de la nariz del bebé, a no ser que lo tengas muy grande y blando.

Tú también debes disfrutar con la lactancia

¿Alguien te explicó cómo dar el pecho, tanto sentada como echada en la cama, antes de salir del hospital? Tendrás que saber hacerlo de las dos maneras. Una vez tengas a tu hijo muy arrimadito y bien enganchado, comprueba si tú misma estás cómoda. Si tienes los músculos tensos, cuando tu hijo acabe de mamar estarás agotada, en vez de relajada y descansada.

Cuando necesites descansar, si estás medio dormida o si te duelen los puntos después del parto, es mejor dar el pecho estirada. Échate con un hombro directamente sobre el colchón y suficientes almohadas bajo la cabeza. Conviene que tengas la cabeza reclinada, para poder ver a tu hijo sin tener que levantarla ni mantener los músculos en tensión.

Para que tu peso no recaiga sobre el niño debes ponerte en una posición lateral estable; por ejemplo subiendo una rodilla. Para estar más sujetos, pueden envolverse los dos con una manta o frazada bien remetida; así no tendrás que hacer ningún esfuerzo para mantener bien cerca a tu hijo, que seguirá bien enganchado y no podrá caer de la cama aunque te quedes dormida.

Dar el pecho sentada

Si no se tiene soporte para los brazos, el bebé puede volverse muy pesado. Con la práctica, muchas mujeres acaban en una posición que se ve a menudo en las sociedades primitivas, sentándose bajas e inclinándose un poco hacia delante, apoyando los brazos sobre los muslos o cruzando una pierna sobre otra. Algunas se sientan en una silla con un pequeño escabel bajo los pies para mantener los muslos elevados.

Es importante tener presente la necesidad de apoyar los brazos, ya sea en los brazos del sillón, en un cojín especial para dar el pecho, o en algún otro soporte firme. De lo contrario, tras levantar al bebé, ponerlo al pecho y conseguir una buena postura, los brazos se irán cansando poco a poco y se hundirán sin remedio. Y por tanto el bebé acabará colgado del pezón, estirándolo y causando dolor, muchas veces produciendo grietas alrededor de la base. Comprueba que estés sentada con los hombros bajados y los brazos relajados; que no tengas tensión entre las paletillas, y que el resto de tu espalda esté cómoda.

¿Cada cuánto le doy el pecho?

Ofrécele el pecho a tu hijo cada vez que él muestre interés en mamar. Recuerda que, cuando estaba en el útero, se alimentaba de forma continua. Lleva tiempo acostumbrarse a espaciar las comidas. La leche materna es muy fácil de digerir y pasa rápidamente por el estómago.

Con una semana, más o menos, la mayoría de los bebés quiere unas doce tomas cada veinticuatro horas. Más adelante, muchos quieren comer con menos frecuencia, pero otros siguen pidiendo el pecho a cada poco tiempo durante muchos meses. Ofrecer el pecho sin darle más vueltas suele ser menos agotador que intentar calmar al bebé por otros métodos.

Si tienes a tu hijo al lado todo el tiempo, pronto aprenderás a descifrar las señales de hambre antes de que la incomodidad se convierta en llanto. Reconocer las señales y responder pronto a ellas facilita que el bebé se prenda bien al pecho.

¿Cuánto dura la toma?

Dentro de límites razonables, es conveniente dejar que sea el niño quien decida cuánto tiempo mama. Incluso cuando tus pechos aún no producen mucha leche, es importante que tu hijo mame mucho. Así tu cuerpo recibe intensas señales de que hay un bebé hambriento que necesita comida. Prácticamente todos los pechos responden con entusiasmo cuando la señal es suficiente.

De entrada, el bebé debe mamar el tiempo suficiente para que las señales lleguen a la hipófisis, en el cerebro de la madre, donde se produce la hormona oxitocina. En el interior de la mama, la leche está en depósitos rodeados por fibras musculares que se contraen y exprimen la leche cuando la oxitocina de la hipófisis alcanza, a traves de la sangre, la glándula mamaria. Al cabo de un rato se pone en marcha este reflejo, y la leche gotea o incluso sale a chorro automáticamente. Aquí está una de las trágicas causas de los fracasos de la lactancia hace unas décadas: justo cuando empezaba a bajar la leche aparecía alguien diciendo: «los primeros días, sólo cinco minutos...».

El nivel de prolactina, la hormona que controla la cantidad de leche, también aumenta fuertemente durante la toma. Si se interrumpe la succión a los diez minutos, el nivel de prolactina sólo es una fracción de lo que sería si se dejase al bebé mamar durante media hora. El lema para conseguir una cantidad de leche suficiente tiene resonancias bíblicas: ¡cuanto más des, más recibirás!

Si conoces estos sencillos datos, probablemente no tendrás ningún problema con la lactancia. Pero a menudo hay que esperar un poco de tiempo para que las cosas funcionen con suavidad. Podríamos comparar dar el pecho con hacer el amor. Las primeras veces, si ninguno de los dos tiene experiencia, la pareja será un poco patosa. Si uno de los dos tiene experiencia, funciona mejor. Una vez los dos han aprendido cómo va la cosa, normalmente todo funciona como la seda.

Si surgen dificultades con la lactancia, tal vez te resulte útil algo de lo que explicamos a continuación.

El bebé no se agarra correctamente al pecho

La incapacidad del bebé para engancharse correctamente es uno de los problemas más frecuentes con la lactancia en las salas de maternidad. Muchas veces sospechamos que el bebé está un poco sedado por los analgésicos o anestésicos que la madre haya recibido durante el parto.

A veces los problemas se deben a la forma del pezón (demasiado grande, plano o difícil de moldear). O tal vez tu hijo ha nacido con una boquita de piñón, en vez de las enormes tragaderas que suelen tener los recién nacidos. Se pueden dar ambos problemas a la vez.

En estos casos, necesitas la ayuda de alguien con experiencia. El objetivo es que el bebé busque el pecho, abra bien la boca y haga todo lo que se explica más arriba. Hay que estimular el pezón para que entre en erección y al bebé le sea más fácil agarrarse. Si no lo estimula tu hijo con su boquita, puedes hacerlo tú con los dedos limpios. Los primeros días puede parecerte que todo es inútil, pero recuerda que una boca pequeña crece rápidamente. Además, los medicamentos sedantes acaban abandonando el cuerpo del bebé; una gran parte ha desaparecido al cabo de pocos días (aunque se han descrito efectos al cabo de semanas). A algunos niños hay que darles la leche materna con un vaso o una cuchara durante un breve período, mientras siguen practicando con el pecho.

A veces el problema es un pecho duro, hinchado, tal vez ingurgitado; el bebé no puede prenderse bien y apenas mordisquea el pezón. Sale poca leche, la delicada piel se acaba dañando. En estos casos la solución es sacar primero un poco de leche para que la areola (la zona oscura alrededor del pezón) vuelva a ser blanda y moldeable, y pueda formar una buena «tetina». Lo más cómodo suele ser sacarse la leche con la mano.

Si dejas que tu hijo mame con frecuencia, tus mamas pronto sabrán cuánta leche hace falta, y no estarán llenas ni ingurgitadas. Si tu hijo empieza pronto a dormir toda la noche de un tirón, puede que no sea una gran ventaja: dormirás más horas seguidas, pero al despertarte puedes tener más problemas con la lactancia.

Una vez entre mil el bebé tiene el frenillo de la lengua tan corto que no consigue sacar la lengua más allá de la encía, y por lo tanto no puede agarrarse bien. Mira detenidamente cuando llore: ¿adquiere la lengua forma de corazón?, ¿el frenillo se une a la lengua cerca de la punta, y se pone completamente tenso? Un médico experimentado puede solucionarlo con un pequeño corte.

El bebé toma poca leche y pierde mucho peso

A las madres primerizas les suele subir la leche al cabo de unos tres días, y un poco antes a las que ya habían dado a luz anteriormente. En general, cuanto antes comience la succión, y cuanto más dejen mamar al bebé en los primeros días, antes subirá la leche. Pero cada mujer es distinta. Algunas mujeres producen un poco de leche incluso antes del parto; otras tardan algo más de esos tres días de media en alcanzar la plena producción. No olvides que los recién nacidos a término tienen una reserva de azúcar en el hígado que les permite subsistir hasta que aumenta la producción de leche. Y que los primeros días, aunque no haya subido la leche, está el beneficioso calostro.

La causa más común de que la leche no empiece a brotar como se esperaba es la falta de estimulación del pecho. Esto puede deberse a que la succión sea débil, o el tiempo de succión demasiado corto.

¿Quizá tu hijo es una personita vergonzosa, que se conforma con mordisquear educadamente el pezón? Antiguamente, cuando no había tanto temor a las infecciones graves, la madre que no tenía suficiente leche podía pedir prestado otro bebé de succión más vigorosa para algunas tomas. Dar de mamar al otro bebé ayudaba a enviar al pecho la orden de aumentar la producción de leche.

Hay varias maneras de estimular la succión. Una es quitarle ropa al bebé para que se refresque un poco. Se ha observado que esto puede hacer que la succión sea más enérgica. Otra es hacer un masaje en las palmas y plantas de los pies del bebé para estimular el reflejo de prensión (el mismo reflejo que permite a nuestros parientes los monos colgarse del pelo de su madre). El reflejo de prensión estimula a su vez el reflejo de succión.

Puede que el bebé esté succionando débilmente porque está muy ictérico y necesita fototerapia. Es una situación estresante que cuesta muchas lágrimas a las nuevas madres. El color amarillo de la ictericia se debe a la bilirrubina, que se forma cuando se destruyen los numerosos glóbulos rojos fetales que el recién nacido ya no necesita. La fototerapia es útil en estos casos. También es útil que el bebé mame con gran frecuencia, porque cuanto más coma, más deposiciones hará. Cada vez que el bebé hace caca expulsa también un poco de bilirrubina. Si, en cambio, esa bilirrubina permanece demasiado tiempo en el intestino, puede reabsorberse y volver a la sangre.

Los niños ictéricos necesitan comida, y la leche materna es la mejor del mundo. Saca a tu hijo de debajo de la lámpara para darle el pecho cuando lo pida. Si tienes una cantidad normal de leche, no hay motivo para darle a tu hijo ningún otro alimento o líquido; pero en raros casos, si la producción de leche es aún escasa y el bebé está muy ictérico, puede necesitar suplementos por un breve período. Dale siempre el pecho primero, ¡por supuesto!

A un bebé plácido puedes ayudarle sujetando sus mejillas para ayudarle a hacer morritos mientras mama. Haz un suave masaje en ambas mejillas a la vez; si lo haces sólo en una probablemente el bebé se girará hacia ese lado y al hacerlo soltará el pecho. El sistema nervioso de algunos bebés recibe más estímulo cuando están estirados con el cuerpo bajo el brazo de la madre, la cadera y las rodillas dobladas y las plantas de los pies apoyadas sobre una superficie firme. Pero, sobre todo, comprueba la posición de tu hijo al pecho. El paladar, que es donde realmente se desencadena el reflejo de succión, sólo se estimula si el bebé tiene en la boca un buen trozo de pecho.

La maternidad es un período estresante. Ocurren un montón de cosas a la vez. Tu cuerpo tiene que adaptarse después del parto, tienes que aprender muchas cosas, tienes que cuidarte a ti misma y a tu hijo, recibir visitas y un largo etcétera. El mejor remedio para esta situación es tomar días de «lactancia y descanso». En muchos hospitales maternales de calidad lo tienen todo organizado. Si el niño pierde mucho peso o parece insatisfecho, se recomienda a la madre que pase el mayor tiempo posible descansando en la cama con su hijo. Le llevan la comida, alguien se ocupa de cambiar los pañales, le ofrecen bebidas agradables. Algunos sugieren un trago de cerveza sin alcohol, otros prefieren alguna infusión. De hecho, se ha observado que la cerveza tiene un efecto positivo sobre la producción de leche. La madre recibe sólo visitas cortas. La única cosa que sólo ella puede hacer es dar el pecho, y se pasa el día haciéndolo. Si el bebé no se despierta para pedir el pecho, hay que despertarlo con cuidado, a ser posible cada par de horas durante el día y varias veces por la noche. Se le debe dejar que mame hasta que suelte el pecho. La madre también intentará dormir varias siestas durante el día. Tras uno o dos días de lactancia y descanso intensivos, la mayor parte de las madres despiertan con ríos de leche, y los bebés engordan que da gusto.

Reflejo de eyección retrasado

Si, pasados los primeros días, no oyes tragar a tu hijo tras unos momentos al pecho, puede que el reflejo de eyección no esté funcionando aún correctamente. Intenta estimular el otro pecho mientras mama el niño. Frota el pecho, hazte un masaje, manipula el pezón, lo que sea. La estimulación aumenta el nivel de oxitocina (aunque no estés dando el pecho) y facilita la bajada de la leche. Cualquier contacto cutáneo aumenta el nivel de oxitocina. Además de producir relajación y bienestar general, el contacto físico favorece la lactancia. En algunas culturas, la madre que da el pecho recibe cada día un masaje. Ello desencadena oleadas de oxitocina, reduce las preocupaciones de la madre y probablemente también hace que su leche salga con facilidad. Puede ser agradable probarlo, para las afortunadas que tengan un voluntario que haga de masajista. Si estás sola, puedes aplicarte una crema hidratante suave por el cuerpo antes de la toma, o abrazar a tu hijo y disfrutar del contacto piel con piel.

Si tu hijo mama muy poco tiempo, puedes estimular un poco más tus pechos entre las tomas, incluso por encima de la ropa, mientras descansas o haces otras cosas. Puede que el papá se ofrezca voluntario para ayudar.

Dolor en los pezones

Dar el pecho nunca debería doler. Es frecuente, sin embargo, notar cierta molestia, sobre todo al principio, con las primeras y vigorosas succiones sobre un pecho poco acostumbrado o demasiado lleno. Momentos después, cuando la presión disminuye y el pecho se ablanda, dar el pecho no debe resultar molesto, sino todo lo contrario. Normalmente, el pezón no necesita más crema que la leche del final, rica en grasas. Simplemente, deja que se seque al aire después de la toma. No manipules el pezón si no tienes los dedos bien limpios.

Si el bebé ha estado mordiendo el pezón o frotándolo con la lengua, el dolor suele ser en la punta del pezón. Si el bebé ha estado tirando, puede haber grietas en la base. Si el pezón está deformado y doblado al salir de la boca, ello indica que ha estado sujeto a una presión desigual. Haz de detective e intenta averiguar qué es lo que no funciona.

Muchas veces encontrarás una posición alternativa para que el bebé no apriete sobre la zona dolorida. Por ejemplo, tu hijo puede mamar «de pie». Esa es también una buena posición cuando el bebé está resfriado y tiene la nariz tapada. Otra posibilidad es que la madre sujete a su hijo bajo el brazo.

Si ya tienes grietas, te ofrecerán muchos trucos y remedios, y todo tipo de cremas. Pero, a no ser que se corrija el problema que causó las grietas, ninguna de esas cosas servirá de nada. Puedes proteger el pecho que más duele dando siempre primero el que está mejor y cambiando a tu hijo de lado cuando la leche ya ha empezado a salir. O puedes desencadenar el reflejo de eyección estimulando un poco el pezón antes de poner al niño al pecho.

Si el niño está bien prendido al pecho y pegado a tu cuerpo, pero todavía tienes una erosión o una grieta que no acaban de curar, podría ser útil un poco de pomada justo en ese sitio. La regla principal es mantener el pecho seco y aplicar humedad sobre lo húmedo. Eso significa que hay que dejar que la piel sana no afectada se seque al aire y se mantenga lo más seca posible hasta la siguiente toma. Pero la lesión húmeda se curará antes y con menos dolor si la cubres con un poco de pomada o con una gasa humedecida en suero fisiológico. La pomada se aplica más fácilmente si el tubo termina en una fina punta.

Una importante advertencia respecto a las pomadas para el pecho en general es que no se deben aplicar a la totalidad del pezón y la areola inmediatamente después de la toma. De hacerlo así, la piel sana permanecería húmeda bajo la crema y no se secaría como es debido. Aplicar una crema de esa forma es como mantener la mano mojada dentro de un guante de goma: la piel permanece húmeda y pierde su resistencia, volviéndose vulnerable. Por supuesto, si tienes los pezones irritados a pesar de dejarlos secar al aire, puedes aplicar un poco de crema suave, como haces con los labios cortados.

Recuerda que los granitos de la areola son glándulas de grasa, cuya función es proteger contra la humedad de la lactancia. ¡No elimines con jabón esta secreción grasa! Recuerda también que recubrir continuamente el pecho con emolientes artificiales puede reducir la producción de las sustancias protectoras del mismo pecho, mucho mejores.

El pecho también resulta vulnerable si está cubierto por un disco absorbente o un sujetador empapados en leche.

Además, el sujetador empuja el pezón hacia dentro, donde se mantiene húmedo, piel contra piel, en vez de secarse libremente. ¡Deja los pechos desnudos siempre que puedas! Si tus pechos son pesados, déjalos descansar sobre el sujetador, o lleva el sujetador de lactancia con las copas abiertas. Si tienes muchas visitas en el hospital, lleva los pechos desnudos bajo una camiseta amplia, y cámbiate de camiseta cuando haga falta. También puede ir bien un poco de sol.

Existen unos recipientes circulares o «conchas» (a veces denominados pezoneras, no confundir con las que se usan mientras el niño mama) que se colocan dentro del sujetador para recoger la leche que gotea, y que permite a los pezones «salir» y estar libres en vez de apretados por el sujetador. Los más cómodos son los que tienen la cubierta superior perforada y un gran agujero para el pezón y la areola. Puedes encontrarlos en las farmacias. Con uno de estos recipientes, el pezón está libre y seco, tomando el aire. Si estos aparatos te resultan incómodos, recuerda que el pezón no fue diseñado para mantenerse húmedo y aplastado bajo la ropa. Algunas madres encuentran que lo más cómodo es simplemente recortar en el sujetador un agujero para el pezón.

Los discos absorbentes o la tela del sujetador pueden engancharse a las erosiones de la piel. Al retirar la tela o el disco, se arranca muchas veces la costra y la nueva piel que se estaba formando debajo. Hay que evitar este problema, que impide la curación. Para retirar algo que esté pegado al pezón debe empaparse bien con agua limpia hasta que se pueda separar sin causar daño. Si las grietas no se curan pese a haber seguido todos estos consejos, habría que hacer un frotis (cultivo) para descubrir si hay infección bacteriana. Muchas veces una infección es la causa que perpetúa el problema, y hay que tratarla convenientemente.

Las pezoneras que se colocan sobre el pecho mientras el niño mama raramente resultan útiles, aunque hay excepciones. Si el pezón sigue muy plano pese a la adecuada estimulación, y al bebé le resulta difícil agarrar un buen bocado de pecho, la pezonera puede facilitar que el niño se prenda. En otras ocasiones, muy raras, el dolor en los pezones es tan grande que la madre no puede soportar que el bebé mame directamente. Pero, normalmente, la pezonera sólo debe usarse como último recurso, y es sólo una solución temporal. Cuando se usa pezonera, incluso con las de silicona delgada cuya forma se adapta al pezón, el bebé puede tomar menos leche, debido a que el pecho no recibe suficiente estímulo a través de la pezonera. La pezonera no soluciona el problema de base: el bebé que no mama bien o el dolor de los pezones.

Durante una sesión clínica en un servicio de maternidad, varias enfermeras se mostraron muy entusiastas de las pezoneras, porque pensaban que podían solucionar algunos problemas difíciles. Ponían como ejemplo el caso de la señora Nilsen. Había usado pezoneras con sus primeros dos hijos, y esta vez también las pidió. Acababa de irse a casa dando el pecho de forma exclusiva y con pezoneras. Todo iba bien, y las enfermeras confiaban en que no tendría ningún problema.

Dos días después llamó por teléfono, pidiendo ayuda. Cuando la examiné, tenía todos los síntomas de una mastitis. Tenía grietas en un pezón, que era un poco plano, y había usado una pezonera en todas las tomas de ese lado. Resulta que las otras veces, después de dejar el hospital, había dado el pecho durante relativamente poco tiempo a sus dos primeros hijos porque no tenía suficiente leche, algo que no sabían las enfermeras de maternidad. Esta vez había intentado la lactancia materna exclusiva, sobre todo con el pecho bueno. El otro pecho, con la pezonera, lo había ofrecido también con frecuencia, pero el niño no lo había podido vaciar bien, y la cosa había acabado con fiebre alta y con un pecho hinchado, rojo y doloroso. Después de sacarse un poco de leche con la mano, ayudó a su hijo a encontrar su camino hasta el pecho. El niño se enganchó muy bien sin la pezonera y vació bastante bien el pecho. Les expliqué a los señores Nilsen cómo ayudar a su hijo a agarrarse bien y les recordé la importancia de vaciar el pecho adecuadamente. Veinticuatro horas después, la mastitis y la pezonera eran sólo recuerdos del pasado.

Muchas veces es difícil quitar la pezonera cuando el niño se ha acostumbrado a ella. De entrada, ofrécele siempre el pecho solo, blando, flexible y sin pezonera, cuando el bebé no esté demasiado hambriento. Si esto no funciona, recorta gradualmente, día tras día, un trozo cada vez más grande de la tetina de la pezonera, hasta que sólo quede el anillo de la base, y entonces elimina también el anillo.

Gemelos

Los consejos para dar el pecho a gemelos son básicamente los mismos que para dar el pecho a un solo niño. Pero prepárate para unas primeras semanas de mucho trabajo. Al principio, cuando tanto la madre como sus hijos están aprendiendo, la mayor parte de las mujeres dan el pecho a cada uno por separado. Si los gemelos maman correctamente y toman el pecho con suficiente frecuencia, la producción de leche aumenta para satisfacer la demanda. Casi todas las mujeres pueden producir suficiente leche para dos bebés.

La lactancia materna es el modo más sencillo y barato de alimentar a los gemelos. Aunque las tomas son frecuentes, a la larga también ahorras tiempo. Si es posible, debes dejar que otras personas hagan todas las tareas domésticas y atiendan a los niños. Intenta, pasado un tiempo, darles el pecho a los dos a la vez. A lo mejor decides que prefieres seguir dándoselo por separado; pero de todos modos conviene aprender a amamantarlos al mismo tiempo, lo que te resultará muy útil si los dos tienen hambre en el mismo momento o si tienes prisa.

Los animales son pragmáticos para estas cosas. La oveja, durante las primeras semanas, permite que cada cordero mame en cualquier momento; pero, al cabo de un tiempo, la ovejita hambrienta tiene que traer a su hermanita si quiere conseguir algo de leche. Del mismo modo, la madre cerda indica a todos sus cerditos que ha llegado la hora de comer. Hasta que están todos colocados no le baja la leche, lo que se acompaña de un cambio de tono en sus gruñidos.

Muchas madres de gemelos encuentran muy útil un cojín especial para dar el pecho, mientras que otras colocan almohadas como soporte en la cama o en el sofá. Se puede colocar a los bebés con los cuerpos cruzados, o bien uno o ambos pueden tener el cuerpo bajo el brazo de la madre. Cuando la madre está tumbada de espaldas, puede colocar a un niño a cada lado, alzado con almohadas. En algunos casos, cada gemelo tiene su pecho favorito. Una desventaja de esto sería que siempre miran con el mismo ángulo durante la toma, y que sus ojos reciben una estimulación algo desequilibrada.

Habitualmente, las madres que dan a luz a más de dos hijos a la vez intentan darle algo de leche materna a cada niño, aunque sólo sea una parte de lo que cada uno ingiere. En los últimos años, dos madres de trillizos que dieron a luz en el Hospital Nacional de Oslo contactaron después conmigo y me dijeron que habían dado lactancia materna exclusiva a los tres durante meses; pero tales casos son probablemente la excepción. Los trillizos y cuatrillizos suelen ser prematuros, y necesitan enormemente las ventajas de la leche materna. Sin embargo, estas madres deben decidir por sí mismas cuándo han hecho bastante; el trabajo de dar el pecho o sacarse leche y dar suplementos, además de todo lo demás, puede ser muy agotador. Aunque la lactancia materna es generalmente la ideal, las circunstancias y complicaciones asociadas con los partos múltiples hacen que algunas madres recurran a la leche artificial. Es una alternativa aceptable, y los bebés también crecen bien con ella.

Para comenzar bien la lactancia:

- Deja que tu hijo huela, busque, abra bien la boca y abarque un gran pedazo de pecho en la boca.

- Comprueba que tu hijo ha agarrado un buen trozo de pecho.
- Comprueba que tiene el labio inferior doblado hacia fuera.
- Observa si el mentón del bebé está pegado al pecho.
- Si el pecho está muy duro y el niño no se puede prender bien, saca primero un poco de leche.
- Coloca a tu hijo de cara a ti, bien juntos.
- Siéntate o échate cómodamente, sin tensiones musculares.
- Deja que tu hijo mame con suficiente frecuencia, al menos doce veces en veinticuatro horas, y si son más, mejor.
- Deja que succione durante un tiempo suficiente, normalmente hasta que él mismo se suelte.
- Si tu hijo duerme demasiado tiempo entre tomas durante el día y no gana suficiente peso, despiértalo.

Qué esperar de un hospital que apoya la lactancia

Antes de dar a luz, te informarán sobre las ventajas de la lactancia y la mejor manera de iniciarla, para que estés bien preparada.

Inmediatamente después del parto, te darán a tu hijo para que estéis en contacto piel con piel, sin que nadie os moleste, durante al menos una hora o hasta que haya tomado el pecho. Así, tu hijo podrá tener la experiencia de buscar y encontrar el pecho.

Si la primera toma se ha de retrasar debido a una cesárea o a otras complicaciones, te darán a tu hijo antes de media hora a contar desde que lo pidas y seas capaz de relacionarte con él.

El personal de salud estará atento desde el principio para comprobar que todo va bien con tu lactancia. Te orientarán cuando lo necesites, todas las veces que haga falta. Si surgen problemas, te ayudarán a superarlos.

Si tienes que separarte temporalmente de tu hijo, te enseñarán a sacarte leche a mano y a usar un sacaleches, y todo lo que necesitas hacer para mantener la producción de leche.

Si tu hijo tiene que quedarse en el servicio de pediatría, podrás estar a su lado, si lo deseas, la mayor parte del día.

Tu hijo recién nacido no recibirá ningún otro alimento o bebida además de la leche materna, salvo que haya un motivo médico para dárselo.

Mientras estés en el hospital, podrás tener a tu hijo contigo las veinticuatro horas si lo deseas. También te ayudarán si estás cansada. El personal cuidará de ti para que puedas reservar tus fuerzas para tu hijo.

Te animarán a dar el pecho a demanda. Eso significa que tu hijo puede mamar en cuanto muestre interés, y todo el tiempo que quiera y a ti te resulte satisfactorio, dentro de límites razonables.

Aprenderás que, cuando un recién nacido es muy dormilón y no pide el pecho, hay que levantarlo, llevarlo en brazos y estimularlo; y que puedes despertar al bebé y ponerlo al pecho cuando quieras (por ejemplo, si tienes los pechos demasiado llenos).

En la maternidad no usarán chupetes ni biberones. Te recomendarán que los evites hasta que la lactancia materna esté bien establecida y tu producción de leche sea abundante y estable.

Te explicarán dónde puedes obtener ayuda si surgen problemas con la lactancia. Te informarán sobre los grupos de madres y cómo puedes unirte a uno.

Estos requisitos se ajustan a los diez pasos para el éxito de la lactancia proclamados por el UNICEF y la OMS.

4

Papá en el posparto

Querido y flamante papá:

Aunque ahora mismo todo parezca girar en torno a la madre
de tu hijo, tú también eres importante, sólo que de forma
diferente. Sin ti, no habría niño. Medio bebé ha crecido a
partir de tu material genético. Cuando el espermatozoide
seleccionado entre millones llegó nadando hasta el óvulo, se
formó este bebé tan especial, tu hijo, único en el mundo.

Tanto si al principio el bebé era buscado como si no, es
bastante probable que tú, como padre moderno, hayas parti-
cipado también activamente desde la concepción. Probablemente te has sentado junto a tu compañera, y le has puesto
la mano en la barriga para notar las patadas. Es fácil que hayas
aplicado el oído sobre su piel para oír el corazón de tu hijo.
Seguramente estuviste allí durante la ecografía, el curso de
preparación, el parto.

Tal vez pienses que ésta es la mayor experiencia de tu
vida, que el parto mismo fue un milagro. Quizá estás ahora
aún más unido a la mujer que ha traído al mundo a tu hijo.

¿O tal vez una parte de ti, secretamente, siente una cierta decepción, o incluso repulsión?

Un parto difícil

Fredrik, que tenía veintiocho años cuando nació su primer hijo, sentía, según explicó más tarde, que no había casi nada que él pudiera hacer, y que lo que hacía no servía de mucho. El parto fue más violento de lo que se había imaginado, más animal. Era excepcionalmente sincero, y mencionó los olores: sangre, sexo, líquido amniótico, sudor, orina, heces. Habló de los ruidos: gemidos y gritos que pensaba más propios del sexo apasionado. Oyéndolos, le daba vergüenza mirar a los profesionales que asistían al parto, y se preguntaba si ellos pensarían lo mismo. Y sin embargo el sexo nunca le había parecido algo tan lejano como al ver los irreconocibles genitales de Mona inmediatamente después del parto. Estaba desgarrada y sangrante, y tuvieron que ponerle un montón de puntos. Se sintió mareado, y tuvo que concentrarse en el bebé y en fingir entusiasmo en medio del caos. Todo el rato tenía la sensación de tocar el segundo violín. Así había sido durante todo el embarazo; pero especialmente durante el parto todo giraba en torno a Mona, pobrecita. Y cuando por fin apareció el bebé, Fredrik descendió a tercer violín. No había más que madre e hijo, madre e hijo.

El gran protector

Fredrik se sorprendió cuando de repente le invadieron fuertes sentimientos protectores. Sonreía al recordarlo. «Pensé que iba a estar en el séptimo cielo cuando por fin todo hubiera terminado y el niño estuviera en el pecho y todos rodeados de paz y tranquilidad. Pero me puse tremendamente irritable. Pensaba que no estaban atendiendo a Mona como es debido, que molestaban demasiado al bebé. Al fin y al cabo, era nuestro. Cuando la enfermera que antes me había parecido tan sensacional vino por enésima vez a toquetear al niño, me entraron ganas de saltar sobre ella. Sólo pensaba en colocarme delante de Mona y el bebé, como un escudo. De hecho, estaba dispuesto a pelear por ellos. Creo que lo disimulé bastante bien, pero quería que se fueran todos a la porra. En realidad, ese fue uno de los motivos por los que después envié una gran caja de bombones para el personal. En mi interior, tenía la sensación de haber sido un desagradecido.»

Estos sentimientos son muy normales, porque probablemente denotan compromiso. Compromiso y responsabilidad es exactamente lo que se espera de un padre desde el primer momento. A ti te corresponde vigilar y organizar las cosas para facilitar los vacilantes comienzos de tu hijo, que deben tener lugar principalmente con la madre. Has pasado también por una fuerte experiencia; pero es el cuerpo de tu mujer el que ha trabajado, sufrido y vencido. Además, sus hormonas van a oscilar como locas en las horas que siguen al parto. Afectarán tanto a sus emociones como a su comportamiento. En estos momentos, no serviría de ninguna ayuda el que tratases de actuar como si fueras ella. Tienes tu propio papel masculino. Lo mejor para los tres es que defiendas el castillo, vigilando desde la torre. Puedes garantizar que disfruten de paz y tranquilidad, o conseguir ayuda cuando haga falta. Es magnífico que tu mujer y tú sean diferentes.

Inmediatamente después del parto, parece como si la madre necesitara que el padre reconozca al niño, que demuestre que lo acepta como suyo. Una de las exclamaciones más habituales de las mujeres que acaban de dar a luz es: «creo que se parece a ti». ¿Será una manera de crear un lazo entre el hombre y el niño?

También es importante que el padre reconozca el esfuerzo de su pareja. No como oí decir una vez a un padre novato: «¿estás segura de que lo hacías bien? Me parece que no empujabas como te explicaron en el cursillo». Recuerda que, independientemente de cómo hayan ido las cosas, ella acaba de hacer el esfuerzo físico más importante de su vida.

Un digno segundo puesto

Por un tiempo, tienes un papel secundario en relación con tu hijo. Pero tu momento llegará, y además llegará antes y con más intensidad de lo que imaginas. Probablemente es bueno que también toques un poco a tu hijo en las primeras horas después del parto. El bebé, que normalmente nace estéril, está a punto de ser colonizado por las bacterias. La mayor parte de esas bacterias son inofensivas, pero algunas pueden causar enfermedades. Es bueno que sea la madre la primera en pasar sus propias bacterias a su hijo, y no el personal del hospital, que suele tener una flora diferente y menos beneficiosa. Después de la madre, creo que el padre es el mejor, porque él y la madre tienen muchas bacterias en común. Duermen juntos, se besan, hacen el amor, suelen comer las mismas cosas, están expuestos a las mismas enfermedades infecciosas... Los anticuerpos de la leche materna también protegen contra muchas de las bacterias del padre.

En una tribu de indios americanos tienen un dicho sobre la función de los padres en relación con el recién nacido. Algo así como: «la madre debe dar al bebé confianza en el mundo, el padre debe enseñarle a conquistarlo». ¡Y eso es lo que tú harás! Enseñarás a tu hijo a nadar, a dibujar, a defenderse en la vida. Sí, pero, ahora, cuando el bebé acaba de llegar, ¿es que no hay nada que puedas hacer? ¡Claro que sí! Puedes cogerlo en brazos, acunarlo, cambiarlo y asearlo. Pero debes comprender que algunas mujeres, al principio, se ponen nerviosas si otra persona toca a su hijo. Puede que te sientas herido si esto te incluye a ti, el padre. Esta conducta está probablemente relacionada con la vigilancia de las madres animales, que no dejan a nadie acercarse a sus crías. Puede que sea en parte una conducta instintiva; y tal vez lo mejor, al principio, sea respetar completamente esta vigilancia. Tener un hijo no es fácil, y es mucho lo que recae sobre la madre que da el pecho. Es importante que sus instintos, reflejos y hormonas la ayuden en todo lo posible.

¿Qué podemos aprender de otras especies?

Jane Goodall, que ha estudiado durante más de treinta años a los chimpancés en su medio natural en África, describe lo que suele ocurrir cuando nace una cría. La madre se aísla con su bebé durante un tiempo. Luego, las otras hembras se reúnen alrededor de la madre y de su hijo y observan con gran interés, mientas los machos adultos se mantienen bien lejos. Los primeros en tocar al recién nacido, después de la madre, suelen ser los hermanos mayores. Finalmente, se permite a una hermana mayor que cuide del pequeño. Según una interesante descripción de los grandes simios en cautividad, la abuela y las tías son autorizadas de tarde en tarde a atender incluso a una cría bastante pequeña. En las raras ocasiones en que un macho muestra interés por la cría, la madre está intranquila y tensa. Es cierto que los seres humanos no son simios, y que los simios no viven en parejas de macho y hembra. A pesar de todo, es interesante observar a los grandes simios cuando queremos comprender nuestra conducta hacia los recién nacidos.

Entre los babuinos amarillos, la madre suele conseguir que un babuino macho, habitualmente el padre de la criatura, les proteja. El macho ofrece al bebé trocitos de comida de adulto e incluso le deja montar en su espalda. Y lo más importante, proteje a la madre, que de ese modo puede buscar comida y cuidar de su hijo sin que la molesten.

Los mamíferos se distinguen porque las crías, además de crecer dentro de la madre, se alimentan de ella durante un largo período. Todas las hembras de mamífero, inclui- da la mujer, tienen un patrón hormonal similar durante el embarazo, el parto y la lactancia. Estas hormonas contribuyen a que la madre normalmente se preocupe intensamente por sus crías, alimentándolas y protegiéndolas. El macho, en cambio, muestra una conducta variable. Es difícil saber si existe un comportamiento innato en el padre humano. Aparentemente puede reaccionar de muy diversas maneras, según en qué cultura haya crecido.

Los felinos constituyen un interesante ejemplo de variación en la conducta paternal dentro de una misma especie. Los machos de la familia de los gatos suelen ser tipos muy desagradables. Un león, o un gato, son capaces de matar a cualquier cría que no sea suya. Les guía una necesidad innata de perpetuar sus propios genes. Una vez las crías hayan crecido y ya no dependan de la madre, la hembra pronto estará lista para volver a aparearse.

El veterinario Bergljot Børresen escribe que las hembras felinas suelen aparearse con varios machos, una estrategia que reduce la probabilidad de que un macho adulto mate a sus crías. Si lo hiciera, se arriesgaría a matar a sus propios hijos. Lo interesante, sin embargo, es que los gatos se organizan de forma muy distinta. Los investigadores no han encontrado todavía dos sociedades de gatos que funcionen de la misma manera. Algunos gatos dominan un harén en una zona específica. Otros gatos viven toda su vida en monogamia. Todo aquél que haya tenido una pareja de gatos domésticos que han criado habrá observado con qué cariño participa el padre en el cuidado de los gatitos. Los lame, alienta y consuela, y los defiende cuando hace falta, todo lo contrario que el macho vagabundo asesino de gatitos.

Sólo papá puede ser papá

Los estudios científicos han mostrado que los hombres que pasan mucho tiempo con sus recién nacidos forman un vínculo emocional más fuerte con ellos. También los padres suelen poner una voz más aguda cuando hablan con su pequeñín, y disfrutan besándolo. El contacto piel con piel aumenta la hormona oxitocina en los hombres al igual que en las mujeres, aunque a un nivel más bajo. En los animales, los niveles más altos de oxitocina se correlacionan con un mayor cuidado de las crías. Aunque cada progenitor parece mostrar un afecto especial hacia los bebés del sexo opuesto, el padre finalmente acaba jugando más a lo bruto con el varoncito. Muchos bebés muestran desde muy temprano que les parece más divertido y emocionante estar con papá que con mamá. Ahora es la madre la que se siente relegada.

El instinto ayuda de diferente forma a las mujeres y a los varones, sobre todo en lo relativo a la procreación. Un interesante experimento lo prueba. Unos investigadores querían averiguar qué imágenes publicitarias son las que llaman más la atención. Colocaban a los sujetos frente a un aparato que medía el tamaño de las pupilas. (Las pupilas se dilatan de forma involuntaria. La dilatación es una reacción instintiva que indica interés y atención.) Entonces les mostraban diferentes imágenes. Una forma segura de captar la atención de la mayor parte de los varones era enseñarles la foto de una mujer desnuda. Por el contrario, las fotos de hombres desnudos no provocaban una reacción similar en las mujeres. ¿Adivináis qué es lo que hacía dilatar las pupilas de una mujer? Exactamente, la foto de un recién nacido. Simple, pero realmente ingenioso. Los instintos, al fin y al cabo, se refieren sobre todo a la supervivencia de la especie, en este caso a la procreación. Para que crezca una nueva generación, el varón, estrictamente hablando, sólo necesita reaccionar ante la mujer, mientras que la mujer debe reaccionar ante el bebé. Todo lo demás, el placer de la mujer con el cuerpo del varón o el amor del varón hacia los niños pequeños, tal vez debamos considerarlo como simples beneficios secundarios frente a la preservación de la especie.

No estoy diciendo que los varones no estén interesados en sus hijos recién nacidos. Al contrario, la mayor parte están llenos de amoroso orgullo. Pero, como padre primerizo, no tienes el mismo respaldo de la biología que la madre.

Veamos un ejemplo cotidiano. Fuimos a visitar a una pareja de mediana edad que acababa de convertirse en abuelos. El hijo y su esposa venían por primera vez de visita con el nieto de una semana. Parientes y amigos nos habíamos reunido para dar la enhorabuena a los nuevos padres. Los hombres dieron palmadas al padre en la espalda y bromearon un poco, pero por lo demás se sentaron a hablar de sus cosas. Las mujeres, por el contrario, nos agrupamos en torno a la madre y al bebé, admiramos al pequeño y le dijimos tonterías con voces agudas y dulces. Las mujeres preguntamos a la madre por el parto, mostrando un profundo interés, y quisimos aportar nuestras propias historias. Comentamos los problemas, e intercambiamos experiencias y buenos consejos.

Cuando la joven pareja volvió a su casa, unas horas después, todas las mujeres habíamos tenido al niño en brazos, aunque varias de nosotras se habían contenido durante largo rato antes de preguntar educadamente si podían hacerlo. La nueva madre, pálida y cansada, estaba visiblemente henchida de orgullo. Miraba con renovado interés y amor a este bebé llorón del que en realidad empezaba a estar un poco harta. No la había dejado dormir en toda la noche, y era incansable en sus demandas. Pero ahora, de repente, volvía a ser un privilegio, un tesoro que las otras mujeres le envidiaban y que podía compartir con ellas.

Ninguno de los varones había tenido al bebé en brazos, y uno incluso había respondido con el típico comentario: «tal vez no tendría que decirlo, pero estos pequeñajos me dan un poco de miedo». Sí... y tal vez tampoco te interesan mucho, tan pronto.

Antes era bastante habitual oír a los varones decir: «los recién nacidos no son para mí. Los encuentro un poco repulsivos, me da miedo sujetarlos. Es más divertido cuando empiezan a sonreír, cuando se convierten en personas...». Hoy en día, sólo los que no han tenido hijos o los tuvieron hace mucho tiempo dicen estas cosas. ¿No tienen estos sentimientos los padres modernos? ¿O es que no se atreven a expresarlos abiertamente? En todo caso, sus propios padres raramente les ofrecieron claros modelos de conducta. Los jóvenes papás de hoy son la primera generación masculina completamente involucrada en el cuidado de sus recién nacidos. Es una interesante novedad sociológica.

Tanto si te sientes preparado como si no, puede que te toque ser la primera persona a la que el bebé conozca fuera del útero. Así puede ocurrir, por ejemplo, tras una cesárea bajo anestesia general. Debes estar preparado para dar a tu hijo contacto piel con piel y tranquilizarle con tu voz, para hacer que se sienta seguro y confiado en este nuevo mundo aterrador, aunque el contacto con su madre tenga que esperar.

También es importante que comprendas que en las primeras horas después del parto normalmente ni tú ni nadie debe estorbar la interacción instintiva y hormonal que conduce al bebé a tomar el pecho por vez primera. «Compartir» demasiado al bebé en esos momentos puede producir problemas a largo plazo.

La ajetreada vida de un padre

Per me dijo en una carta que le parece importante preparar a los padres para los días tan ajetreados que van a tener después del parto. Había pensado que tendría tiempo para sí mismo los días que Hanne estuviera en el hospital. «¡Para nada!», comprendió más tarde. «Pasaba la mayor parte del tiempo en el hospital, enredado con todo lo que pasaba allí. El resto del tiempo estaba al teléfono, comprando, lavando, arreglando la casa. Es importante haber hecho todo lo posible antes del parto.» Algunos padres incluso se quedan con la madre y el bebé en una habitación familiar en el hospital, y les queda todavía menos tiempo.

«¿Celoso, yo?»

La leche materna es lo mejor para tu hijo, y es muy importante que lo sepas y des tu apoyo, contribuyendo lo mejor que puedas al éxito de la lactancia. A veces, el nuevo padre puede tener un poco de envidia. Ocurre incluso que alguno dice: «qué pena que no pueda dar de comer al bebé. ¿Y si le doy algún biberón, por ejemplo por la noche?». En general, no es una buena idea darle al principio al bebé nada que no sea el pecho, y mucho menos por medio de un biberón, hasta que la lactancia esté bien establecida y el bebé tenga una amplia experiencia tomando el pecho. Es mejor que te encargues de pasear y consolar a tu hijo cuando llore inconsolable por la noche y no se calme ni con el pecho, y se lo vuelvas a llevar al cabo de un tiempo para otra toma, dando así a la madre unas horas de sueño.

Normalmente, sin embargo, es más práctico que sea la madre quien se ocupe del bebé durante la noche. Muchos niños necesitan mamar varias veces, y parece poco funcional que se levante el padre cuando la madre probablemente ya se ha despertado al primer sollozo y tiene todo lo necesario. Mi marido y yo teníamos un acuerdo con nuestro primer hijo: yo haría el turno de noche durante el primer año, y luego sería él quien se levantase para consolarle cuando se despertase por la noche.

Hay una forma de celos de la que no es fácil hablar. Un amigo lo expresó así: «siempre me han gustado los pechos de mi esposa. Lo mío con las tetas es una obsesión. Era una sensación extraña que su parte más erótica se hubiera convertido de pronto en una especie de restaurante en el que otro tipo tenía siempre la mejor mesa. Además, goteaban cada vez que las acariciaba». Evidentemente, estos sentimientos no son fáciles de explicar y resultan algo embarazosos. Otro padre, por el contrario, puede estar rebosante de orgullo porque ve el embarazo, parto y lactancia de su esposa como consecuencias de su propia sexualidad. Y algunas mujeres explican que sus maridos disfrutan especialmente con la exuberancia, la humedad y el sabor de sus pechos goteantes.

Puede que como nuevo padre también te moleste un poco que una mujer con experiencia (la abuela, por ejemplo) resulte de entrada más útil que tú. Muchas mujeres jóvenes necesitan a su madre en estos momentos. En algunas imágenes, la Virgen María tiene en brazos a su hijo y está sentada en el regazo de su madre, santa Ana. La madre cuenta con el constante apoyo y atención de la abuela.

Un grupo de apoyo de un solo hombre

La mayor parte de los padres occidentales toman dos semanas de permiso de paternidad cuando madre e hijo vuelven a casa, y luego otras cuatro semanas en algún momento a lo largo del primer año. Esto todavía es infrecuente en la mayor parte del mundo. Cualquiera que sea la duración de tu permiso, quizá puedas partirlo. Tal vez tu presencia constante sea más útil y divertida dentro de unas semanas, cuando la madre se haya recuperado un poco, la abuela haya vuelto a su casa (si es que había venido) y la lactancia esté bien encaminada. Piensa en ello. Un colega mío consiguió autorización para retrasar su permiso de paternidad cuando su esposa dio a luz a su cuarto hijo. Seis meses después, la familia entera alquiló una casa en Italia. Recuerda de todos modos que según la ley (al menos en ciertos países), las primeras dos semanas del permiso de paternidad se han de tomar inmediatamente después del parto.

De una forma u otra, la mayor parte de los padres tienen que volver a trabajar poco después del parto. Esto crea una situación nueva en la relación de pareja. Cuando trabajaban los dos y no tenían hijos, tal vez disfrutaban de una cena romántica hasta las tantas de la noche o salían con los amigos. Ahora es más importante que vuelvas pronto a casa y tengas un horario predecible. No es justo ni conveniente que un adulto tenga que estar a solas con un bebé durante largas jornadas.

Si la madre no tiene un estrecho contacto con otros adultos durante el día, de pronto eres tú quien tiene que sustituir tanto a sus colegas como a otras amistades. Dedícale tiempo a esta tarea. Tal vez ella necesite distanciarse un rato del bebé; en ese caso, puedes sacar al niño a dar una vuelta para que la madre pueda tener una hora para sí misma. Con más frecuencia, lo que a ella le apetecerá es hacer algo con otros adultos, contigo y con el niño, todos juntos.

Otra tarea que te corresponde como nuevo padre es comprender y aceptar las emociones de tu pareja. Tal vez la mujer sensata de la que te enamoraste parece muy distinta desde hace un tiempo. Piensas que todo va bien, que ella está preocupada y agotada, quieres consolarla físicamente; pero ella quiere que la dejen en paz. Tú quieres recuperar una vida social normal lo antes posible, ella necesita ir más despacio. Te parece que el bebé ya debería ir adquiriendo un ritmo, pero probablemente faltan meses para ello. Ella necesita precisamente que te encargues de lo básico, que pongas orden en el mundo exterior. Por ejemplo, que organices las visitas de quienes vienen a ver al bebé: «bueno, pueden venir si traen unos dulces... y se van en una hora».

Aunque te sientas un poco apenado porque no puedes dar el pecho, puedes y debes ayudarla de otra formas. Limpiar la casa y lavar la ropa, cocinar, hacer la compra. Trae a casa pequeñas sorpresas: unas flores cuando se sequen las que le llevaron al hospital, unos pasteles, alguna fruta apetitosa, sírvele el desayuno en la cama, ten algún detalle romántico. Tu papel al principio no consiste en imitar el papel de la madre, sino en crear un buen entorno en el que ella pueda darle seguridad y leche a su hijo.

Además, también puedes hacer muchas cosas con el bebé. Muchos padres descubren satisfechos que pueden calmar el llanto incluso mejor que la madre, especialmente cuando el bebé llora pero no tiene hambre. Y, a partir de los seis meses, también puedes darle de comer. De hecho, al padre le es muchas veces más fácil que a la madre conseguir que el bebé acepte alimentos nuevos, porque el niño asocia a su madre con la leche materna. A partir de ahora, verás cómo tu importancia como padre aumenta constantemente. ¡Que lo disfrutes!

Algunas de las tareas más importantes de papá:

- Cuida de que nadie moleste a la madre y al niño en las horas que siguen al parto.
- Lleva en brazos y consuela al bebé que llora pero no tiene hambre.
- Se ocupa de todo lo que no sea el bebé y la lactancia.
- Prepara comidas y bebidas sabrosas y nutritivas para la madre, pues es ella la que alimenta al bebé.
- Da ánimos a la madre, recordándole que vale la pena el esfuerzo de superar las dificultades iniciales.
- Acepta con cariño a una esposa que pasará un tiempo goteando leche, sangrando y llorando.
- Reconoce que sus necesidades y su vida amorosa tendrán durante un tiempo menos prioridad que las necesidades del bebé.
- Permite dormir a su agotada esposa, cuidando del bebé cuando tiene la noche tonta y llevándoselo sólo cuando necesita mamar.
- Empieza gradualmente a pasear al niño, entretenerlo y jugar con él.

5

A la espera de las alegrías
de la maternidad

POR FIN ACABÓ EL PARTO. Tu hijo o hija ha llegado, el pequeño que ha vivido tanto tiempo en tus entrañas. Cálidas emociones desconocidas burbujean en tu interior; estás totalmente enamorada de tu bebé. Te sientes feliz. Pues magnífico, no hace falta que sigas leyendo.

O tal vez necesitas que te recuerden que al principio no siempre predomina la felicidad, ni siquiera cuando todo es normal.

«Después del parto, no puedo con el niño»

La madre que dio a luz a Rune apenas soportaba verlo cuando nació. Estaba agotada. Había pasado por un embarazo difícil, falta de sueño, treinta kilos de más, y dos niños revoltosos en casa. Le indujeron el parto con prostaglandinas porque había salido de cuentas dos semanas antes. El parto empezó lento y necesitó un gotero de oxitocina. Yo asistí a la inducción del parto e hice el seguimiento durante las veinticuatro horas siguientes.

Esta madre me confió más tarde que de hecho estaba bastante enfadada con su hijo. Ni siquiera había tenido el detalle de nacer a tiempo, y fue «muy doloroso» parir su dura cabeza. Cuando le confirmaron que era un niño sólo le echó un vistazo. Si al menos hubiera sido una niña. El tercer varón. Lo mismo de siempre, sólo que más grande. Inmenso. Su piel roja se descamaba por haber estado demasiado tiempo dentro del líquido amniótico. Su boca cuadrada no hacía más que gritar y pedir, igual que habían hecho los otros. Su padre se había ido a casa enseguida para cuidar a los mayores.

La única cosa en que podía pensar era descansar, ahora, cuando al menos estaba libre de los mayores por unos días. Estaba libre de sábanas meadas y asma, y esperaba con ansia dormir, relajarse. No podía soportar el tener al bebé en su regazo, al pecho. Gesticulaba para apartarlo. Que esperase. Suponía que ya le daría el pecho más tarde, pero sólo mientras estuviera en el hospital. Todo eso había sido una lata las otras veces. El biberón es más fácil porque puedes ver cuánto toma y no te tienes que preocupar.

Cuidar a la madre para que tenga fuerzas para su hijo

La madre de Rune necesitaba urgentemente que la cuidasen. Obtener tales cuidados era probablemente más fácil en los viejos tiempos, a pesar de que había más pobreza. Hasta que los partos empezaron a ser hospitalarios, a mediados del siglo pasado, las vecinas y amigas rodeaban a la mujer que daba a luz, no sólo para ayudar durante el parto sino también para ayudar después a la nueva madre. Estas mujeres cuidaban de la madre y del hijo, y también limpiaban la casa. Comprobaban que el recién llegado empezaba a mamar, le calmaban si lloraba, y dejaban descansar a la madre. Hacían la comida, cuidaban de los otros niños y ordeñaban las vacas. Familiares y vecinos venían con regalos: deliciosa comida casera (un presente tradicional para la mujer que acababa de dar a luz) y otras golosinas. La madre solía recibir en la cama, con su bebé al lado, a veces durante semanas. De hecho, descansaba demasiado en la cama, y durante demasiado tiempo; unas cuantas de aquellas madres acababan con embolias. Pero al menos descansaban.

Entonces se institucionalizó el parto. Se multiplicaron las clínicas de maternidad. Hoy en día, muchas mujeres mayores dicen que las únicas vacaciones de su vida fueron su estancia en la clínica. Sus voces se llenan de nostalgia cuando hablan de aquellos días en cama. Gradualmente, el parto y la hospitalización cayeron bajo la influencia de la medicina alemana. *Ordnung muss sein!* («¡Hágase el orden!»). Se separaba al niño de su madre por motivos de higiene, y los recién nacidos se amontonaban en grandes salas nido, donde lloraban desgarradoramente. El llanto era tan fuerte que los que allí trabajaban solicitaron un aumento de sueldo por el ruido. Se introdujo la alimentación a horas fijas. Se pesaba a los bebés antes y después de la toma. Mamaban de un pecho cada cuatro horas. Aquellos pechos que no podían ajustar su producción a ser vaciados cada ocho horas se consideraban inadecuados. Esto se aplicó a la mayoría de las mujeres que dieron a luz entre el fin de la Segunda Guerra Mundial y alrededor de 1975. A la mayor parte de ellas les arruinaron más o menos la lactancia.

Pero al menos la nueva madre tenía una o dos semanas de descanso y cuidados de enfermería. Las comidas se servían en la mesita junto a la cama; mientras la mujer estaba en cama le limpiaban la zona genital con agua caliente y jabón varias veces al día, y se respetaban estrictamente las horas de visita. Las madres estaban tumbadas como reinas, y sonreían educadamente entre sus flores. Pero tenían los pechos demasiado llenos, duros como piedras, y aguzaban el oído hacia los aullidos de la sala nido: «¿no será mi hijo que me echa de menos, que tiene hambre, que me necesita?».

A las madres de hoy les han devuelto a sus hijos. Las clínicas de maternidad se han vuelto silenciosas, y sólo de tarde en tarde se oye llorar a un bebé. La gran mayoría de las mujeres inician la lactancia con éxito (según cifras del año 2003, el 98 por ciento sale del hospital dando pecho y el 70 por ciento de los bebés no toman nada más que leche materna durante los primeros tres meses). El padre está presente a todas horas. Pero en cuanto a cuidados, no se puede decir que la cosa vaya tan bien.

Poner en marcha un círculo virtuoso

La madre de Rune necesitaba descanso, buenos cuidados y respeto hacia sus sentimientos. Estaba extenuada. El parto había sido difícil, y no estaba especialmente contenta por tener otro varón. Para colmo, Rune no era uno de esos bebés que enamoran a primera vista. Tenía un color rojo azulado, y los ojos hinchados. Lo que el veterinario de mi pueblo, sin compasión, llamaría un niño feúcho. El hecho de que su madre no quedase inmediatamente prendada de él no la convertía en una mala madre. No era más que una mujer cansada, poco entusiasmada con la situación.

Precisamente porque se sentía así, la madre de Rune necesitaba todo aquello que pudiera unirla más estrechamente a su hijito. Necesitaba sentir que eran el uno para el otro, para bien o para mal. A pesar de su aspecto, era su hijo. Y aunque ella estaba agotada y enfadada y no sentía mucho amor inmediatamente después del parto, seguía teniendo una importancia vital como su madre única e insustituible.

Así lo comprendió la sabia comadrona que atendió el parto. Dejó que la madre se recuperase después del parto y la cuidó bien. Yo estaba presente, y me quedé un rato porque había habido algunas complicaciones.

Después de cosidos los desgarros y expulsada la placenta, la comadrona dijo: «está un poco frío. Necesita calor corporal»; y sin más discusión metió a Rune bajo las sábanas de su madre. «Pero podría caerse de esta cama tan estrecha», dijo ella con voz cansada, y lo rodeó con un brazo. «Tengo que ir a buscar una cosa», dijo la comadrona, y desapareció durante un rato. Luego volvió y puso a Rune en la cuna.

Rune se puso a llorar. Tras dos tostadas y un poco de café, la madre dijo: «llora mucho, ¿verdad?». «Sí, no consigo hacerle callar. Sólo se calma contigo», contestó la comadrona. Una sonrisa cansina y resignada, pero también de orgullo, cruzó el rostro de la madre. Primera victoria. «Creo que sabe que soy su mamá», dijo. Después de un rato, la madre comentó: «hay que ver cómo se mueve y se chupa la manita». La comadrona permaneció en silencio. «¿Será que tiene hambre?»

Por fin Rune fue puesto al pecho, se enganchó ávidamente, y mamó con rostro de querubín. «Bueno», dijo la comadrona, «quizá ya es bastate. Querrás descansar, ¿no?». Hubo una pausa. «Pues... no sé», dijo la madre. «Puede quedarse un poco más. Ninguno de los otros lo intentó tan pronto. ¡Vaya, cómo le gusta!». Era otra pequeña victoria.

«Me parece que nos hemos vuelto más razonables en la planta de maternidad desde que estuviste aquí la última vez», dijo la comadrona. «El hospital tenía entonces algunas normas muy extrañas. Ahora casi todo el mundo da el pecho, incluso las mujeres que la primera vez pensaban que era una lata.» Sonrió. Rune se durmió con el pecho aún en la boca, y su madre, algo somnolienta por las hormonas de la lactancia, musitó: «si no es que no quiera... Sólo espero que no sea demasiado agotador».

Abandoné sigilosamente el rincón desde el que había observado la escena, pensando: «quizá esta vez el círculo vicioso se ha roto. Quizá éste va a ser su favorito, el que le confirma que, para él, ella es supermamá. Tal vez, sólo tal vez, sus cálidos sentimientos maternales y su sensación de triunfo van a beneficiar también a los otros miembros de la familia».

Los que trabajamos en el parto debemos tantear el camino con cautela, ofreciendo cuidados, apoyo y ayuda. Al mismo tiempo, debemos hacer todo lo posible para fortalecer la relación madre-hijo. Es precisamente en esos casos en que las condiciones son un poco difíciles cuando más importante es el apego precoz.

Volví a ver a Rune y a su madre seis semanas después. Había decidido ligarse las trompas, ya tenía suficientes hijos. Estaba tan cansada y ojerosa como antes. Pero sonrió tiernamente a su hijo, que estaba en el cochecito, cuando le pregunté si todo iba bien con el niño. «Sí», contestó. «Ya ves, este sinvergüenza es el primero de mis hijos que sólo toma mi leche. No quiere nada más. Además, sale barato. Y durante el día, cuando me echo y le doy de mamar, es un descanso. Los otros se las tienen que arreglar solitos lo mejor que pueden, aunque suene como si estuvieran echando el piso abajo.»

Rune se había convertido en un bebé despierto de grandes ojos. Parecía enormemente complacido con la vida y con su madre, al menos de momento.

«No tengo un momento de reposo, el bebé se me cuelga y me devora»

«No puedo aguantar más. ¡Estoy destrozada!», exclamaba Charlotte mientras salía de la sala. Ahora sonríe al recordarlo, con su segundo hijo en brazos y esta vez muy contenta de que la devoren. Me pidió, sin embargo, que compartiera con ustedes la historia de su primer hijo, porque en aquel momento la desesperación había sido una humillante sorpresa.

Charlotte tenía entonces veintinueve años. En su vida todo era perfecto: su educación, su carrera, su matrimonio, su primer y deseado hijo. Tenía a sus espaldas varios años de soltería independiente, salía a menudo y dedicaba mucho tiempo a cuidarse y arreglarse. Era una mujer atractiva.

Por todo ello, el cambio tras el nacimiento de su hijo fue muy brusco. Una pequeña criatura quería estar junto a ella todo el día; llorona, insatisfecha, exigente, mojada. Simplemente era demasiado para ella. No le estaba chupando sólo los pechos, decía, sino toda la personalidad.

Por fortuna, la familia de Charlotte había comprendido que la cosa iba en serio. Todos ayudaron para que ella tuviera cada día varios períodos de unas horas para sí misma. Cuando no tenía que trabajar al día siguiente, su marido dormía con el bebé en otra habitación y sólo se lo llevaba si necesitaba mamar. Después de unas semanas la desesperación de Charlotte desapareció gradualmente; aunque todavía volvía a brotar de tarde en tarde a lo largo del primer año. No es nada raro.

¿Enfadada y decepcionada después del parto?

«¿Qué te pareció realmente tu parto?», suelo preguntar a las madres cuando paso visita en la planta de maternidad. Muchas están muy satisfechas. Tal vez tú también lo estés. El padre de tu hijo ha sido en todo momento como una roca firme y cálida a la que agarrarse. Quienes atendieron el parto fueron hábiles y atentos, y tuvieron el buen sentido de mantenerse apartados la mayor parte del tiempo y respetar el trabajo que hacían ustedes dos. Te las arreglaste sin apenas analgésicos, y piensas que te ofrecieron exactamente la ayuda que necesitabas. El parto, que hasta hace poco parecía una montaña que bloqueaba el camino, ha quedado atrás. Genial, entonces no necesitas seguir leyendo.

Con frecuencia, sin embargo, encuentro que una pregunta amable abre las compuertas, y la frustración reprimida se desborda. Salen a flote sentimientos que no parecían permisibles porque hay tantas cosas por las que estar agradecida. Es importante que sepas que no eres la única que alberga tales sentimientos. Muchas mujeres tienen sentimientos enormemente negativos sobre su parto y la atención posterior. Recuerda que tus experiencias y sentimientos tienen gran valor para ti. Te pertenecen. Tienes derecho a sentirte así.

Tienes derecho a estar radiante de felicidad, pero también a estar decepcionada, enfadada, cansada y deprimida.

Es necesario que los demás también reconozcan tus sentimientos. Necesitas compartirlos y recibir sincera admiración por lo que has conseguido; pero también necesitas comprensión hacia tus sentimientos difíciles y tristes.

¿Estás, tal vez, decepcionada? No pudiste demostrar tu fortaleza, porque te escamotearon la oportunidad con una cesárea. El hospital tomó el mando, todo se volvió técnico y un poco estremecedor. Fueron los médicos, y no tú, los que trajeron a tu hijo al mundo. Después de la intervención, puede que hayas tardado mucho en ver a tu hijo como es debido. Tal vez te dolió cuando por fin te lo pusieron sobre la barriga recién operada.

¿O estás más bien furiosa? Te sientes engañada. ¿Por qué nadie te preparó para el hecho de que el parto es la experiencia más dolorosa que has vivido jamás? ¿Por qué fue tan terriblemente largo? ¿Por qué nadie te ayudó? ¿Por qué no te ofrecían ningún consuelo después de haber soportado valientemente y durante horas las extenuantes contracciones? ¿Por qué la comadrona desapareció de la habitación justo cuando pensabas que más la necesitabas?

¿Por qué tu compañero se fue poniendo cada vez más insoportable y era completamente incapaz de comprender lo que te estaba pasando? ¿Cómo fue capaz de comerse una manzana o salir a leer el periódico mientras las contracciones te partían por dentro? ¿O por qué se pegó a ti todo el rato, insistiendo en que no respirabas como habían enseñado en el cursillo, haciéndote masaje en la espalda hasta casi hacerte un agujero, salpicándote con la dichosa toalla húmeda cuando tú sólo querías dejarte llevar y descansar un poco entre contracción y contracción?

¿Por qué nadie comprendió que eres bastante tímida, que sentías una vergüenza enorme con tus partes nobles en innecesaria exposición, que para ti resultó espantoso? Podían haber sido un poco más considerados. ¿No se daban cuenta de que te sentías como una ballena varada, enorme, pesada y desnuda cuando iban a girarte en aquella dura cama de la sala de partos, con agujas en el brazo, un tubo de plástico en la espalda, una sonda en la vejiga, mascarilla conectada al oxígeno, un electrodo en la cabeza del bebé dentro de tu vagina y un cinturón que registraba las contracciones alrededor de tu barriga?

¿Por qué nadie pensó en tu dignidad? Y el amor de tu vida, ¿será capaz de volver a mirarte con deseo alguna vez, después de todo esto?; ¿después de toda la orina y los excrementos, y la sangre y el líquido amniótico, de cortar y coser tus partes íntimas, que hasta ahora sólo tú y él conocían?

O quizá aún estás consumida por las preocupaciones, por el miedo a todo lo que iba a ocurrir. ¿Serías capaz de mantener la compostura? ¿Te comportarías como una mujer de verdad, como una Diosa Madre? ¿Cómo diablos era posible que esa cabeza enorme (diez centímetros de oreja a oreja, había dicho el médico) pudiera pasar por tu pequeña hendidura, que de pronto se suponía que iba a convertirse en la puerta de la vida? ¿Y el miedo a que le pasase algo al niño? ¿Por qué estaba tan nerviosa la comadrona, por qué llamó al médico? Estuvieron estudiando las largas tiras de papel y murmurando, mientras te daban la espalda. De repente te administraron oxígeno. ¿Por qué te apretaban el abdomen, por qué alborotaban y gritaban?

¿Por qué la cara del médico se puso roja de esfuerzo cuando intentaba sacar al niño y casi te hace caer de la cama con los tirones? Y aquella cosa fláccida y azulada que sacaron, si parecía medio muerto. Cuando de repente empezó a llorar, todavía no tenía muy buen aspecto. ¿Tal vez no habías apretado bien durante el expulsivo, y eso había hecho daño al bebé? Aunque todo acabó perfectamente, todavía tienes el miedo metido en el cuerpo, y la alegría que esperabas sentir no aparece por ninguna parte.

Tal vez habías decidido de antemano que darías a luz sin medicación. Sentías en tu interior que tenías que pasar «la gran prueba del parto», y ahora te preguntas si has fracasado. El parto tenía que ser como un maratón: duro, a veces doloroso, pero coronado por la victoria. En vez de ello, estuviste todo el rato pegada a la mascarilla del gas de la risa, o te inyectaron petidina. Las contracciones eran todo el tiempo tan espantosamente dolorosas, que cuando apareció la comadrona con la jeringuilla dijiste que sí con inmensa gratitud. Todos los que te rodeaban parecían creer que la anestesia te estaba ayudando. Personalmente, tienes la sensación de que la única diferencia fue que te entró un mareo terrible y una gran somnolencia, pero que las contracciones seguían siendo igual de dolorosas, y aprovechaban para abalanzarse sobre ti como en una pesadilla, sin que estuvieras lo bastante despierta para manejarlas.

Tienes toda la razón. La petidina, un pariente de la morfina, produce somnolencia pero no alivia de verdad los dolores del parto. Algunas mujeres necesitan su efecto relajante, pero hay que advertirles que el propósito es ése, y no eliminar el dolor. También es bueno conocer los efectos secundarios de la petidina, para comprender su origen si se presentan. Muchas mujeres sienten náuseas, malestar o vértigo. Además, la petidina deja al bebé atontado. Sólo la mitad de los recién nacidos bajo el efecto de la petidina toman espontáneamente la iniciativa de buscar el pecho, dando así un buen comienzo de la lactancia. La otra mitad tarda días en reunir suficiente energía para mamar, y pueden estar adormilados y apáticos. De hecho, la petidina puede permanecer en el bebé durante semanas después del parto. Todo se arreglará, pero probablemente dar el pecho requerirá un esfuerzo especial durante un tiempo.

¿O tal vez estás enfadada contigo misma porque acabaste pidiendo la epidural, algo que nunca habías imaginado? Estabas profundamente convencida de que sólo las cobardes necesitaban la epidural. ¿Así que ahora tú también eres una cobarde? ¡Nada de eso!

Cada parto es distinto. Especialmente cuando la dilatación ha durado muchas horas, la mayor parte de las mujeres necesitan algo que les alivie el dolor, más allá de lo que ofrecen los métodos tradicionales, como los baños calientes, los masajes en la espalda, el calor o la petidina. En los mejores casos, las modernas epidurales están tan finamente ajustadas que puedes mover las piernas, sentir las contracciones y empujar activamente. Pero no siempre es así. A veces quedas paralizada durante horas, incapaz incluso de orinar por ti misma, y necesitas que te ayuden a sacar al bebé. A veces los efectos secundarios de la epidural duran mucho tiempo después del parto, aunque no es frecuente.

Recuerda que un parto difícil no significa que el próximo vaya a ser igual de difícil. Todo lo contrario, la mayor parte de las mujeres encuentran que el primer parto es el más difícil, entre otras cosas porque suele ser muy largo.

Puede que comentar los sucesos del parto con la comadrona o el médico que te asistieron te resulte útil. Pero no siempre vas a encontrar la ayuda que necesitas. Puede que la comadrona con la que estuviste tan a gusto descanse tras un largo turno de noche. El médico vino para una visita rápida pero lo han llamado a otro sitio a toda prisa. La enfermera que fue tan agradable, después del parto no aparece por ningún sitio.

No tengas miedo de preguntar por las personas a las que quieras volver a ver. Alguien tiene que escuchar tus sentimientos. En general, el personal desea visitar a las madres a las que atendieron en el parto, pero se les puede olvidar en un día de mucho trabajo. A veces basta con un pequeño recordatorio; pero en otras ocasiones, un cambio de turno o unas vacaciones impiden la visita de seguimiento.

El objetivo es que la persona que te ayudó a traer al niño al mundo se siente y hable contigo sobre el parto. Si ello no es posible, pide a otro miembro del personal que busque la historia clínica y que venga y se siente a tu lado mientras hablas y le haces preguntas. Si incluso esto resulta imposible, pide que te den hora para dentro de un tiempo, quizá la visita de la cuarentena, y habla de lo que has estado rumiando sobre tu parto. A veces las experiencias dolorosas durante el parto quedan tan profundamente enterradas al cabo de un tiempo, que no se recuerdan hasta el próximo embarazo. También puedes hablar entonces sobre ellas. Nunca es demasiado tarde.

Al escuchar tus experiencias, el personal médico también se vuelve más sensato y competente. Cuéntanoslas, aunque en ese momento parezcamos demasiado ocupados.

Tristeza posparto

Aunque estés completamente satisfecha con el parto y con tu hijo, tus emociones pueden darte una desagradable sorpresa al cabo de unos días. Karoline había oído hablar de los días bajos, la tristeza posparto. No pensaba que le fuera a afectar. Se sentía feliz y llena de energía tras el parto, ilusionada. Su barriga volvía a estar plana, la princesa tan esperada se agarraba bien al pecho, y la avalancha de flores continuaba. Estaba muy contenta cuando hablé con ella al día siguiente, feliz con su hija sana y con un marido encantador que esperaba ansioso su vuelta a casa. Todo el mundo era tan amable, todo iba tan bien...

Dos días más tarde me llamaron para visitarla. Las enfermeras estaban desconcertadas. Karoline no hacía más que llorar. Estaba en la cama, con la cabeza bajo las sábanas, y no podía explicar qué es lo que iba mal. El problema era que nada iba mal. O todo. El mundo se le caía encima. Finalmente consiguió expresar una parte en palabras. ¿Cómo iba a asumir la responsabilidad de cuidar a su hija? La enfermera atareada que esa mañana había sido un poco brusca se le había figurado un monstruo. Alguien había sugerido que la niña estaba un poco amarilla; aunque había añadido «completamente normal», ¿hasta qué punto podía fiarse? ¿Y de verdad Per la seguía queriendo con su aspecto actual, gorda y fea y con el pelo hecho un estropajo, los pechos goteando, los genitales sangrantes?

¿No estaría buscando otra mujer? ¿Y por qué habría sido tan antipática con su propia madre durante la adolescencia? Ahora sabía lo que era traer un niño al mundo. ¡Sólo pensar que su propia hija pudiera llegar a ser así de desagradecida!

¿Qué diablos le había pasado a Karoline? La tristeza posparto la había golpeado. Muchas madres pasan por algo similar, y creo que la explicación incluye varios factores.

Primero, las hormonas del embarazo están en caída libre. Durante el embarazo, la placenta produce enormes cantidades de estrógenos y progesterona, las hormonas sexuales femeninas. Son las mismas hormonas que suben y bajan durante el ciclo menstrual. De repente, la gran placenta ha desaparecido, y las hormonas con ella. El cambio equivaldría a una menopausia repentina. Si el parto no ha sido demasiado difícil, la mayor parte de las mujeres, inmediatamente después, están ilusionadas y de buen humor. Quieren abrazar a su hijo, hablar con su marido, recordar el parto, escuchar elogios hacia su esfuerzo y hacia el bebé, dar las gracias a quienes las ayudaron. Esto puede deberse a que, durante el parto, la mujer produce sus propias hormonas analgésicas y placenteras, las endorfinas. Estas hormonas permanecen un tiempo en su organismo, y sin duda contribuyen a su excelente humor. Además, ha producido un montón de estimulante adrenalina. Seguramente intervienen también otros factores.

Al menos es un buen comienzo. Algo similar ocurre en otros mamíferos. La hembra no se echa a dormir en cuanto acaba de parir. Limpia activamente cualquier resto de sangre y la placenta; comprueba que la cría respira, se mueve y agarra el pezón. Si es preciso, se dirije con su cría a un lugar seguro antes de descansar.

Una vez estuve en el redil de una cabra que acababa de parir a un cabrito que parecía tener algún problema. La cabra era cariñosa, maternal y experta. Tras lamer y toquetear un rato a su hijo, que no daba señales de ponerse en pie, empezó a estimularle. Lo empujó y lo movió, pero no reaccionaba. Le rascó con sus pezuñas, cada vez más fuerte. El cabrito intentó levantarse, pero no pudo. La madre lo empujó y parecía que le ofrecía la ubre, tentándole. Seguía sin responder. Al final, la cabra se volvió bastante brutal, arañando y golpeando a la cría desvalida una y otra vez hasta que vino el granjero a intentar ayudar. La cría murió durante la noche. Tras el parto, la madre sabía por instinto que había que hacer algo. Si la cría no hacía lo que tenía que hacer, estaba sentenciada.

A veces me pregunto si algunos de estos instintos causan estragos en las mujeres que acaban de dar a luz. Algunas, justo después del parto, están casi hiperactivas. Pero entonces viene el bajón. Poco a poco la madre comienza a darse cuenta de lo que el niño va a exigir, una criatura con derecho a servicio las veinticuatro horas. Habrá noches sin dormir, y el peso de la inmensa responsabilidad. Cuando no has dormido mucho te vuelves especialmente vulnerable; pero es que las noches locas son inseparables de la maternidad.

Los primeros días suelen ser agotadores. Dos desconocidos tienen que familiarizarse el uno con el otro. Tal vez la madre piense que su hijo no la quiere. Si su hijo llora inconsolable o le cuesta tomar el pecho las primeras veces, siente que la está rechazando a ella. O quizá todavía no se ha enamorado de su hijo y tiene miedo de no ser una buena madre. Incluso puede estar un poco decepcionada por el aspecto o la conducta del bebé.

Habitualmente no encontramos una explicación evidente para esta tristeza, que suele aparecer entre tres y diez días después del parto. No hay que burlarse del problema ni ignorarlo. Lo que se puede hacer es mimar a la madre. El personal cuidó de que Karoline pudiera descansar mucho, comer bien y beber en abundancia. Cada tarde hacía una larga siesta. Recibió una atención especial por sus problemas relativamente triviales con la lactancia, el estreñimiento o el dolor. La consolaban y le aseguraban que sus sentimientos pronto pasarían, como suele suceder. Dos días después, Karoline estaba otra vez radiante y llena de confianza en que todo iría bien.

Depresión y psicosis posparto

Las mujeres que han dado a luz pueden sufrir también una depresión más seria. Parece ser bastante más frecuente de lo que se creía. Puede durar todo el período posparto, nuevos datos apuntan a que es más frecuente alrededor de diez semanas después del parto. La vida se vuelve gris. La madre se siente hundida y triste, siempre cansada, a menudo insomne, constantemente desesperada, infeliz con el bebé. La psicoterapia puede ser útil, y en algunos casos la medicación antidepresiva. Tratar la depresión puede llevar mucho tiempo y exige también un esfuerzo de quienes rodean a la madre. La participación activa de otras personas será beneficiosa tanto para ella como para su hijo.

En algunos raros casos, la madre sufre una psicosis posparto con alucinaciones. Puede estar convencida, por ejemplo, de que alguien (o ella misma) quiere matar al bebé. Puede estar confusa y llena de ansiedad, creyendo que alguien le quiere hacer daño a ella. Puede ver y oír cosas que no existen. Es incapaz de asumir la responsabilidad de sí misma y del bebé, lucha por dormir, y puede expresar el deseo de darse muerte. La psicosis posparto es una enfermedad mental grave. Las pocas mujeres que la sufren habían sido, en general, psicológicamente vulnerables desde antes. Además, muchas veces han sufrido una presión mayor durante el embarazo y el parto. Suelen estar relativamente solas en el mundo, sin una buena red de apoyo. Los casos más graves requieren ingreso en un hospital psiquiátrico. Pero la mayoría se recupera.

Tales psicosis o depresiones de larga duración no deben confundirse con la tristeza normal del posparto. No debemos convertir en enfermedades lo que son reacciones habituales ante las crisis de la vida, en las que se necesita ante todo alguien con quien hablar, que te cuide y se ocupe de ti.

La felicidad suele tardar bastante en llegar a la nueva madre, especialmente si:

- Estás muy cansada.
- El parto fue especialmente difícil.
- Estás en el peor momento de los cambios hormonales, unos días después del parto.
- De pronto te das cuenta de lo grande que es la responsabilidad.
- El recién nacido tiene que ingresar en pediatría.
- El bebé llora sin consuelo la mayor parte del tiempo.
- Tienes problemas con el inicio de la lactancia.
- Estás preocupada por tu hijo.
- Te parece agotador tenerlo a tu lado la mayor parte del tiempo.
- Has tenido anteriormente problemas de depresión o ansiedad.

6

Después de una cesárea, o un parto con fórceps o ventosa

LA CESÁREA ES UNA DE LAS RAZONES más frecuentes por las que un bebé tiene un comienzo menos que ideal en la vida. Kaja y Elise dieron a luz por cesárea programada el mismo día en el mismo hospital. Ambas recibieron anestesia epidural, ambas tuvieron a su pareja al lado, ambas tuvieron hijos encantadores y sanos. Pero las dos mujeres vivieron experiencias muy distintas.

La decepción de Kaja

Al hijo de Kaja se lo llevaron del quirófano nada más nacer. Más tarde, la comadrona regresó y se lo enseñó a los padres. Básicamente fue su padre quien lo vio en ese momento; Kaja no tenía ángulo de visión. Apenas vió un mechón de pelo y la punta de una nariz asomando de una mantita. La comadrona volvió a desaparecer con el bebé, y el padre detrás. Iban a pesar, medir y bañar al bebé.

Kaja se quedó en la mesa de operaciones, rodeada de desconocidos. Le pareció una eternidad hasta que terminó el resto de la intervención. No estaba preparada para el hecho de que retirar la placenta, detener la hemorragia y coser todas las capas de tejido iba a tardar más de lo que llevó sacar al niño. Le dolía un poco, ¿o tal vez era sobre todo tensión? En todo caso, le ayudó un poco que el anestesista charlase con ella durante el proceso.

Completamente despierta, llena de expectación y sin ningún dolor, Kaja fue trasladada a una sala de reanimación. Sufrió una amarga decepción al enterarse de que no podría ver a su hijo en las dos horas que tenía que pasar allí, porque compartía la sala con otras personas que acababan de ser operadas, incluyendo una a la que habían intervenido por un bloqueo de las trompas de Falopio que le causaba infertilidad.

Entre tanto, el bebé lloraba inconsolable en otra planta del hospital. El intento algo torpe de su padre para consolarle no ayudó mucho. Como el padre estaba también muy ocupado llamando a los familiares y amigos, el personal iba a vigilar al niño a intervalos regulares, pero ellos también tenían otras cosas que hacer. Para cuando Kaja pudo por fin tener a su hijo, ya habían pasado varias horas. Estaba dormido de cansancio y apenas se volvió a despertar en todo el día; la última cosa que quería hacer era tomar el pecho.

La alegría de Elise

Elise, intervenida la misma tarde en el mismo hospital, había sufrido una primera decepción cuando supo que su pelvis era demasiado estrecha para dar a luz por vía vaginal. Había leído sobre el parto y el puerperio, había visto un video y asistido a las clases de preparación al parto. El día antes de la operación me dijo que estaba esperando con gran ilusión el primer encuentro con su hijo. Se había decidido que yo le haría la cesárea. Siempre es buena idea tener las cosas habladas con antelación; y como Elise estaba tan decepcionada por no poder tener un parto vaginal, decidimos que el primer encuentro con el bebé fuera lo más positivo posible. Intentaríamos que sus sueños se hicieran realidad. Hace falta una buena cooperación de la comadrona y las enfermeras del quirófano, y no menos del anestesista y la enfermera de anestesia. Se necesita un buen puñado de gente para hacer una cesárea.

Le pusieron la epidural. Todo funcionaba perfectamente. Oyó llorar a su hijo en cuanto lo saqué cuidadosamente del útero. Tras cortar el cordón umbilical, lo levanté un momento sobre la cortina que separaba la zona quirúrgica de la cabeza de Elise, donde se sentaba el padre y trabajaban los anestesistas. Ni que decir tiene que el jovencito se meó directamente en la cara de su madre, mientras ambos padres, maravillados, sonreían ante aquel hijo que se retorcía, mojado y ligeramente purpúreo. Se lo entregué entonces a la comadrona, que lo llevó a la habitación de al lado, lo secó con cuidado y comprobó que todo iba bien y que respiraba normalmente.

Bien envuelto en una cálida mantita, lo devolvieron al quirófano. Primero lo sostuvo un momento su padre, a la altura del rostro de su madre. Ella le olfateó y le besó, lloró y rió. Luego a Elise le desabrocharon la camisa, y abrieron la mantita del bebé antes de colocarlo en contacto piel con piel sobre el pecho de Elise. Cubierto por la manta, no tardó en relajarse sobre el cálido cuerpo de su madre, oyendo los latidos de su corazón. Entonces comenzó lo que más tarde Elise describió como la primera cita con su hijo. Durante todo el tiempo ella tenía una mano libre para acariciarlo bajo la manta.

El pequeño llamó, y su madre le respondió; su padre sonreía con los ojos húmedos. Y aunque no lo creas, para cuando terminamos la intervención, el bebé había encontrado por sí mismo el camino hasta el pecho y se había puesto a mamar con fruición. La comadrona miraba a distancia, los anestesistas estaban sentados tranquilamente, ocupándose de lo suyo. El bebé permaneció con su madre hasta que cosimos el último punto con el hilo casi invisible que cierra la piel y que desaparece solo al cabo de un tiempo.

Hubo una breve separación, mientras llevaban a Elise a la sala de recuperación. Allí le volvieron a entregar a su hijo, y ambos continuaron donde lo habían dejado. El padre se sentó con ellos, con el encargo de vigilar al bebé y llevarlo a la planta de maternidad si lloraba demasiado, para que no molestase a los otros pacientes recién operados. Pero el recién nacido apenas dejó escapar algún sonido.

Al cabo de unas horas, Elise pasó a la planta de maternidad. La pequeña familia había estado junta casi todo el tiempo, y todos estaban inmensamente satisfechos. El bebé había podido seguir sus instintos y mamar todo el tiempo que había querido. Había recibido algunas valiosas gotas protectoras de calostro antes de caer en el sueño largo y profundo, en el que entran muchos recién nacidos tras pasar las primeras horas completamente despiertos.

La mujer sin niños a la que acababan de operar estaba todavía en la misma habitación, detrás de unas cortinas. Oyendo algunos ruidos y un leve llanto, pudo adivinar lo que ocurría. Yo había hablado con ella antes de que trajesen al bebé, y dijo que no le molestaba. «De todos modos», dijo más tarde, «hay bebés por todas partes. En cierto modo, fue alentador. Tal vez la próxima vez sea mi turno».

Diles qué es lo que quieres

Tras una cesárea en un hospital reconocido como «Amigo de los niños» según la iniciativa de la OMS y el UNICEF, la madre tiene derecho a que le entreguen a su hijo antes de media hora a partir del momento en que puede relacionarse con él. En el caso de una anestesia epidural, eso significa lo antes posible, mejor en la misma mesa de operaciones, como ocurrió con Elise.

Sin embargo, no siempre es posible que madre e hijo estén juntos tan rápidamente después de una cesárea. Han de darse varios requisitos: el recién nacido debe estar en buen estado, la madre sin grandes dolores ni otros problemas, y hay que pedírselo con antelación al cirujano. La cesárea es una operación importante, los médicos pueden encontrar complicaciones que requieran una completa concentración, y un bebé colocado sobre el pecho de la madre nos deja menos sitio para trabajar a nuestro lado de la cortina. La comadrona que recibe al recién nacido de manos del médico debe estar también dispuesta a quedarse en la sala de operaciones y cuidar del niño. En maternidades con mucho movimiento, esto puede interferir con la realización de otras tareas; pero en general la comadrona está más que dispuesta. Un parto, ya sea natural o por cesárea, no ha terminado hasta que el bebé esté mamando. Llegar a ese punto, siempre que las circunstancias lo permitan, es responsabilidad de la comadrona.

Siempre que sea posible, esa reunión entre madre e hijo durante o inmediatamente después de la cesárea, tiene muchas ventajas. Permitir que madre e hijo se conozcan en el momento ideal, inmediatamente después del nacimiento, es sólo una de ellas. Además, el bebé puede practicar la succión cuando el interés y la fuerza para mamar son máximos. Los pechos son estimulados cuando están más receptivos, y reciben poderosas señales para empezar la producción de leche.

La estimulación de los pechos envía una oleada de oxitocina hacia el útero, ayudándolo a contraerse adecuadamente. Hace poco, durante una cesárea, me encontré con un útero fláccido y sangrante entre mis manos. Habíamos administrado hormonas artificiales, como hacemos siempre en estos casos, pero el útero no había reaccionado de la forma esperada. De repente, sin embargo, se volvió firme y duro, y dejó de sangrar. Extrañada, pregunté al anestesista si había administrado otra dosis sin que yo lo pidiera. Pero no era eso. Lo que ocurrió fue que la comadrona había colocado al recién nacido sobre el pecho de su madre, y de repente éste había encontrado el pezón y empezado a mamar, desencadenando una intensa respuesta hormonal. Pudo ser coincidencia, pero el efecto fue impresionante. Le hace a uno pensar que la oxitocina producida por la misma madre funciona mejor que la sintética.

Muchas mujeres que están despiertas durante la cesárea sienten molestias durante la intervención. La ansiedad y el aburrimiento siempre empeoran las cosas. Los anestesistas lo saben y tienen buen cuidado de hablar con la paciente para distraerla. Una y otra vez he comprobado que la mejor distracción es entregarle el niño a su madre mientras finalizo la operación. Es curioso comprobar cómo, a veces, mientras nos inclinamos sobre la barriga abierta, con los órganos ensangrentados en las manos, la madre descansa feliz charlando con su hijo detrás de la cortina.

Cuando el comité de bienvenida es papá

Esta solución también es buena para el padre, que puede estar con su esposa y su hijo al mismo tiempo. Si la comadrona se va con el niño, muchos padres no están muy seguros de cuál es su puesto. Les gusta estar con el bebé, ver cómo le pesan y le bañan, observar todo lo que ocurre. Por otro lado, el padre está allí sobre todo para hacer compañía a la madre. Puede sentirse mal por dejarla sola en este ambiente desconocido y algo amenazador.

Algunas mujeres están completamente anestesiadas durante la cesárea, porque ellas mismas lo han pedido, porque no ha habido tiempo de ponerles la epidural, o por algún otro motivo. En estos casos, el padre no está presente durante la operación. Pasa un tiempo hasta que la madre vuelve en sí y está lo bastante consciente para disfrutar de su hijo. Algunas están muy somnolientas durante horas, especialmente si tienen mucho dolor al despertarse y necesitan analgésicos fuertes. En todo caso, la madre tiene derecho a estar con su hijo tan pronto como sea capaz de relacionarse con él, ya sea al cabo de una hora o de cuatro. Si la madre desea estar con el bebé cuando todavía no han desaparecido los efectos de la anestesia, alguien tiene que sentarse con ellos y cuidarlos a los dos. Muchas veces, el personal del hospital está demasiado ocupado para encargarse de ello. ¿Qué sería más natural que encomendarle al padre esa tarea? La mayor parte de los padres se desenvuelven a las mil maravillas atendiendo al bebé y llamando si necesitan ayuda.

A veces padre e hijo esperan largo tiempo juntos hasta que la madre vuelve completamente en sí. En estos casos suelo ir con ellos cuando termina la operación. Indicamos al padre que se siente en una mecedora y se desabroche la camisa, y destapamos un poco al niño para ponerlo sobre su pecho. El calor corporal y el latido cardíaco del padre tranquiliza a muchos niños, aunque se te encoge el corazón al contemplar sus esfuerzos para encontrar la comida prometida, que su padre no tiene. Muchos padres se emocionan profundamente en esta situación. Están ruborizados, acalorados y sobrecogidos, y sonríen confusamente. Algunos bebés se agarran al pelo del pecho de su padre, que desencadena el reflejo de prensión al rozarles la palma de la mano. Este reflejo, que sólo se observa en bebés muy pequeños, equivale al de los monos recién nacidos que se cuelgan del pelo de su madre.

Un puerperio algo diferente

Un truco útil, cuando la madre no puede poner a su hijo al pecho en las primeras horas, es estimular sus pechos de otra manera, por encima del camisón. Se puede frotar el pezón, apretarlo, darle golpecitos o hacerle un masaje. Es útil cualquier maniobra que haga que el pezón se ponga firme y duro. Si la madre no puede hacerlo por sí misma, una vez más el padre será el ayudante perfecto y normalmente muy bien dispuesto. Esta estimulación transmite a los pechos el mensaje de que acaba de nacer un niño y pronto necesitará comida; ahora sólo es cuestión de ponerse a fabricar leche. Al mismo tiempo, la oxitocina secretada durante la estimulación del pezón hace que se contraiga el útero, lo que es muy conveniente en las horas que siguen a la cesárea.

Algunas mujeres que han tenido una cesárea con anestesia epidural continúan recibiendo durante unos días analgésicos por vía epidural. Esto ayuda a controlar el intenso dolor. Las mujeres que no tienen una vía epidural (especialmente las que fueron operadas con anestesia general) necesitan otros analgésicos. Aunque todos los medicamentos pasan a la leche y pueden afectar ligeramente al bebé, en estos primeros días se producen cantidades tan pequeñas de leche que no hay ningún peligro. Unos días después, cuando la producción de leche aumenta, la necesidad de analgésicos suele ser mucho menor. Para entonces, la lactancia ya suele ir muy bien; pero la madre que ha pasado una cesárea puede necesitar mucha ayuda para cuidar de su hijo y de sí misma, y más tarde para las tareas domésticas.

La mayoría de las mujeres no están muy interesadas en comer y beber después de la operación. Necesitan paz y tranquilidad para recuperarse. Pero madre e hijo también se necesitan mutuamente. La cuna debe estar colocada de manera que la madre pueda ver fácilmente la cara de su hijo. El personal debe ingeniárselas para encontrar una posición en que la herida no duela al dar el pecho. Para una mujer recién operada, es incómodo girarse de lado a lado para que su hijo pueda mamar de los dos pechos. Puede ser buena idea echarse sobre el costado que le resulte más cómodo, colocar al bebé sobre una almohada y darle primero del pecho de arriba. Entonces se retira la almohada para que mame del pecho de abajo. Así el esfuerzo y las molestias para la madre son mínimas.

Las mujeres sanas se recuperan poco a poco después de una cesárea, y la mayoría se sienten capaces de volver a casa entre cinco y siete días después. Algunas están especialmente cansadas, por ejemplo si han perdido mucha sangre o tienen otras complicaciones como una cistitis, o fiebre por infección de la herida. Si hay sitio en el hospital, es prudente que estas mujeres se queden el mayor tiempo posible. Aunque la madre está deseando volver a casa, allí suele ser difícil conseguir ayuda experta. Uno o dos días más en el hospital pueden significar que al salir ya se sienta capaz de subir y bajar escaleras y de ocuparse ella misma del bebé. La lactancia también es cada día más fácil.

Una vez en casa, es buena idea quedarse un tiempo en la cama con el bebé a su lado. La madre debe descansar y dar el pecho, y dejar que otros se encarguen de todo lo demás. Una cesárea tiene un impacto mucho mayor sobre el organismo que un parto normal. Nadie espera que un varón sometido a cirugía mayor abdominal esté ya dando vueltas por ahí y vuelva a trabajar en las primeras semanas tras la operación.

Después del fórceps o la ventosa

A veces, el período expulsivo del parto se alarga más de lo deseable debido a la posición del bebé. O tal vez éste muestra síntomas de intenso agotamiento al final del parto y no hay tiempo de que la madre empuje y dé a luz al bebé por sí misma; hay que hacer algo antes. En estos casos, es frecuente extraer al bebé con fórceps o con ventosa.

En estos casos es más probable que se practique una episiotomía que cuando el parto es espontáneo, y es frecuente que haya además otros desgarros. Es necesario coserlos cuidadosamente. Después, tanto la madre como el hijo suelen estar completamente exhaustos. Muchas veces la experiencia ha sido larga y agotadora, y el final puede haber sido un poco dramático. Tal vez el pediatra tenga que revisar al bebé. Todos estos factores contribuyen a retrasar el buen comienzo, con el bebé sobre la barriga de su madre. Esta relación se debe iniciar, exactamente igual que en cualquier otro parto, en cuanto madre e hijo sean capaces.

Cuando el bebé nace por cesárea, puedes pedir:

- Que te coloquen al bebé sobre el pecho durante la operación, si estás despierta.

- Que coloquen a tu hijo de forma que puedas mirarle a los ojos.
- Que te traigan al bebé a la sala de recuperación cuando quieras.
- Que te pongan en contacto piel con piel con tu hijo lo antes posible.
- Que tu hijo esté contigo todo el tiempo que quieras.
- Que el padre u otra persona se sienten a tu lado y se hagan responsables del bebé.
- Que te ayuden a colocar al bebé al pecho en cuanto éste esté preparado para ello.
- Que desde el primer día te ayuden a dar el pecho, todas las veces que lo necesites.
- Que te ayuden a encontrar posiciones alternativas para dar el pecho sin que te duela la herida.
- Que te ofrezcan mucho apoyo y ayuda en los días que siguen al parto; tu único trabajo es recuperarte y darle el pecho a tu hijo.
- Que te dejen quedarte en el hospital hasta que tengas fuerzas suficientes para volver a casa.

7

Cuando madre e hijo
están separados

El pequeño Petter apareció demasiado pronto, más de diez semanas antes de lo esperado. No hubo manera de retrasar su llegada. Con su cuerpecito inconcluso de apenas un kilo, no podía respirar sin ayuda y el pediatra se hizo cargo de él de inmediato. Le insertaron un tubo semirrígido en la tráquea y lo conectaron a un respirador. Había que ponerlo en una incubadora, así que se lo llevaron enseguida a la unidad de cuidados intensivos para prematuros.

En la sala de partos, la madre de Petter se quedó con las manos vacías. No había ninguna boquita impaciente, ningún bultito enrollado en mantas, cálido y resoplante, para abrazar en recompensa a su esfuerzo. Sólo preocupación. ¿Se pondría bien? ¡Era tan pequeño! Unas horas después, su esposo y ella estaban sentados junto a la incubadora, pero eso no resultaba precisamente tranquilizador. Dijo más tarde que Petter le recordaba a un conejo despellejado, debido a su delgada piel por la que se transparentaba el rojo de la sangre. O tal vez parecía un pequeño erizo, con tubos y cables enganchados por todas partes. No era fácil decidir si era guapo o no. Su carita parecía completamente distorsionada, con el tubo de respirar enganchado a la barbilla con esparadrapo. No había grandes ojos azules en los que mirar; la madre no podía oler a su hijo, acariciarle ni ofrecerle el pecho u otra forma de contacto piel con piel.

Los padres de Petter sabían lo importantes que son el contacto y la lactancia desde el primer momento. Pero ahora su hijo estaba encerrado en una caja de plástico, menos accesible de lo que había estado en el útero. Antes, por lo menos, podían notar sus patadas y saber que estaba bien. Les invadía la tristeza.

Al contrario que Petter, Hege nació a su debido tiempo en un hospital comarcal. Pesaba cuatro kilos, y era grande y fuerte. Pero al cabo de unas horas se la llevaron corriendo al Hospital Nacional de Oslo porque se había ido poniendo azul y le costaba cada vez más respirar. Se le diagnosticó un defecto en el corazón que era preciso operar. Al mismo tiempo, su joven madre fue trasladada a nuestra maternidad. Todo el personal le era desconocido, no tenía familiares ni amigos a su lado.

La madre de Hege hacía el duro camino hasta el departamento de cirugía pediátrica y allí se quedaba sentada gran parte del día, sumida en negros pensamientos. Se preguntaba con angustia, nos explicó más tarde, si habría hecho algo mal durante el embarazo para que Hege naciera con una malformación, y del corazón nada menos. Especulaba sobre si la causa podía ser que no había querido con todo su corazón tenerla, que no había deseado de verdad a su hija. Se sentía demasiado joven, y la relación con el padre había sido inestable. Había esperado que un bebé encantador les uniera más, pero eso también había salido mal.

Ahora estaba sola, y yo pensaba que precisamente a ella le hubiera ido bien tener el mejor comienzo posible para establecer un fuerte vínculo con su hija, para sentirse una madre normal, una buena madre desde el primer momento.

Camilla también nació a su tiempo, pero al final del parto su corazón latía muy despacio. Debido a la falta de oxígeno, expulsó meconio dentro del líquido amniótico, con tan mala fortuna que una parte le entró en los pulmones. Se le aspiró lo mejor posible en cuanto nació, pero le costaba respirar y la llevaron a pediatría para observación. Sus padres se quedaron muy preocupados.

La madre de Erik, por el contrario, estaba ella misma tan enferma que apenas se dio cuenta de qué es lo que pasaba durante el parto. Tenía preeclampsia, una presión arterial que subía y subía. Eso afectó a la placenta, impidiendo a Erik crecer normalmente. Al final, su estado llegó a ser tan grave que hubo que sacarle el niño mucho antes de tiempo, mediante cesárea. Erik era una criatura pequeña, desnutrida, grisácea, y su madre estaba tan mal que tuvo que pasar muchos días monitorizada. El padre de Erik iba y venía angustiado de una sala a otra del hospital, a toda velocidad.

Destinos crueles en una maternidad. A veces se siente una completamente desgarrada al salir radiante de una habitación colmada de alegría para entrar en el profundo pesar de la siguiente. En estos casos, si tengo tiempo, me detengo en el pasillo, aspiro profundamente, y cambio el chip, por así decirlo.

Por fortuna la mayor parte de los niños nacen sanos y a término. Eso hace que sea aún más duro para los que no tienen tanta suerte. En los cuatro casos que he mencionado todo acabó bien, pero entre tanto corrieron ríos de lágrimas y de sudor.

Cómo superar un comienzo difícil

Queridos mamá y papá que han tenido tan dolorosas experiencias tras dar a luz: por supuesto que se sienten desgraciados y desesperados. La vida es injusta. Además de sufrir un traumático problema de salud con su hijo, se han visto privados del maravilloso comienzo con un bebé sano, a término, casi autosuficiente, que pone en marcha muchos procesos positivos. Espero que alguien lo cuide con afecto y le explique que pueden hacer mucho por su hijo, aunque deban estar separados temporalmente.

Recuerden que no todo se ha perdido, aunque no hayan tenido el comienzo ideal con el que soñaban. Los seres humanos, con sus grandes cerebros, tienen muchas oportunidades para establecer vínculos afectivos. Los padres adoptivos saben mucho de eso. La capacidad de reparación es enorme, y habrá buenas oportunidades de recuperar lo perdido.

Aunque se le rompa un poco el corazón porque no es en absoluto lo que habían esperado, averigüen qué es lo mejor para su hijo. Simplemente, usen su cabeza y su corazón para darle al niño todo el contacto que puedan, dependiendo de su estado.

Visiten a su hijo lo antes posible, y permanezcan a su lado todo el tiempo que puedan. Tienen derecho a estar en la sala de pediatría la mayor parte del día. Incluso una madre enferma o recién operada puede ser transportada en su cama o en silla de ruedas para ver a su hijo.

Van a sentir que no dan la talla porque el bebé está rodeado de expertos, especialmente preparados para atender a recién nacidos con problemas. Sus conocimientos son necesarios, pero su hijo también necesita a su lado a unos padres estables y amorosos, y los profesionales nunca podrán sustituirlos. Piensa en ello si te sientes aburrida y cansada de estar tanto rato allí, aparentemente sin nada especial que hacer.

Puede que durante un tiempo no puedan tocar a su hijo. Un niño que debería estar todavía protegido en el útero de su madre necesita mucha tranquilidad. Siéntense allí de todos modos, háblenle flojito o cántenle una canción. El niño reconoce la voz de mamá, y tal vez también la de papá, y tendrá que conocerlas aún más. Representan la estabilidad que le acompañará, en lo bueno y en lo malo, durante muchos años.

Normalmente, podrás acariciar un poco a tu hijo casi desde el principio, o al menos sentarte tranquilamente con una mano cerca. Tienen tiempo y paciencia, y pronto serán expertos en lo que más le conviene a su propio hijo. El personal cambia de turno y tiene muchos bebés de los que cuidar. Pregúnten si tienen dudas, pero usen también su intuición. Tal vez descubran por ustedes mismos que su hijo se calma si se le acaricia cariñosamente la manita con un dedo, o que unas suaves palmaditas en el trasero le ayudan a dormir.

Algunas enfermeras forman pequeños nidos alrededor del bebé, en la incubadora, y así lo aislan hábilmente del ruido y de la luz innecesarios. Otras puede que no se interesen tanto por estos detalles. Si observas que eso le tranquiliza, pide que tu hijo esté así protegido todo el rato. Como ustedes ven a su hijo cada día, tal vez puedan ayudar a construir el nido.

Dejen que el niño huela sus manos limpias. La madre puede frotarse primero el pezón; las glándulas de la areola secretan un aroma que resulta atractivo para los bebés. O sácate una gota de leche y mójate el dedo; tu hijo puede olerla aunque todavía no pueda comer nada.

Cuando no puede tomar el pecho directamente

Los médicos querrán darle a tu hijo enfermo o prematuro un poco de leche materna a las pocas horas de nacer, apenas unos mililitros cada vez. Esta leche protege al bebé contra varias enfermedades y complicaciones, al tiempo que inicia el proceso de maduración del intestino.

Si el bebé todavía no puede tragar, se le administra la leche a través de una sonda, un delgado tubo de plástico blando que va directamente al estómago. Pero, de todos modos, es bueno estimularle con un poco de leche en la boca. En muchos hospitales, la madre o el padre acarician los labios y el interior de la boca de su hijo con un bastoncillo de algodón empapado en leche materna. Es conmovedor ver cómo se pone a buscar el bebé.

Así pues, necesitarás leche para darle a tu hijo, y necesitarás tenerla lo antes posible. Parece difícil producir leche ahora que probablemente estás ansiosa y preocupada; y encima sin haber tenido el poderoso estímulo de la succión.

¡Tranquila! Todo saldrá bien. El mayor estímulo para la producción de leche es, simplemente, la desaparición de la placenta. Son las hormonas de la placenta las que impiden que se produzca leche durante el embarazo. Cualquiera que haya parido un niño tendrá leche en los pechos.

De todas formas, los pechos funcionan de modo que cuanto antes se estimulen y cuanto más claro sea el mensaje, mejor responderán. Si tienes fuerzas para pensar en ello inmediatamente después del parto, tal vez porque la situación no te toma por sorpresa, sería buena idea estimularse los pechos con la mano. Así los pechos «creen» que es el bebé el que mama, y desencadenan la producción de hormonas, y estas a su vez la producción de leche. Encontrarás más información en el capítulo 6.

Si el recién nacido no toma el pecho durante un día o dos, tendrás que empezar a sacarte leche a mano o con un sacaleches. Tanto en la planta de maternidad como en el servicio de pediatría te explicarán cómo. Los estudios demuestran que hay que sacarse leche durante un total de dos horas o más al día, divididas en cinco o seis sesiones, para conseguir una producción de leche suficiente y estable. Cuando hayas aprendido a usar el sacaleches, pide que te enseñen cómo sacar de los dos pechos a la vez, lo que aumenta los niveles de hormonas y, por tanto, la secreción de leche, además de ahorrar tiempo.

Muchas madres acaban hartas de sacarse leche. Una queja frecuente viene a ser: «me siento como una vaca en una máquina de ordeñar. Mientras las otras tienen a sus hijos al pecho, yo estoy llorando en el cuarto del sacaleches». Pero, al mismo tiempo, la mayor parte de las mujeres están muy motivadas porque saben que los bebés enfermos o prematuros son los que más necesitan la leche materna.

Muchas mujeres consideran que es más rápido y fácil sacarse la leche a mano que con el sacaleches. Hay que aprender, pero la mayoría pillan el truco después de un par de intentos. El vídeo *El pecho no tiene horario* enseña la manera de sacarse leche a mano, y también muestra a un prematuro que toma el pecho por primera vez. Puedes ver el video en muchos hospitales y centros de salud (para más información, véase página 111).

Después de un tiempo, por fin podrás tener a tu hijo en tu regazo, fuera de la incubadora. Al principio, aún en la unidad de cuidados intensivos, tal vez tendrás que conformarte con tener a tu hijo tranquilamente encima, escuchando, oliendo y disfrutando del paisaje. Pide que te dejen tener a tu hijo todo lo posible; el contacto suele ser bueno para ambos.

Si las complicaciones o la separación prolongada impiden la lactancia, en muchos hospitales se alimenta al bebé con leche de donante, tal vez enriquecida con algunos nutrientes. En el banco de leche se guarda la leche sobrante de mujeres sanas, que no fuman y no toman medicamentos, congelada y tras pasar los controles oportunos. Esta leche se usa en el hospital para los niños prematuros y con otros problemas.

Aunque no puedas dar el pecho, todavía puedes darle a tu hijo mucho contacto y cariño. Un modo especialmente satisfactorio de interactuar con los recién nacidos enfermos es el «método canguro», originario de Sudamérica. En zonas en las que no es fácil acceder a las incubadoras y los cuidados intensivos, los prematuros muy pequeños se colocan entre los pechos de la madre, por dentro de la ropa. El bebé vive allí todo el tiempo. Se le limpia el culito cuando hace falta, y se le pone el pecho en la boca cada vez que protesta o que se muestra dispuesto a aceptarlo. El prematuro no está estresado ni sometido a tratamientos agotadores, y se mantiene a la temperatura corporal de su madre. El método funciona increíblemente bien.

El método canguro se usa cada vez más en los países industrializados, junto a nuestros avanzados tratamientos médicos. Si tu hijo prematuro ya no necesita un respirador y tiene edad para coordinar la succión, la deglución y la respiración, puedes pedir que te dejen probar el método canguro. Incluso cuando el bebé todavía está conectado al respirador, o es demasiado prematuro para mamar directamente, puede estar en contacto con la madre al menos unas horas al día. Normalmente, hacia las 32 o 33 semanas ya pueden mamar, cuando aún les faltarían unas siete u ocho semanas para nacer.

Por fin puede tomar el pecho

Tarde o temprano, tu hijo podrá tomar el pecho. Es un momento emocionante. Lo mejor es tomárselo con calma, dejarle oler, lamer y chupar, pero sin esperar que tome mucha leche. Muchas veces, de hecho, se pone al niño al pecho al tiempo que se le pasa la leche por la sonda. De este modo, el bebé aprende a asociar el pecho con la agradable sensación de bienestar del estómago lleno. Es un buen comienzo; a partir de ahora, a medida que crezca, cada vez tomará más pecho, hasta el día maravilloso en que no necesite nada más.

Otros consejos útiles cuando el bebé tiene poca fuerza para mamar: no hay que agobiarlos, sino estimularlos. Los niños débiles suelen mamar mejor con su cuerpecito bajo el brazo de su madre; normalmente hay que sujetarles bien la cabeza con la mano. Pide ayuda, y piensa que vas a necesitar mucho tiempo para practicar. Ponlo al pecho antes de cada toma de leche materna o artificial; y hazte a la idea de que, cuando por fin te atrevas a dar el salto a la lactancia materna exclusiva, estará unos días sin ganar peso.

A veces el primer encuentro realmente satisfactorio se produce al cabo de unos días, cuando dan de alta al bebé tras un breve período de observación en el servicio de pediatría, y puede pasar a la planta de maternidad. Consigue paz y tranquilidad. Mete a tu hijo bajo las sábanas, contigo. Desabróchate la camisa, quítale la ropa al bebé, al menos de cintura para arriba, y colócalo sobre tu piel desnuda.

Espera pacientemente. Al cabo de un rato, el bebé, poco a poco, empezará a recuperar algo de lo que se perdió al nacer. Empezará a olfatear, a estirarse, a buscar. Si no hace nada, tiéntale con unas gotas de leche sobre los labios. Conviene que el bebé no esté lleno de comida, pero tampoco desesperadamente hambriento, sino despierto e interesado. Acaríciale la espalda, huélelo, bésale la cabecita, abrázalo. Dale tiempo y sentirás que poco a poco ambos recuperan algo de lo que habían perdido. La herida de la separación se cerrará poco a poco. Ten en cuenta que tú también necesitarás tiempo para conseguirlo. Puede que no sientas desde el primer momento un gran placer ni una desbordante felicidad, pero inténtalo de todas maneras.

Tal vez la historia del pequeño Boris te inspire.

La historia del pequeño Boris

El lugar, un servicio de pediatría en San Petersburgo, Rusia, en los años noventa. Los recién nacidos todavía eran envueltos en vendas y alojados en un edificio separado de sus madres. De tarde en tarde, a horas fijas, llegaba a la maternidad un pequeño tren de bebés, estirados hombro con hombro en pisos superpuestos, para que les dieran de mamar. Las rutinas eran muy similares a las de varios países occidentales en los años sesenta. Unos expertos escandinavos en lactancia materna visitaban el hospital, organizando reuniones y explicando cómo se podía promover la lactancia, sin gastar un rublo. mediante un cambio de las rutinas. Esto era de gran importancia en un país en crisis económica en el que las madres gastaban mucho en costosas leches artificiales para sus hijos porque se creía que «las mujeres rusas habían perdido la capacidad de amamantar». Precisamente lo mismo que habían hecho creer a las mujeres occidentales treinta o cincuenta años antes, y lo que muchas siguen creyendo todavía.

El personal ruso estaba a la defensiva y un poco agresivo. «A lo mejor pueden hacer algo con Boris. Tiene varios días. Llora la mayor parte del tiempo, no quiere mamar, rechaza el biberón, y está perdiendo peso.»

Boris estaba envuelto como una momia minúscula, delgado, abatido y quejoso, con una boca bien abierta que lloraba y lloraba. «¿Y si lo desvestimos y lo ponemos en contacto piel con piel con su madre?», sugirió Anna-Berit Arvidson, una comadrona sueca. Los médicos y comadronas rusos intercambiaban miradas burlonas, desconfiadas y algo irritadas. Se cubrían con algo parecido a gorros de cocinero y mostraban su rechazo cruzando sus fuertes brazos.

Se libró a Boris de las vendas que lo envolvían. Quedaron a la vista sus bracitos, que su madre veía por primera vez desde su nacimiento. Desabrocharon el camisón de su madre, sin que nadie le pidiera permiso o le explicara qué ocurría. Desnudo, asustado, agitando brazos y piernas, Boris fue colocado sobre el cuerpo de su madre.

No ocurrió nada. La multitud que rodeaba la cama estaba intranquila. «¿Y cuánto tiempo hace falta para que haya resultados?», preguntaron los rusos a través del intérprete.

«Es difícil de decir. Puede que una hora, puede que varios días...»

¡Tardó cuatro minutos! De pronto se hizo evidente que el pequeño Boris palpaba y olfateaba. Movió brazos y piernas, se impulsó hacia delante, hacia arriba. Manoteó, apretó los puños, se encontró la boca con las manos. Sus labios se movieron y protruyeron, buscando. La punta rosada de la lengua apareció y lamió. Alzó la cabeza, con suave balanceo. Y entonces sucedió. Encontró el pezón de su madre sin ayuda de nadie, abrió la boca como si le fuera en ello la vida, y mamó como evidentemente nunca antes había hecho, intensa y rítmicamente. Todos los presentes sonrieron, aliviados o sorprendidos.

«¿Cómo se siente?», le preguntó un experto occidental a la madre, que entendía un poco de inglés. Era joven y pálida, con un ancho rostro eslavo. Alzó la vista y respondió con voz entrecortada, insegura pero firme: «¡este es el día más feliz de mi vida!».

Para sacarte leche a mano o con sacaleches, o para dar el pecho a un bebé con un reflejo de succión débil:

- Busca un lugar cómodo y tranquilo junto al bebé, o consigue una foto de tu hijo o una prenda de su ropita.
- Bebe algo caliente antes de empezar.
- Calienta los pechos antes de sacarte leche.
- Hazte un suave masaje en todo el pecho.
- Estimula durante unos minutos el reflejo de bajada de la leche, frotando, acariciando, doblando o estirando suavemente el pezón, con los dedos limpios y mejor a través de una tela delgada.

Para sacarse la leche a mano:

- Pon tus dedos a tres o cuatro centímetros del pezón.
- Coloca el pulgar encima del pecho y el índice debajo.
- Aprieta con los dedos directamente hacia tus costillas.
- A continuación aprieta juntando los dedos, bien separados del pezón, y luego un poco hacia este.
- Presiona y suelta de forma rítmica.
- Cuando empiece a salir leche, sigue apretando en el mismo sitio, hasta que ya no salga nada.
- Entonces cambia de sitio los dedos alrededor de la areola, hasta que notes el pecho vacío por todos lados.

- No hagas resbalar los dedos sobre la piel, sécatelos si están húmedos.

¿Con qué frecuencia, cuánto rato?

- Intenta sacarte leche durante unas dos horas al día en total.
- Divide esas dos horas en cinco o seis sesiones; si son más, mejor.
- Estimula un poco tus pechos de vez en cuando, cuando tengas un momento.
- Descansa mucho e intenta dormir al menos seis horas seguidas por la noche.

Si te cuesta sacarte leche a mano o con el sacaleches:

- Cambia de pecho varias veces.
- Inclínate con los pechos colgando, masajéalos y sacúdelos.
- Mientras te sacas leche de un pecho, estimula el otro pezón.
- Intenta sacarte leche de los dos pechos a la vez.
- Da la sesión por terminada cuando no salga más leche.

Si vas a darle el pecho a un prematuro:

- Siéntate cómoda y usa cojines; esto va a llevar algún tiempo.
- Sujeta el cuerpo de tu hijo bajo el brazo, con la cabecita en tu mano; o échate cómodamente en la cama, frente a tu hijo, siempre con las dos barrigas unidas, frente a frente.

- Déjale descansar en paz y tranquilidad, no le des prisas.
- Prepara los pechos y sigue los consejos antes expuestos para empezar la toma.
- Incita a tu hijo poniendo unas gotas de leche en sus labios.
- Permite que descanse durante la toma, deja que él controle el ritmo.
- Cuanto más pequeño sea el bebé, más frecuentes tendrán que ser las tomas.
- Si parece que no saca gran cosa, frótale suavemente las palmas de las manos mientras mama.
- Si la leche tarda en bajar, estimula el otro pezón.

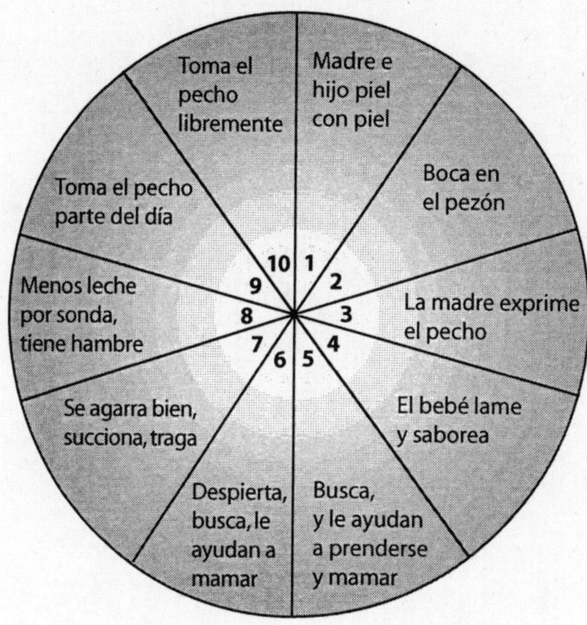

La «rueda de la lactancia», basada en una idea de B. Persson

Dar el pecho a un bebé prematuro es algo que hay que hacer por pasos, muchas veces con dos pasos para delante y otro para atrás.

8

El posparto: sangre, sudor, sonrisas y lágrimas

«GRACIAS POR LO QUE ME DIJISTE en la maternidad –escribió Hanne– sobre ir a casa y meterme en la cama y quedarme en ella varios días. Nunca pensé que me sentiría tan agotada. Ojalá hubiera sabido más sobre el posparto. Sólo me había preparado para el parto mismo.»

Las comadronas y otros profesionales que dan clases de preparación al parto también lo dicen: «es casi imposible conseguir que una embarazada vea más allá del parto, es como una montaña en el horizonte que lo tapa todo». Es una lástima. Porque como dije antes, lo más frecuente es que tu cuerpo instintivamente se las arregle para parir sin ayuda. Es después cuando de verdad vas a necesitar información, especialmente en nuestros días en que, estadísticamente, pocas madres han cuidado antes de sus hermanos y hermanas pequeños. Las familias suelen tener pocos hijos, nacidos con apenas un par de años de diferencia. Lo más seguro es que tampoco tengas un montón de sobrinas y sobrinos. Tu mejor oportunidad es con los hijos de tus amigas, pero ir de visita no siempre proporciona la experiencia necesaria.

El parto es un increíble desafío y una auténtica prueba de fuerza para el cuerpo de la mujer. Cuando el bebé ha nacido, puedes pensar que ya has cruzado la meta: «y vivieron felices y comieron perdices». Tal vez, pero el posparto es una época muy especial, incluso cuando todo va bien, y es útil saber un poco al respecto.

Pérdida de sangre

Durante el parto se pierde mucha sangre, y continuarás sangrando durante días. Probablemente tendrás que usar algunas compresas grandes como un pañal. Hay mujeres que sangran mucho durante semanas, pero la mayoría lo hacen sólo durante unos días. El color cambia poco a poco del rojo brillante al rojo amarronado, y luego al rosa pálido. Finalmente, la secreción se vuelve casi transparente y acuosa hasta que desaparece, normalmente a las cinco o seis semanas.

El útero sigue limpiándose tras el embarazo. Después del parto queda una gran superficie sangrante en el lugar donde estaba la placenta. Normalmente, las fibras musculares del útero se contraen rápidamente y bloquean los vasos sanguíneos, cortando la fuerte hemorragia. Poner el niño al pecho ayuda en este proceso, pues estimula la secreción de oxitocina, que al tiempo que provoca la salida de la leche hace que se contraiga el útero. La misma hormona, sintetizada artificialmente, se usa a menudo en la planta de maternidad.

Beate todavía sangraba abundantemente cuando, a los cuatro días, llegó el momento de irse a casa. Tenía un poco de envidia de sus compañeras de cuarto, que perdían menos sangre que con una simple menstruación. Al revisar a Beate, justo antes del alta, la comadrona encontró un pequeño resto de las membranas fetales asomando por el cuello del útero. Los restos fueron cuidadosamente extraídos sin apenas molestias para Beate, tras lo cual el útero se contrajo mejor y la hemorragia de pronto se detuvo. Como muchas otras mujeres, Beate descubrió que su útero drenaba mejor tras echarse un rato boca abajo. Era magnífico poder volverse a poner en esa postura, con una almohada debajo para no aplastarse los pechos.

Las cosas fueron un poco peor para Anette, en la habitación de al lado. Le dolía mucho la barriga, sobre todo cuando su hijo mamaba. Todo el mundo le decía que eran contracciones del útero, los entuertos. Ella decía que no había tenido tantas molestias la última vez que parió; pero los entuertos son más fuertes con cada hijo. Cuanto más se ha dilatado el útero, más le cuesta volverse a contraer. Le dieron unas pastillas para el dolor. Pero seguía sangrando, y el útero no parecía contraerse bien. Por ecografía se vio que todavía tenía un pequeño trozo de tejido de la placenta en su interior. Primero le dieron un medicamento durante unos días para que el útero expulsase los restos, pero no funcionó. Así que la anestesiaron un rato para practicarle un legrado (limpieza del útero con instrumentos quirúrgicos). Después, todo fue bien.

Quizá deberíamos haber sospechado antes cuál era el problema, porque, aunque el bebé mamaba con energía y aunque había tenido leche en abundancia para su primer hijo, Anette estaba produciendo poca leche. En ocasiones, los restos retenidos de la placenta siguen fabricando las hormonas del embarazo y frenan el inicio de la producción de leche. Son precisamente estas hormonas (estrógenos) las que hacen que no se produzca apenas leche antes del parto, pese a que los pechos ya están preparados para ello durante el embarazo.

Normalmente, la comadrona o el médico se dan cuenta justo después del parto si ha quedado algún resto de placenta o de membranas. Pero no siempre es posible estar seguro. A veces no se descubre la retención de placenta o de membranas hasta que la madre ha vuelto a casa.

Anemia y reservas de hierro

Hoy en día ya no se administran transfusiones de sangre, a menos que el número de glóbulos rojos sea muy bajo. Aunque los controles de la sangre de donante son muy estrictos, las transfusiones se reservan para problemas realmente importantes. Ello se debe principalmente al miedo a virus desconocidos, un peligro del que el sida constituye un triste ejemplo. Toda la sangre que se usa hoy en día en las transfusiones está libre del virus del sida (VIH), pero el hecho de que hace años algunas personas se contagiaran de la enfermedad a través de una transfusión fue una dramática lección para todos.

Eso significa que tendrás que conseguir por ti misma el hierro necesario para formar nuevos glóbulos rojos. Puedes lograrlo vigilando de cerca tu dieta. Come muchos vegetales de hoja verde, pan integral, pasas... El hierro de la carne se absorbe muy bien; el de los vegetales se absorbe bastante bien si al mismo tiempo tomas zumos o frutas ricos en vitamina C. Si después del parto te ha quedado una anemia, tal vez no puedas subir tu nivel de hemoglobina sólo con la alimentación, y tengas que tomar suplementos de hierro durante un tiempo. Puede que estos suplementos ya los hayas tomado durante el embarazo. Si es así, ya sabes qué tabletas de hierro te sientan mejor y te causan menos molestias digestivas.

Tu volumen sanguíneo aumentó alrededor del 40 por ciento durante el embarazo. Imagina un cartón de leche o dos, llenos de sangre. Una reserva maravillosa, que te permiten ir compensando las pérdidas de sangre. Pero, aunque tengas más sangre, la cantidad de glóbulos rojos, que transportan el oxígeno, no aumenta tanto, así que es como si la sangre se hiciera más «aguada». Después del parto es más importante que nunca tener suficiente hierro. Probablemente has perdido más del que tenías almacenado, y debes reponerlo. La anemia suele producir fatiga, por si no fuera suficiente con todas las demás cosas que te tienen agotada.

Perder líquidos y perder peso

Por término medio, la mayor parte de las mujeres aumenta entre doce y catorce kilos durante el embarazo. Cualquier cifra entre los ocho y los dieciocho kilos se considera completamente normal. El bebé, la placenta, el líquido amniótico y la sangre que se pierde explican la mayor parte de este peso, y desaparecen durante el parto.

También perderás mucho líquido después del parto. A lo largo del embarazo, es normal que la cantidad de agua en el cuerpo aumente entre seis y ocho litros. La mayor parte se pierde con la orina y el sudor debido a los cambios hormonales tras el parto.

Unas pocas mujeres recuperan poco después del parto el peso que tenían antes del embarazo. Esto no debería ser un objetivo en sí mismo. Por supuesto, es agradable volver a estar delgada; pero la mayor parte de las mujeres adquieren durante el embarazo una capa de grasa en los muslos y caderas, y esa es la situación ideal. Esa grasa es una reserva para el período de lactancia. Se ha demostrado que esa capa de grasa empieza a desaparecer en la mayor parte de mujeres, sin hacer ningún esfuerzo especial, después de tres o cuatro meses de lactancia. De hecho, la lactancia es uno de los mejores métodos para deshacerse de la grasa que se acumula por debajo de la cintura, y esos son precisamente los kilos de más que se hacen cada vez más difíciles de eliminar según pasan los años.

¿Te duele la herida de la cesárea?

La herida suele curar bien después de una cesárea. Raramente hay que quitar los puntos. Pero en una cesárea se cortan y cosen varias capas; y al principio suele ser doloroso moverse sin tomar algo para el dolor. A veces el dolor aumenta porque se acumula sangre en la herida, o por una infección. Incluso se puede tener fiebre. A veces hay que volver a abrir un poco la herida para que salga la sangre o el pus. Si hay mucha sangre o pus, o si se acumula en una zona profunda, puede que tengan que volverte a operar. Si toses la herida duele, y es habitual toser después de una anestesia. Procura mantener apretada la herida mientras toses, por ejemplo con una toalla enrollada. Al sujetar la herida impides que sus bordes se muevan tanto, y la tos resulta menos dolorosa. Después de una cesárea, tendrás ganas de quedarte en la cama. Necesitas mucho descanso, pero cuidado con el riesgo de trombosis. Si pasas la mayor parte del día encamada, mueve mucho las piernas.

¿Te duelen los puntos?

Por fortuna, es poco probable que te hagan un corte (episiotomía) durante el parto. Hace sólo unos años, solían hacer un corte a todas las madres primerizas. La idea era evitar los grandes desgarros, que podrían perjudicar a la madre a largo plazo.

Hoy en día, la mayor parte de los que atienden partos lo ven de distinto modo. Si el parto va bien y las cosas avanzan gradualmente, dando tiempo a que se distiendan los tejidos que rodean a la vagina, incluso las primerizas pueden dar a luz normalmente sin episiotomía. Algunas comadronas usan aceite para lubricar la abertura. Otras aplican paños calientes en el periné. La medicina deportiva nos ha enseñado que los tejidos calientes son más elásticos y por tanto menos propensos a los desgarros.

Algunas mujeres sufren pequeños desgarros, que requieren pocos puntos y no suelen causar muchas molestias. Pero a veces es necesario practicar una episiotomía por diversas razones: el bebé es especialmente grande; el periné está pálido y tenso y parece a punto de desgarrarse; el bebé está sufriendo y tiene que salir, o es preciso aplicar fórceps o ventosas. A veces se producen grandes desgarros de forma imprevista. Pueden producirse desgarros importantes cuando la cabeza o los hombros salen rápidamente en vez de deslizarse poco a poco.

Aina quería dar a luz de la forma más natural posible. Se sentó en un taburete de parto, apoyando la espalda en su marido. La comadrona se arrodilló delante. El parto fue realmente bien. Pese a todo, sufrió un gran desgarro, que le llegaba hasta el ano. Tuvo que venir el médico a coserlo. Aina acabó con veintitrés puntos.

Cada vez que Aina se daba la vuelta, o andaba un poco, o iba al lavabo, sentía un dolor increíble. Había soñado con ser una madre ágil y en perfecta forma inmediatamente después del parto. Quería ocuparse ella misma del bebé, y había planeado volver pronto a casa. En vez de eso, andaba con paso vacilante y las piernas separadas. Cada paso era una pesadilla. Palidecía ante la idea de ir de vientre por vez primera. En vez de charlar animadamente con los numerosos visitantes y alabar las bellezas de su hijo, no quería más que llorar.

El día siguiente fue aún peor, como suele suceder. Le tiraban los puntos por la irritación e inflamación de los tejidos. A veces se infecta alguno, lo cual, por cierto, sucede pocas veces, lo que es muy sorprendente si pensamos que esos puntos, a la fuerza, están expuestos a muchísimas bacterias intestinales. Los analgésicos, que también disminuyen la inflamación, ayudaron un poco a Aina. Le recomendaron un baño de asiento, higiénico y relajante, con agua y un jabón suave. También le alivió una larga ducha en la zona con agua tibia tirando a fría.

Antes de irse del hospital, le quitaron un punto que estaba demasiado apretado. De todos modos, a Aina le seguía doliendo la cicatriz. Cuando en casa no tenía fuerzas ni para prepararse un baño de asiento, se aplicaba compresas de agua salada, y después un poco de pomada.

«Los puntos me dolían más al tercer día», explicaba. Es lo típico. «Cuando volví a casa, busqué un espejo y eché una ojeada. A decir verdad, quedé horrorizada. Tenía un aspecto terrible. Pensé que nunca volvería a ser normal. Por suerte, tuve energía suficiente para reírme de mí misma, allí estirada con las piernas abiertas, mirándome las partes mientras la leche me chorreaba de los pechos y el bebé lloraba. Me dije que mis colegas tendrían que haberme visto entonces; siempre iba tan arreglada y bien vestida. De todos modos, mi sentido del humor mejoró rápidamente cuando desapareció el dolor y comprobé que la abertura de mi vagina empezaba a recuperar su aspecto habitual. Y qué gran cosa que los puntos de ahora ya no haga falta quitarlos. Al final, desaparecieron por sí mismos.»

Si te cuesta orinar después del parto, busca un momento de tranquilidad. Abre un grifo. Pásate un dedo hacia arriba por la cara interna del muslo. Date unas palmadas suaves en la vejiga. Lee una revista, piensa en otra cosa. Algunas veces, al principio, hay que introducir una sonda flexible de plástico en la vejiga para ayudar a la madre a orinar.

La vagina tiene una capacidad increíble para recuperarse después del parto y volver a la normalidad. Normalmente, basta con unos días. Pero incluso con un montón de puntos, al final acabará más o menos con el aspecto que tenía antes del parto, ¡menos mal!

A veces, sin embargo, hay problemas en la vagina después del parto, por ejemplo cuando el desgarro no cierra bien y la abertura vaginal queda demasiado grande. La primera regla es no hacer nada al respecto durante los primeros seis meses, porque el cuerpo continúa curándose a sí mismo mucho después del parto. Aunque no se alcance una recuperación perfecta, es habitual esperar a que la mujer haya tenido todos los hijos que pensaba tener antes de hacer una reparación quirúrgica.

Algunas mujeres tienen problemas de incontinencia de heces, orina o gases después del parto. Suelen ser problemas transitorios. A veces resulta un poco difícil conseguir que los músculos del suelo pélvico vuelvan a contraerse o relajarse a voluntad. Pero normalmente los problemas desaparecen solos. Al final, recuperarás el control sobre tus músculos otra vez, y podrás empezar a hacer ejercicios de Kegel y enseñarles a tensarse nuevamente y contraerse a voluntad. No te preocupes si tarda un poco. Si el esfínter anal ha quedado permanentemente dañado, se puede operar más adelante.

Las hemorroides, un problema frecuente después del parto

Muchas mujeres sufren de hemorroides (venas varicosas alrededor del ano) durante el embarazo. Es el resultado del aumento de presión en el abdomen, que hace que las venas se hinchen. Durante el parto, cuando estés haciendo más fuerza que en toda tu vida, probablemente las hemorroides empeorarán o aparecerán por primera vez. Después del parto lo que hay que conseguir es que las hinchadas hemorroides, que tal vez rodeen el ano como una corona, se vacíen de sangre y se encojan. Lo mejor es que te ayude la comadrona, presionando durante un rato con un paño frío. Y a continuación hay que empujarlas dentro del esfínter anal, lo que no siempre resulta fácil después del parto.

Muchas madres sufren como sufría Rita. Aseguraba que las pequeñas hemorroides que había tenido durante el embarazo se habían convertido en un racimo de uvas después del parto. Le dolían cada vez más. A los dos días, la comadrona me pidió que les echara un vistazo, porque tenían muy mal aspecto. La segunda fase del parto de Rita, el expulsivo, cuando empujaba para que saliera el bebé, había sido agotadora, de más de una hora de duración. Se había esforzado mucho para dar a luz a un niño grande y hermoso. Pero también había conseguido un anillo de hemorroides. Alguien le había dado una pomada, que no le hizo mucho efecto.

En casos así, los buenos consejos no tienen precio. Cuanto más tiempo permanezcan las hemorroides llenas y por fuera del esfínter anal, mayor es el riesgo de que la sangre se coagule en su interior, haciéndolas aún más duras, dolorosas y más difíciles de vaciar. Era necesario vaciarlas y volverlas a meter dentro del esfínter. Rita apenas se atrevía a tocarlas. Se limitaba a permanecer echada de costado, con las piernas dobladas, casi incapaz de caminar por el dolor.

Probamos con un remedio especial que suele ir muy bien en estos casos. Primero, Rita se puso a cuatro patas sobre las rodillas y los codos; así las hemorroides eran el punto más alto de su anatomía y se vaciaban más fácilmente. En esta posición le aplicamos una pomada anestésica, y luego cubrimos la zona dolorida con un guante de goma lleno de hielo picado, cubierto con un paño delgado para que el frío no fuera tan molesto. Es el mismo principio con el que se trata un tobillo hinchado: mantenerlo en alto y aplicar presión y frío. Rita permaneció así veinte minutos, escuchando la radio. Entonces se le cansaron los brazos, y alguien le puso varios almohadones debajo de la barriga, para que pudiera mantener la posición descansando boca abajo.

Al cabo de un rato, las hemorroides habían disminuido un poco, y el anestésico local había empezado a actuar. Entonces apoyé los dedos planos sobre las hemorroides, y las apreté mientras Rita trataba de relajar su esfínter anal. Así las hemorroides se vaciaron un poco más, y luego empezamos a conseguir poco a poco nuestro objetivo y se deslizaron dentro del ano. Ya nada impedía el drenaje de la sangre venosa. Aunque en algunas zonas la sangre había empezado a coagularse, una vez dentro ya no le dolía. A continuación, Rita permaneció un buen rato en la misma posición para facilitar el drenaje. Finalmente se echó con las piernas bien juntas; y durante los días que siguieron le fue fácil volver a meter las hemorroides tan pronto como salían.

Tú misma, en casa, puedes aplicar estos primeros auxilios (o parte de ellos). No tengas miedo de usar los dedos para poner las hemorroides en su sitio. Puedes usar guantes desechables, o simplemente lavarte bien las manos al acabar. A veces, cuando las hemorroides no son muy grandes ni dolorosas, basta una ducha fría para que se encojan. Otro remedio casero que me enseñó una madre consiste en cortar los dedos de un guante de goma, llenarlos de agua, anudarlos y congelarlos. El resultado tiene la forma ideal para aplicarlo entre las nalgas.

Estreñimiento

Muchas embarazadas sufren de estreñimiento, lo que también contribuye a las hemorroides. Después del parto, las madres suelen estar impacientes por ir al lavabo; pero las que tienen puntos y la zona de la vagina dolorida temen el momento de defecar. Puede ser doloroso, sobre todo si las deposiciones son duras. Por ello cuando la madre ha sufrido un gran desgarro con muchos puntos, muchas veces se administran laxantes como el aceite de parafina (sólo durante unos días), semillas de lino o lactulosa, además de una dieta rica en fibra. Pero la mayor parte de las mujeres no necesita nada. Piensa que el día del parto probablemente no comiste gran cosa. Posiblemente defecaste durante el parto, o te habían administrado antes un enema. Entre una cosa y otra, al día siguiente el intestino está bastante vacío.

De todos modos, a la hora de escoger la dieta es prudente pensar en las deposiciones, porque puede ser un poco difícil volverse a poner en marcha después del parto. La dificultad se debe también en parte a la brusca disminución de la presión dentro del abdomen.

Come y bebe lo que te pida el cuerpo, no te quedes con hambre. El yogur o la leche tipo kéfir son preferibles a la leche normal, y el pan integral es preferible al blanco. Los panes que además llevan semillas suelen ser aún mejores, porque muchas veces contienen salvado y semillas de lino. Si en el hospital no sirven estos alimentos, puedes pedir a las visitas que te los traigan, junto con zanahorias crudas, fruta y ciruelas. Bebe mucha agua. Si estabas acostumbrada a ir al baño a una hora concreta del día, o después de tomar un café, intenta recuperar esa costumbre.

Muchas veces las mujeres nos aguantamos las ganas de ir al lavabo. Notamos deseos de ir, pero tenemos que hacer otra cosa primero. Especialmente cuando tenemos un niño pequeño. A veces las ganas se pasan, lo que es un mal asunto. Sin el reflejo de defecación, que hace que el intestino trabaje solo, es imposible empujar las heces para que salgan.

Presta atención a las señales del intestino. Busca un momento para ir al lavabo tranquila, quizá con algo para leer. Puede ser útil mantener juntos los puntos con la mano o apretar firmemente sobre la zona dolorida mientras expulsas las heces. Y al acabar, acuérdate de volver a empujar las hemorroides dentro si es que han salido.

Dolor en la pelvis y en la espalda

Durante el embarazo, tus ovarios producían la hormona relaxina, que actúa sobre los ligamentos que conectan los huesos de la pelvis, haciéndola más elástica para que pueda ceder un poco durante el parto. Por otro lado, a medida que te crecía la barriga, tu postura fue cambiando, sobrecargando la espalda. Estos factores, junto con el estrés psicológico y social, hacen que una de cada tres embarazadas sufra molestos dolores de la espalda y la pelvis.

Si tuviste tales problemas durante el embarazo, puede que los sigas teniendo después del parto. En la mayoría de los casos, la pelvis se recupera pronto. Los ligamentos se fortalecen, y la espalda acaba recuperando su curvatura normal. Pero, por desgracia, algunas mujeres sufren dolores en la pelvis y en la espalda durante bastante tiempo. Volveremos a hablar del tema en el capítulo 20. Probablemente convendría evitar de momento cualquier movimiento que produzca dolor.

«¡Me estoy quedando sin pelo!»

Katja estaba realmente aterrorizada cuando me llamó tres semanas después de dar a luz, quejándose de que había perdido mucho pelo. «Por la mañana, al levantarme, la almohada está llena de pelos. Cuando me peino, caen a puñados. ¿Qué me está pasando? ¿Tendré que dejar de dar el pecho?»

Desde luego que no. La caída del cabello después del parto no tiene nada que ver con la lactancia. Durante la lactancia, las hormonas impiden que se caigan los cabellos que normalmente se caerían cada día. Por eso las embarazadas suelen tener un pelo sano y abundante. Tras el parto y la expulsión de la placenta desaparecen los elevados niveles hormonales que mantenían el pelo en su sitio, de modo que en poco tiempo perderás todo el pelo que tenías que haber perdido a lo largo del embarazo. A algunas mujeres les parece que han perdido una enorme cantidad de cabello, pero el proceso es completamente normal y cesa al cabo de un tiempo.

Las malas noches y el agotamiento

Muchas veces da la impresión de que la planta de maternidad está poblada por zombies, mujeres agotadas, apáticas e indiferentes. Normalmente no te sentirás así el primer día después del parto; no al menos si las cosas fueron bien. Entonces aún te sientes en las nubes por la emoción y la adrenalina del parto. Pero el agotamiento acaba por alcanzar a muchas mujeres, lógica reacción al duro esfuerzo físico del parto. Ha sido un período de gastar mucha energía y comer poco, de acostumbrarse a tu hijo, de cuidarlo y darle el pecho... y, cómo no, de despertarse varias veces cada noche.

A muchas mujeres les resulta duro que su hijo las despierte cada noche, y no una, sino varias veces. Aunque tu hijo y tú estén bastante tranquilos, puede que tus compañeras de habitación no te dejen dormir. Por suerte, al cabo de unas pocas noches, la mayor parte de las madres sólo se despiertan si el que llora es su propio hijo; al menos cuando han pasado casi todo el tiempo juntos y la madre ha podido conocerlo bien.

Un estudio sueco mostraba que las madres que habían tenido a sus hijos con ellas durante la noche y daban el pecho, no estan más cansadas que las que habían elegido dejar a los bebés con el personal. Hay que reconocer, pues, una cosa: que tener un hijo es algo enormemente agotador. Por eso, en la mayor parte de los hospitales se ha establecido un período para la siesta en algún momento del día, en que todo debe estar en el mayor silencio posible. Ni visitas, ni teléfonos, ni comidas, ni actividades. Es un tiempo dedicado al descanso. Mejor con tu hijo al lado; pero si está nervioso, deja que el personal lo cuide un rato mientras descansas. Cierra los ojos. Aunque no estés acostumbrada a dormir durante el día, probablemente echarás una cabezadita y despertarás como nueva.

Las brumas de la lactancia

La somnolencia que puedes notar durante la lactancia se debe en parte a lo que en algunas partes se conoce como «las brumas de la lactancia». La nueva madre está relajada y adormilada por efecto de las hormonas que se producen al dar el pecho. Un estudio ha demostrado que las mujeres obtienen, justo después del parto, una puntuación un poco más baja en los tests de inteligencia que en otros momentos. Puede que este sea el modo que tiene la naturaleza de decirle que se quede tranquilamente con su hijo, que se ocupe más de lo que tiene cerca que del resto del mundo.

Pero tranquila; las brumas de la lactancia son pasajeras. Al cabo de unos meses, según el mismo estudio, estarás muy activa y completamente despierta. Esto ocurre precisamente cuando el bebé empieza a descubrir el mundo, a moverse y a gatear, y por tanto necesita un tipo de atención diferente a la que requiere el recién nacido.

Regálate muchos momentos de descanso después del parto. Aprovecha cualquier momento para dormir. Y recuerda que, en cuanto la lactancia esté bien establecida, tendrá un efecto relajante y calmante sobre ti y sobre tu hijo.

Desahógate con las visitas

Fíjate en las mujeres que vienen de visita. Todas están muy interesadas en escuchar cómo fue el parto. Es más, están más que deseosas de explicar sus propios partos, a veces todas a la vez. Intercambian y comparan sus experiencias. Todo el mundo habla con entusiasmo y emoción. La nueva madre raramente se cansa de volver a contar, una y otra vez, lo que le acaba de ocurrir.

Esta tendencia parece tan fuerte que me pregunto si será un mecanismo de protección. ¿Podría ser una forma de desahogo, lo que en inglés se conoce como *debriefing*? Este término se usa, por ejemplo, en la atención a las catástrofes. Se anima a aquellas personas que han estado involucradas en un acontecimiento dramático a explicar con detalle todo lo que ha ocurrido y cómo se sentían en aquel momento. Tal vez esta sea la mejor manera de evitar que un parto doloroso deje recuerdos imborrables y cause miedo a un nuevo parto. Tal vez contribuya a prevenir problemas aún más graves. Así que desahógate. Si tu marido ya se ha cansado de oírte, lo cual es completamente normal, busca a otras mujeres con quienes compartirlo.

Si te duele la zona de la vagina o algún punto:

- Mantén la zona bien ventilada y limpia (usa una ducha teléfono con agua tibia).

- Pregunta a la comadrona o al médico si es posible quitar los puntos que estén demasiado apretados.
- Prueba con un baño de asiento, veinte minutos dos veces al día. Hay dos maneras de preparar un baño de asiento: 1) disolviendo un poco de jabón suave en agua caliente, o 2) añadiendo sal de cocina al agua hasta que tenga el sabor de las lágrimas.
- Aplica una compresa humedecida con agua salada.
- Después del baño, ponte un poco de pomada o crema hidratante grasa en las zonas doloridas.
- Es importante dejar que la zona se seque al aire, puedes usar un abanico.
- Puedes tomar analgésicos, que también reducen la inflamación.

Si tienes hemorroides externas dolorosas:

- El frío hace que encojan.
- Las pomadas y supositorios antihemorroidales pueden dar alivio.
- Una cura en condiciones puede hacer maravillas: mantén el trasero en alto. Aplica una bolsa de hielo picado sobre las hemorroides. Vigila que no esté demasiado frío, coloca una tela o gasa entre la bolsa de hielo y la piel. Al cabo de unos veinte minutos, empuja las hemorroides dentro del esfínter anal... y manténlas ahí.
- Siéntate lo menos posible. Es mejor caminar, estar de pie o echarse.
- Come verdura, alimentos ricos en fibra, leche tipo kéfir, salvado, legumbres, semillas de lino para favorecer el tránsito intestinal.
- No hagas demasiadas fuerzas para defecar; espera a que los intestinos te den la señal.

9

La comodidad del hogar

TAL VEZ HAS DECIDIDO dar a luz en casa, como Nina. Ella eligió traer al mundo a su segundo hijo en su cama de matrimonio. Su primer parto había ido bien en el hospital, sin intervenciones médicas ni anestesia. Ahora quería ampliar su experiencia. En aquella época, Nina era enfermera, y estaba muy interesada en el parto. Ahora es matrona.

No las tenía todas conmigo cuando me pidió que la atendiera. En mi trabajo veo que a veces las madres y los hijos todavía sufren lesiones o mueren durante el parto. No siempre se puede evitar que ocurra, ni siquiera en el hospital; pero si algo va mal en un parto en casa resulta especialmente duro para los padres y para quienes les atienden. Por otro lado, hoy en día, en los países desarrollados, el parto es tan seguro que probablemente todo saldrá bien, sea donde sea. Y especialmente cuando la madre ha dado a luz anteriormente por vía vaginal y no existen factores de riesgo conocidos.

Así que, envuelta en una especie de conspiración («he encontrado a una comadrona que está dispuesta, y voy a tenerlo en casa de todas maneras, pero nos sentiríamos más seguros si tú nos acompañases»), acabé diciendo que sí. Me llevé unos fórceps en el bolso, por si acaso.

Y viví toda la hermosura de un parto en casa. Nina iba y venía en la seguridad del hogar, charlando, riendo, comiendo e incluso bailando un poco entre contracción y contracción. Cuando las cosas se pusieron difíciles, se metió en la bañera. Acabó harta, cansada e impaciente; pero al final dio a luz, sentada en el borde de su cama de matrimonio, apoyada en Thor. La comadrona se arrodilló en el suelo ante ellos. Todo fue precioso.

No hubo viaje al hospital ni agotadora vuelta a casa. Celebraron el parto en la misma cama; Nina y su bebé se quedaron dormidos juntos. Todo era familiar y tranquilizador. Todo el mundo quiso ayudar, aunque Nina se encontraba muy bien. Entre ella y Thor lo organizaron todo, y disfrutaron de la compañía de sus hijos.

En muchos países, sólo un pequeño porcentaje de las mujeres elige el parto en casa; la práctica es mucho más frecuente en otros países, como Holanda o Inglaterra. Hay argumentos a favor y en contra. El parto en un hospital bien equipado, con personal preparado para solucionar los posibles problemas, tiene muchas ventajas. Pero también las tiene dar a luz en casa, como hizo Nina. No voy a entrar ahora en este debate.

La vuelta a casa

Algunas mujeres eligen un parto ambulatorio, y vuelven a casa pocas horas después de dar a luz. Otras lo hacen al cabo de uno o dos días. Los estudios en Escandinavia muestran que volver a casa poco después del parto funciona tan bien como quedarse más tiempo en el hospital, siempre y cuando exista un servicio organizado de visitas a domicilio, y los profesionales de la salud controlen el estado de madre e hijo y ayuden ante cualquier problema que surja con la lactancia.

También se presupone que los padres recibirán ayuda de sus familiares y amigos.

La duración de la estancia en el hospital se ha acortado considerablemente en fechas recientes. Lejos de ser las vacaciones de antaño, con una o dos semanas en la clínica, ahora la mayor parte de las madres vuelve a casa después de tres a cinco días, si todo va bien. Por desgracia, la atención extrahospitalaria no se ha desarrollado al mismo ritmo.

Si vuelves a casa poco después del parto, tendrás que volver al hospital para el diagnóstico precoz, una prueba que se hace pinchando al bebé en el talón. Así se descarta que el recién nacido sufra fenilcetonuria o hipotiroidismo congénito, raras enfermedades que causan deterioro mental progresivo. Lo bueno es que cuando se detectan en el recién nacido, es posible el tratamiento, y el niño crece completamente normal.

La vuelta a casa asusta a algunas madres. Mientras estabas en el hospital, todo parecía ruidoso y agotador, y tal vez estabas deseosa de volver. Pero allí estabas rodeada de profesionales con experiencia, aunque estuvieran muy ocupados.

Una dura lección

Permíteme que te explique mi propia experiencia. Yo era joven y sana, y estaba segura de que todo iba a ir perfectamente cuando naciera mi primer hijo. Llegué a rechazar el ofrecimiento de mi madre, que quería venir a ayudar, e invité a pasar el verano a unos amigos del sur que querían conocer el norte de Noruega mientras vivíamos allí. Hicimos grandes planes, itinerarios para hacer con los invitados, caminatas por la montaña, excursiones en barco, agradables y opíparas cenas que acababan muy tarde. Me esforcé para que todo les resultase maravilloso e inolvidable; pero olvidé una de las normas más importantes en el posparto: si no te cuidas, tampoco podrás cuidar bien de tu hijo. Estaba cansada, mal alimentada y angustiada, y el bebé lloraba mucho.

Todos los animales que alimentan a sus crías emplean para ello un montón de energía. El esfuerzo de los pájaros para traer comida al nido equivale a muchos días de duro trabajo para una persona. Los mamíferos que acaban de dar a luz pasan mucho más tiempo que antes comiendo, además de cuidar de sus hijos.

«La experiencia es una lección cara, pero el necio no aprende de ninguna otra manera», escribió el profesor de uno de nuestros hijos, que siempre tenía que probarlo todo por sí mismo. La segunda vez que volví del hospital con un recién nacido, esta necia había aprendido de su experiencia. Había organizado un hogar limpio y agradable, y las camas estaban recién cambiadas. Mi madre estaba en casa haciendo una tarta y cuidando del hermanito mayor. El congelador estaba lleno de comida fácil de preparar. Mi único plan era ser madre. Fue maravilloso.

¿Directa a la cama?

Después de aquello, suelo decir a las nuevas madres que están a punto de irse, pálidas y ojerosas: «vete directa a la cama. Levántate y arréglate, pero pasa todo el tiempo que puedas en la cama con tu hijo, al menos durante los primeros días. Que se esperen las visitas. Recibe sólo a la gente que de verdad tengas ganas de ver, los que tienen suficiente sentido común como para traer con ellos lo necesario: algo de comer, algo de beber, servilletas de papel, vasos... Los que se encargan de todo mientras tú te quedas en cama para ser atendida. Sobre todo al principio. Siempre hay tiempo de aumentar el nivel de actividad si te sientes llena de energía, el bebé está contento y la lactancia va bien». Tengo una amiga que aún ahora, cuando va a visitar a un recién nacido y a su madre, lleva un recipiente de madera primorosamente tallado lleno de gachas con nata, una sabrosa bomba de calorías, tal y como se estilaba antaño en los pueblos.

Afortunada tú si tienes un marido que se encargue de todos los asuntos prácticos durante las primeras semanas. En el capítulo 4 hemos hablado más del tema. No todo el mundo tiene tanta suerte. ¿Hay alguna otra persona a la que puedas recurrir? ¿Madre, hermana, tía, amiga? Son momentos en los que probablemente sentirás una especial necesidad de estar con otras mujeres. Alguien con quien hablar de ciertos fenómenos físicos por los que ningún hombre ha pasado, ya sean las pérdidas de sangre, la lactancia o el dolor que viviste en el parto.

Los abuelos

Hace poco estuve hablando con el flamante abuelo de un recién nacido, hijo de madre soltera. El abuelo se había jubilado anticipadamente, mientras la abuela seguía trabajando a tiempo completo. «Me paso por allí casi cada día, y lo disfruto de verdad», me dijo. «Lavo la ropa y limpio la casa. Voy a la compra y paseo al bebé en el cochecito si mi hija necesita descansar o tener algo de tiempo para ella. También hacemos muchas cosas los tres juntos. Es una experiencia maravillosa. Nunca hacía estas cosas cuando mis hijos eran pequeños.» Los hombres jóvenes no son los únicos que pueden cambiar.

De todos modos, suelen ser las abuelas las que se ilusionan más con los nietos e intentan ayudar todo lo posible. Elaine Morgan, en su divertido libro sobre la evolucion titulado *El origen de la mujer*, da una explicación histórica, adaptativa, para esta tendencia: la hembra humana es la única, entre todos los mamíferos, que sigue viviendo largo tiempo después de terminada su etapa reproductiva. Eso ayudó, según la teoría que explica Morgan, a la supervivencia de la especie. A medida que nuestros antepasados evolucionaban, a lo largo de miles de años, el bebé tenía que nacer cada vez más pronto y cada vez más desvalido. La causa era el cerebro, que se iba haciendo más grande generación tras generación, y por tanto le costaba más atravesar la pelvis, que a su vez se había vuelto más estrecha al comenzar a andar erguidos. De este modo, empezó a ser cada vez más difícil que los niños sobrevivieran al período tras el parto. En las familias en las que había una mujer mayor que ya no era fértil, y por lo tanto ya no estaba ocupada con sus propios hijos, las cosas iban mejor. Las mujeres mayores podían usar su experiencia y su energía para ayudar a las jóvenes a criar a sus hijos. En esas familias, el porcentaje de niños que sobrevivían era mayor, y la menopausia precoz se convirtió, tras muchas generaciones, en la norma entre las mujeres. ¡Con razón tantas mujeres de mediana edad se ven desbordadas por un intenso entusiasmo y por sentimientos que apenas comprenden cuando esperan un nieto!

El cuerpo cambia

Muchos de los problemas y dificultades con la lactancia continúan o aparecen tras la vuelta a casa.

Algunas madres llaman entonces preguntando: «¿qué puedo hacer, por Dios? ¡Mi leche es desnatada! Tengo los pechos completamente blandos. ¿Me voy a quedar sin leche?». Claro que no; todo eso es normal. La leche madura no tiene el mismo aspecto que el calostro amarillo de los primeros días. La hinchazón de los pechos y el exceso de producción pronto desaparecen.

El dolor pélvico suele persistir durante un tiempo. Intenta que el día a día sea lo más indoloro posible mientras tu cuerpo se recupera del parto; evita cualquier movimiento doloroso.

En muy raros casos, el útero no se vacía completamente después del parto. Karin estaba sentada en la bañera de su casa, seis días después de dar a luz, cuando de pronto empezó a sangrar en abundancia. Su marido estaba aterrorizado; le temblaba la voz cuando me llamó por teléfono al hospital. Le parecía que Karin estaba nadando en sangre, porque el agua de la bañera estaba teñida de rojo. Enviamos una ambulancia;

pero cuando Karin llegó al hospital la hemorragia había cesado, como ocurre habitualmente. Los restos que hayan podido quedar adheridos a la pared del útero se desprenden, lo que produce la hemorragia. Entonces el útero se puede contraer por fin sin obstáculos, y la pérdida de sangre se detiene. Esa es la forma en que la naturaleza suele arreglar el problema; pero, por si acaso, es aconsejable ponerse inmediatamente en contacto con el hospital o con el médico en caso de hemorragia importante.

La casa se te cae encima

Cada vez son más las mujeres jóvenes que han estado ocupadas durante años con sus estudios y su trabajo antes de tener hijos. Esperan con ilusión descansar en casa, sin nada que hacer salvo cuidar a un angelito encantador. Algunas planean hacer un montón de cosas para las que nunca habían tenido tiempo.

Para Elise fue una dura sorpresa. «Pensaba que, pasadas las primeras semanas, tendría mucho tiempo libre. Siempre había querido hacer punto, y también pensaba pintar el piso y arreglar muchas cosas. Había un montón de libros que esperaba leer.

»Cuando Kristian volvió a trabajar pensé que la vida como ama de casa iba a empezar de verdad. Pero los días se me escapaban. Cuando Kristian volvía a casa, yo estaba agotada. Era como si hubiera pasado todo el día dando vueltas, sin un momento para mí. Apenas conseguía cambiarle el pañal, darle de mamar, comer un poco yo misma y poner una lavadora, y otra vez vuelta a empezar. A veces tenía que llevar al bebé en brazos y arrullarlo durante horas.

»Salir a la calle también era agotador. Me vestía, vestía al niño, preparaba el cochecito y todos los bártulos, y justo entonces oía como se hacía caca y se ponía a llorar, y otra vez para adentro.

»Soñaba con recibir a mi marido en la puerta con un beso, delgada, arreglada y perfumada. Degustaríamos exquisitos manjares caseros que yo habría preparado con cariño, y de vez en cuando echaríamos una mirada a nuestro hermoso bebé dormidito.

»Pero la realidad era muy otra. La casa era un desastre. No pude ni abrir un libro. Cuando llegaba mi marido yo no había ni empezado a hacer la cena. Y mi aspecto tampoco era como para hacerme fotos. La ropa de antes del embarazo todavía no me iba bien, pero por nada del mundo quería volver a ponerme la ropa de embarazada. Hiciera lo que hiciera, estaba salpicada de leche, pipi y caca.

»Kristian ayudaba mucho y era muy cariñoso. Pero un día en que yo estaba especialmente cansada, me preguntó como si tal cosa: "¿qué es lo que haces realmente todo el día?". Me puse furiosa, gritaba y lloraba, quería el divorcio. Pasaron varios meses antes de que la realidad empezara, algunos días, a parecerse a mi sueño. Es ahora y apenas empezamos a estar a gusto.»

La historia de Elise es típica. Hazte a la idea de que vas a estar todo el tiempo ocupada, y sin ver ningún resultado a corto plazo. Recuerda también que, en algunos aspectos, lo tienes peor que tus antepasadas y que las mujeres pobres de otras partes del mundo. Sí, tienes lavadora e incluso un marido que ayuda; pero has de pasar muchas horas a solas con tu hijo, justo cuando más compañía y ayuda necesitas. Las madres que se sienten aisladas y aburridas rinden menos que las que están contentas.

Siempre que sea posible, es buena idea prepararse para el posparto antes de dar a luz. El congelador lleno de comida preparada, la ropita del niño doblada y lista para su uso. Piensa en dónde vas a cambiarle los pañales, y prepara todo lo necesario.

No seas muy estricta con la limpieza de la casa. El polvo y el desorden nunca han matado a nadie. Aunque, por otra parte, el ver la casa ordenada le levanta a una el ánimo. Tras el parto, pasarás un tiempo como perdida en la niebla. Concédete el derecho de pasar una temporada desgreñada y sin arreglar. Consuela a tu marido diciéndole que la situación irá mejorando poco a poco.

Madres solteras

Elise tiene en Kristian un buen marido, y también hay otras personas que la ayudan. Linda, por el contrario, no tiene esa amplia red de amigos. Está soltera, ha cambiado mucho de domicilio, le gusta estar sola y en realidad no le es fácil hacer amigos. Desde que nació su hijo, sus necesidades han cambiado.

Así explica Linda su experiencia: «Siempre me ha gustado estar sola; pero al volver de la clínica con Ronnie la soledad me ponía de nervios. Tenía muchas ganas de que alguien nos visitara y comentara lo guapo que era mi niño. Me sentía tremendamente agotada de estar sola con él. Me calmaba un poco si podía oír voces, así que tenía la tele encendida todo el santo día. Tenía que salir y ver gente. Estaba todo el tiempo yendo al supermercado para hablar con las cajeras. Incluso iba con Ronnie a la biblioteca a pedir prestados libros sobre puericultura, y presumía al niño cada semana ante las bibliotecarias. Cuando les dije que necesitaba tener la tele encendida todo el día, me enseñaron algunos libros grabados en CD. Ahora me llevo buenas novelas, y las escucho cuando me aburro. Lo mejor fue participar en el grupo para madres solteras. Lo organizan en el centro de servicios sociales; pero no significa que nada vaya mal, sólo es para que podamos hablar entre nosotras de lo que representa ser madre soltera».

A Linda le fue bien encontrar cosas que hacer y conocer gente, y poco a poco se fue creando una red social que antes no tenía. Muchas de las madres solteras jóvenes del grupo se convirtieron en amigas suyas. Hacían cosas agradables juntas, quedaban en el centro comercial, o se turnaban para cuidar a los niños, haciendo de canguro unas para otras. Tanto si tú tienes un montón de ocasiones para estar con otras personas, como si te las ves y te las deseas para encontrar a alguien, aprovecha las ocasiones que se te presenten. Convertirse en mamá ya es bastante duro de por sí, para que encima tengas que arreglártelas sola con todo.

Otras culturas

Una joven pareja, creo que eran de Etiopía, me contó lo siguiente: «en nuestro país, la mujer siempre vuelve a la casa de sus padres bastante antes del parto. Allí pasa el embarazo, con la ayuda y el apoyo de su madre y de otras mujeres de la familia. Allí da a luz, y allí permanece varios meses después de dar a luz. Aunque su propia madre ya haya fallecido, siempre vuelve al hogar de su infancia, porque creemos que es importante que se sienta segura en su ambiente. El marido la acompaña tanto como puede y quiere. Si vive muy lejos, sólo va de visita». Pocas madres en el mundo occidental querrían hacerlo así; pero es fácil comprender las ventajas de semejante costumbre.

Una doctora de la India que visitaba el Hospital Nacional de Oslo me explicó algo similar: «La mujer se va a casa de su madre a los siete u ocho meses de embarazo, y allí permanece largo tiempo después del parto, habitualmente seis meses. Yo misma me fui con mi madre después de una cesárea. Fue maravilloso, porque en casa de mi madre puedo ser yo misma; pero en casa de mis suegros, donde vivimos, siempre tengo que mantener las apariencias. Sólo estuve veinte días en casa, porque al fin y al cabo mi marido y yo somos modernos, y preferíamos estar juntos...».

El centro de salud

Durante mucho tiempo tendrás montones de dudas. ¿Está ganando peso normalmente? ¿Qué son estas manchitas rojas?

¿Cuándo le toca la vacuna? ¿Por qué llora? ¿Tengo que darle vitaminas? ¿Se está desarrollando correctamente? ¿Somos buenos padres?

Para eso tienes el centro de salud. En algunos países, cuando abandonas el hospital se notifica al centro de salud el nacimiento del niño y los posibles problemas que este pueda tener. La mayoría de los centros envían a una enfermera pediátrica de visita a tu casa, por lo menos a todas las primerizas. La visita suele realizarse en algún momento durante las primeras dos semanas, tras contactar contigo para acordar una fecha.

Algunas madres se sienten un poco intimidadas ante esta visita. No tienes la casa precisamente como te gusta que la vea la gente. El niño ha estado todo el día muy nervioso, faltaría más. Anoche casi no dormiste, y estás cansada y despeinada. ¿Pensará la enfermera que no eres una buena madre?

Tranquila. La enfermera ha visto todo eso montones de veces. Está allí para darte buenos consejos y detectar cualquier problema que tal vez tú no hayas visto por ti misma. Por ejemplo, un niño «demasiado bueno» que se pasa casi todo el tiempo durmiendo y no pide el pecho con suficiente frecuencia. Además la enfermera te dará la bienvenida al centro de salud y te explicará con detalle todos los servicios que allí se ofrecen.

Otras veces son ustedes mismos los que deben ponerse en contacto con el centro de salud, y en tal caso ya te lo indicarán al dejar el hospital. La primera revisión con el pediatra suele ser a las seis semanas. Pero muchas madres prefieren acudir antes para pesar al niño o para comentar algo que les preocupa.

Además de las revisiones rutinarias del bebé, en el centro de salud suele haber mucha información útil. Muchas veces hay grupos de madres y padres con niños de edades similares al tuyo, que se reúnen para comentar temas importantes. Muchas mujeres piensan que esta es una oportunidad magnífica para hacer nuevas amigas.

Los centros de salud tienen además interesantes folletos, y muchos prestan videos, por ejemplo *El pecho no tiene horario*, que da respuesta a muchas cuestiones sobre la lactancia. La enfermera pediátrica sabe dónde puedes alquilar un sacaleches eléctrico, y puede facilitarte direcciones útiles, como dónde hacer gimnasia posparto, fisioterapeutas especializados en tratar el dolor de la pelvis, organizaciones de padres de gemelos, etcétera.

Grupos de apoyo a la lactancia

Cuando el centro de salud está cerrado y necesitas ayuda urgente, puedes recurrir a las entregadas voluntarias de los grupos de apoyo a la lactancia. Son madres que han dado el pecho y quieren ayudar a otras madres. Se reúnen periódicamente, saben de lactancia y aprenden cada día más, y muchas han pasado un examen para convertirse en consultoras certificadas de lactancia. El grupo más extendido por todo el mundo es la Liga de la Leche, encontrarás más información (en inglés y español) en:

www.lalecheleague.org

En varios países hay además otros muchos grupos; podrás ver una lista de direcciones y teléfonos en:

www.albalactanciamaterna.org

Hablar con una madre con experiencia y amplios conocimientos sobre la lactancia materna puede serte de muchísima ayuda. Recuerda que en los grupos de apoyo no dan consejos sobre enfermedades. Muchas son madres trabajadoras con niños pequeños, que a pesar de eso emplean desinteresadamente su precioso tiempo para ayudarte.

Los grupos de apoyo siempre necesitan nuevos miembros. Muchas de las madres que luchan para dar el pecho y reciben ayuda de estos grupos se convierten más tarde en voluntarias. Tal vez tú también quieras hacerlo un día.

Siempre hay quien te puede ayudar

Aunque la vuelta a casa es difícil, y aunque no tengas una buena red de apoyo, recuerda que siempre puedes encontrar ayuda. Durante los primeros días puedes llamar al hospital para consultar lo que necesites. El centro de salud, por supuesto, está a tu disposición, aunque no tengas cita previa. Hay grupos de apoyo a la lactancia en todo el país, y te escucharán con atención.

¿Vacunar o no vacunar?

Los medios de comunicación informan con cierta frecuencia sobre los efectos secundarios de las vacunas. Por supuesto que se producen efectos secundarios. Todo lo que tiene un efecto puede también producir efectos secundarios indeseados. Lo más frecuente es que el niño se encuentre indispuesto con algo de fiebre. Faltaría más, pues las vacunas están hechas para producir una reacción en el niño, de manera que se vuelva inmune contra enfermedades que pueden producir daños serios. También en esto los niños que toman pecho tienen ventaja gracias a tener su sistema inmune más fortalecido, por lo que «responde» mejor a las vacunas, para que se obtenga el efecto deseado.

Muchos padres se asustan especialmente después de leer titulares sensacionalistas acerca de que las vacunas podrían causar autismo, daños cerebrales, alergias e, incluso, la muerte súbita del lactante. Se ha investigado mucho al respecto en los últimos tiempos, y en los datos no hay nada que indique ninguna relación entre dichos problemas y las vacunas. Por el contrario, lo que ocurre es que ahora se diagnostica mejor el autismo, por ejemplo, y por eso parece que haya más. El hecho de que dos cosas se den al mismo tiempo no quiere decir necesariamente que haya una relación causa-efecto.

Lo que ofrece el centro de salud

- En algunos centros se ofrece una visita prenatal, puedes acudir durante el embarazo para conocer al pediatra.
- Cuando vuelvas a casa, llama y pide hora para la primera visita al bebé.
- A menudo se compaginan los controles de rutina con charlas informativas y de orientación para los padres, y con el programa de vacunación.
- El niño se mide y se pesa, y se mide el perímetro craneal. Se controla que su desarrollo sea adecuado.
- Los padres pueden llamar en cualquier momento si algo les preocupa o para concertar otra visita.
- En algunos países, la mayor parte de los controles corren a cargo de la enfermera, y el pediatra examina al niño en las visitas de las seis semanas, seis meses, un año, dos años y cuatro años.
- Te informarán sobre el calendario de vacunación, que varía ligeramente de una comunidad a otra.

Los grupos de apoyo a la lactancia se componen de madres que:

- Tienen experiencia propia dando el pecho.
- Han estudiado sobre lactancia.
- Ofrecen su ayuda gratis, normalmente por teléfono.
- Organizan reuniones muy agradables en las que eres bienvenida.

10

Los cuidados del bebé

SU CUERPECITO ES SUAVE y delicado, su cabecita se tambalea, sus brazos y piernas se agitan. Te sientes insegura, tienes miedo de que vaya a romperse. ¿Y si le haces daño? ¿Le dolerán tus torpes manipulaciones?

Tranquilízate, los recién nacidos son bastante resistentes. A nadie se le ocurriría sujetar a un recién nacido boca abajo y apretarle para que pase por un túnel estrecho con la cabeza por delante, ¿verdad? Y sin embargo, tu hijo acaba de pasar por algo parecido. El orificio de salida era tan estrecho que los huesos del cráneo se desplazaron unos sobre otros para que pudiera pasar la cabeza, y tu hijo lo aguantó bien. Así que en el mundo exterior también puede aguantar algún que otro meneo.

«El primer hijo es como la primera *crêpe*», dice un viejo refrán. Es algo que necesita práctica. Claro que se sentirán torpes si nunca antes han cambiado a un recién nacido; pero el niño les ayuda, les muestra que le gustan los movimientos delicados, la temperatura constante, los sonidos suaves. Pronto serán unos expertos.

La característica más especial del bebé humano es que su cabeza es muy pesada porque contiene un gran cerebro. El frágil cuello y su débil musculatura todavía no están proporcionados al resto del cuerpo, y por eso hay que tener cuidado de sujetar siempre la cabeza al mover el cuerpo del bebé.

Por lo demás, no hay mucho más de que preocuparse. Excepto que los recién nacidos no aguantan bien los golpes en la cabeza, y por ello nunca debes dejarlo solo encima del cambiador ni de cualquier superficie elevada, porque puede caerse al suelo. Si piensas que algo va a reclamar tu atención mientras cambias al niño, es mejor que lo hagas sobre una mantita en el suelo, o al menos deja al niño en el centro de la cama de matrimonio antes de contestar al teléfono o consolar al hermanito mayor.

Vestir y desvestir

Antes de que Knut recogiera a Merete y a la niña de la clínica, todo estaba preparado, con tiempo de sobra. Habían heredado muchas cosas y les habían prestado bastantes otras. Eso es buena idea, porque los niños crecen tan deprisa los primeros seis meses que no les da tiempo a estropear la ropa. Además Knut y Merete no contaban con viajar, sino que estarían en casa la mayor parte del tiempo, con lavadora y secadora a su disposición, y no pensaban que fueran a necesitar mucha ropa.

Vestir a un bebé no resultó una tarea fácil al principio. Knut vistió a su hija por primera vez en el hospital, y le dió la sensación de que la enfermera le observaba atentamente con una sonrisa condescendiente. El pañal colgaba flojo, y los bracitos y piernecitas no querían entrar en el bonito traje nuevo. Para colmo, su muñequita no paró de chillar todo el tiempo, la muy traidora.

Recuerda que al bebé le da igual el aspecto que tenga, con tal de tener el cuerpecito tapado. La mayoría de los bebés odian que les tapen la cara, es un instinto muy importante, que ha salvado a muchos de morir asfixiados. El bebé, por supuesto, no sabe si es algo tupido y peligroso lo que le tapa la nariz y la boca, o no. Para evitar que le entre pánico al ponerle las camisetas o bodys, piensa en el parto y en cómo sale la cabeza: ensancha primero el cuello de la prenda, enróllala para convertirla en un anillo, introduce primero la parte posterior de la cabeza por ella, y después el resto, manteniendo la tela apartada por delante de la cara, para que le toque lo menos posible.

Los deditos se enredan dentro de las mangas largas. Para evitarlo, reúne toda la manga con tus dedos e introduce la mano del bebé a través de la abertura antes de estirar la manga en el bracito. Para quitar la camiseta, saca primero los brazos, antes de levantarla por encima de la cabeza.

Los trajes que se cierran por delante con muchos botones se ponen desabrochados y abiertos encima del cambiador, antes de colocar al niño encima, boca arriba. Entonces se abotonan.

Muchos piensan que lo más difícil es saber cuánta ropa hay que ponerle al bebé, y esto es, claro, lo más importante. Los bebés se enfrían deprisa, especialmente los delgaditos. Y a la vez soportan muy mal pasar calor. Los pijamas de una sola pieza resultan cómodos, y puede dormir bajo un edredón ligero. Cuando esté levantado puedes envolverle con una mantita, según la temperatura. Para saber si está bien calentito puedes meter un dedo por el cuello de la camiseta, porque las manos y los pies casi siempre se notan más fríos y pueden hacerte creer equivocadamente que el bebé pasa frío.

El ombligo

Knut sentía una relación especial con el ombligo de su hija, ya que había sido él quien había cortado el cordón umbilical. Le daba la impresión de que a ella debía dolerle cuando el resto de cordón se atrofió y se quedó colgando, balanceándose; pero no es así, no duele nada cuando se cae, lo cual normalmente sucede después de cuatro a ocho días.

Del ombligo puede salir algo de líquido o un poco de sangre. Se limpia con un bastoncillo o gasa húmeda. No hay que usar yodo, que puede afectar al tiroides del bebé. Sólo en caso de que el ombligo y el área alrededor se pusieran rojos e irritados deben consultar al médico. El niño puede bañarse sin problemas, aunque el ombligo no esté curado del todo. Se caerá antes si se mantiene lo más seco posible el resto del tiempo. Los pañales para recién nacidos de la talla más pequeña quedan normalmente por debajo del ombligo, sin cubrirlo.

Elección de pañales

Knut y Merete eligieron pañales desechables, porque no querían complicarse la vida, como la mayoría de los nuevos padres. Los pañales desechables se encuentran en muchas variantes, para niños o niñas, para los más chiquitines y para niños más grandes. Es práctico, y caro. Además, tan sólo con los pañales que necesita un niño se produce una montaña de basura, y es necesario talar grandes bosques para fabricarlos.

Hay quien elige pañales de tela. El gasto se hace de una vez, pero además hay que añadir lo que se gasta en electricidad para el lavado y secado, el detergente para lavarlos, el desgaste de la lavadora, y no hay que olvidar el trabajo extra que supone. Si eligen pañales de tela, necesitarán unas veinticuatro unidades. Los pañales con forma pueden ser de rizo de algodón, que tarda en secarse, o de algodón fino. Muchos prefieren usar un forro desechable entre el pañal y la piel, que puede ser por ejemplo de papel de arroz. Así se quitan fácilmente los excrementos del pañal y se tiran. Unos pantaloncitos de plástico por encima de los pañales mantienen la ropa exterior seca.

La irritación por el uso de pañales de tela puede deberse a que el detergente no se ha enjuagado del todo bien, o a que quedan restos de orina o de excrementos en el pañal. Esto se evita siguiendo el siguiente procedimiento: los pañales manchados de caca se enjuagan con agua abundante, por ejemplo usando la ducha de teléfono sobre el inodoro, antes de dejarlos en remojo. Usa cubos de colores diferentes para los pañales con pipí o con caca, y déjalos en remojo, siempre en agua fría. Lávalos siempre con un detergente líquido suave que no tenga enzimas. Los pañales de tela se lavan a 90 grados, con un enjuague extra al final, sin usar suavizante.

Deposiciones

Después del parto, la deposición del bebé es de color negro verdoso, el llamado meconio. Cuando el niño de pecho recibe abundante calostro, suele hacer caca en casi todas las tomas. Un estómago lleno provoca el reflejo de vaciar el intestino, y esto ocurrirá al menos cuatro veces al día las primeras semanas, y una vez al día o más en el mes siguiente. Si el niño hace caca menos veces en las primeras semanas y no aumenta de peso de manera satisfactoria, puede ser señal de que recibe poco alimento.

Las deposiciones se vuelven poco a poco de color más claro durante la primera semana. Los niños de pecho producen una caca de color amarillento, grumosa, de olor ácido. Si el niño toma leche adaptada basada en leche de vaca, la caca suele ser de color marrón claro y maloliente.

Knut se dio cuenta de esto: «creo que era un poco asqueroso cambiar los pañales manchados de caca de la nena, pero al menos era un consuelo que no olieran a mierda. Soy un poco delicado para los malos olores. Después de un tiempo hasta casi empezó a gustarme el aroma de la caca amarillenta de la pequeña. Y ya no hacía tan a menudo. A veces, podían pasar varios días sin que hiciera, aunque comía bien y crecía de maravilla».

Entonces Knut se fue de viaje algunos días. Cuando iba a cambiar a su hija tras volver a casa, le gritó sorprendido a su compañera: «¿qué ha pasado aquí? ¡Huele completamente diferente! ¡Totalmente asqueroso! ¿Es que la niña está enferma?».

Lo que había pasado es que la niña había tomado algunos biberones con leche artificial mientras Knut no estaba. Su compañera le echaba de menos, y estaba un poco alicaída. Tenía algunos asuntos que arreglar y también quería salir a tomar un poco el aire con un par de amigas. Su madre había ido de visita para ayudarle con la niña mientras Knut no estaba, y les pareció una buena solución que la abuela le diera un par de biberones a la niña mientras la cuidaba. Pero ¿cómo podía eso hacer que la caca oliera tan mal?

Pues sí. Algunos de los hidratos de carbono de la leche materna hacen que un tipo muy especial de bacteria benigna para el organismo (el *Lactobacillus bifidus*) crezca y se multiplique en el intestino de los niños de pecho. Grandes cantidades de esta bacteria beneficiosa mantienen alejadas a las bacterias más habituales en el intestino del adulto, como las que dan a los excrementos su desagradable olor.

Mientras el bebé recibe sólo leche materna, nunca está estreñido; aunque a veces pase varios días sin hacer caca, ésta es siempre blanda. Los bebés que toman leche artificial basada en leche de vaca producen una caca más dura, con olor a podrido. Y son más propensos a sufrir estreñimiento. Cuando el niño empieza a tomar otros alimentos, la caca se vuelve más marrón. Si la alimentación complementaria se introduce demasiado deprisa o en cantidades demasiado grandes, la caca puede ser suelta y con mucosidades.

Cambio de pañal

Hay que cambiar al bebé cada vez que se hace caca, o cuando el pañal esté muy mojado de pipí. Al principio el bebé hace pipí todo el tiempo porque su vejiga tiene poca capacidad. Deben ser unos cinco o seis pañales mojados cada veinticuatro horas, y muchas veces son más.

Ten preparado todo lo que necesites: cubo o bolsa para pañales sucios, toallitas de papel o algodón, una esponjita, agua, jabón, toalla, crema. Ropa extra para cambiarle si algo se moja. Si vives en una casa de varios pisos, sería buena idea tener todo lo necesario para cambiar pañales tanto arriba como abajo.

Si sólo ha hecho pipí no hace falta lavarlo, basta un buen rato con el culito al aire. En cualquier caso, es suficiente con enjuagar el culito bajo el grifo o lavarlo sólo con agua. Nada de jabón si no es realmente necesario, porque el jabón reseca la capa protectora de la piel. También se puede limpiar con aceite.

Después de que el niño haga caca, debe lavarse de manera un poco más exhaustiva. Sujeta ambos piececitos entre tus dedos y levanta el culito un poco cuando lo necesites. Usa algodón o papel higiénico suave para limpiar lo peor antes de lavarle. Recuerda limpiar bien entre los pliegues de la piel. Las toallitas húmedas suaves y sin perfume pueden venir muy bien cuando estás fuera de casa, pero por lo demás son innecesarias.

Recuerda que las niñas pequeñas deben limpiarse desde delante hacia atrás, para evitar llevar la caca hasta la vagina y el meato urinario. No intentes limpiar dentro de la vagina, se limpia sola.

No estires hacia atrás la piel del pene (el prepucio) de un niño para limpiarle, también aquí el cuerpo tiene un sistema para limpiarse solo. El prepucio normalmente está adherido durante los primeros años, y al intentar estirarlo pueden producirse pequeñas heridas y, por lo tanto, cicatrices que pueden causar problemas más tarde. Hay que limpiar con cuidado la piel alrededor de los testículos, porque está llena de arrugas.

Deja que el niño tenga el culito al aire un buen rato después de cambiarle el pañal. Esto fortalece la piel y es especialmente importante cuando el niño tiene tendencia a irritarse. Si lo cambias antes de darle de mamar, puedes envolverle en algo absorbente o ponerle el pañal suelto mientras mama, para que se airee un poco mientras tanto. Ha surgido la cuestión de si los modernos pañales desechables pueden acumular demasiado calor en los testículos de los niños. Los testículos cuelgan fuera del cuerpo precisamente porque deben mantener una temperatura más baja que el resto del cuerpo. Quizá sea buena idea dejar al pequeño de la casa sin pañal con más frecuencia.

Muchos bebés hacen pipí al enfriarse un poco, cuando se les quita el pañal. Puedes ahorrarte un cambio de ropa si esperas ese chorrito. Si el culito está irritado, se extiende una buena crema hidratante, pero sólo cuando la piel esté completamente seca. Si no está irritado, no es necesario.

Hanne me pidió que compartiera con otras mamás este truco: «Con frecuencia, el teléfono suena justo cuando estoy cambiando o dando el pecho a Emilie. Claro que podría dejarlo sonar, pero normalmente tengo demasiada curiosidad por saber quién es. La solución fue un teléfono inalámbrico que llevo conmigo, y así no tengo que dejar lo que esté haciendo. ¡Es genial!».

Cambiar al bebé por la noche

Cuando hay que cambiar al bebé por la noche, conviene alborotar lo menos posible. Sólo se cambia el pañal si hay caca o si está empapado. Poca luz, poca charla. Algunas personas encuentran práctico cambiar al bebé justo antes de irse ellas a la cama. Otras descubren que el bebé se despierta a la misma hora cada noche, tanto si se le ha acostado temprano como tarde.

Hay quien piensa que es una alegría coger al niño dormido y «llenarle el depósito» antes de irse ellas a la cama, mientras que para otras esto sólo representa una toma extra que no les reporta más sueño. Descubran qué es lo que funciona mejor con su hijo. La mayoría de los bebés necesita mamar varias veces por la noche al principio. Lee el capítulo 19, dedicado especialmente a las noches agotadoras.

Si el niño necesita que le cambien por la noche, puede ser mejor que lo haga papá, al menos mientras esté de permiso. Para mamá es muy diferente dar el pecho y dormirse otra vez, o tener que levantarse. Y aún así muchas madres prefieren cambiar también ellas mismas al niño durante la primera época, cuando de todos modos tienen que darle de mamar.

Si el niño duerme a tu lado y no tienes que levantarte para darle el pecho, es más fácil que te quedes dormida plácidamente otra vez. Muchas madres lo arreglan poniendo al bebé en su cama. Consulta el apartado «¿Dormir juntos o no?», del capítulo 22. Otra manera de organizarse es hacer una «cama con sidecar», para lo que necesitas una cuna que tenga un lateral abatible. La cuna se pega cuidadosamente a la cama de matrimonio, por ejemplo atando juntas las armazones. Asegúrate de que el colchón de la cuna esté al mismo nivel que el de la cama de los padres, y de que el hueco entre ambos esté totalmente cubierto. Así la madre puede atraer al bebé hacia sí para darle pecho, y empujarlo cuidadosamente otra vez hacia su cuna después, cuando está satisfecho. Si el bebé duerme sobre una esterilla o colchoneta delgada, puedes moverlo con esterilla y todo, y así no siente la diferencia de temperatura entre el cuerpo cálido de la madre y su cuna, que se ha enfriado.

El baño

La hora del baño no tiene gato encerrado, en contra de lo que muchos creen. La mayor parte de los niños piensan que es delicioso bañarse, quizá porque les recuerda su estancia en el líquido amniótico. Pero también los hay que odian bañarse, y hay que recordar que no es en absoluto necesario hacerlo cada día. En caso de que no bañes al niño debes lavarlo con especial cuidado al menos una vez al día. Recuerda la zona detrás de las orejas. ¡Nunca uses bastoncillos de algodón dentro de los oídos! Si hay legañas, los ojos se pueden limpiar con un poco de algodón, un trozo nuevo para cada ojo, limpiando desde el ángulo exterior del ojo hacia la nariz. Los pliegues del cuello, de las axilas y de los muslos también necesitan limpieza. Hay quien prefiere hacer todo esto antes del baño en sí.

Al principio se puede usar perfectamente como bañerita un lavabo bien limpio, o incluso la pila de la cocina. O se puede comprar un barreño de tamaño adecuado o una bañera para bebés. De cualquier modo, si el bebé tiene caca hay que lavarlo bien antes de meterlo en el baño.

Knut era «el experto del baño» y nos invitó a disfrutar del espectáculo cuando estuvimos de visita. Estaba tan orgulloso que cualquiera creería que éste era el primer bebé en el mundo que recibía un baño, una ocasión única e irrepetible. Había preparado de antemano con gran cuidado todo lo que necesitaba: aceite de baño, jabón suave de bebé, esponjas, una toalla grande y suave, pañales y ropa limpia. Él mismo llevaba un delantal con la parte delantera de rizo de algodón. Ponía un poco de aceite para bebés en el agua para evitar que la piel se resecara.

Knut probó la temperatura del agua con el codo. El agua debe estar a temperatura adecuada, unos 37 °C. La habitación estaba agradablemente caliente para que el bebé no tuviera frío al salir del agua. Knut estaba en camiseta. Sujetó bien el brazo izquierdo del bebé con su mano izquierda, la cabecita reposando en su muñeca. El brazo del propio Knut reposaba sobre el fondo de la bañerita, para no cansarse la espalda. Usó una esponja delgada y suave, pero también pueden limpiarse los rincones y pliegues con tus dedos húmedos. El bebé estaba muy quieto, con los ojos oscuros muy abiertos, no había ninguna duda de que estaba en la gloria.

Después Knut secó a su hijo con delicadeza, dando golpecitos cuidadosos con la suave toalla, y lo dejó un rato desnudo sobre el cambiador, estirándose y manoteando. Hizo del baño un momento de tranquilidad y mimos, palabras suaves y mucho contacto físico. A este pequeñuelo le encantaba que lo tocasen y lo acariciasen.

Después de unos meses el niño se puede bañar en una bañera normal, con una alfombrilla de goma en el fondo. Pero ten cuidado, la mayoría se vuelven muy activos con el tiempo, manoteando y dando patadas, y es fácil que se te escape de las manos. En esta etapa un adulto limpio también se puede bañar junto con el niño. Ello promueve una cercanía y confianza muy especial. Un niño que sufra de cólicos, difícil de consolar, puede calmarse de esta manera. Lo mismo ocurre con un niño que por una u otra razón no pueda o no quiera mamar. En el agua caliente con frecuencia ocurre que la leche fluye por sí misma, y el niño experimenta una situación nueva que es agradable. Después del parto, es mejor que la madre espere a bañarse hasta que haya dejado de sangrar.

El cuero cabelludo

Algunos bebés tienen descamaciones en el cuero cabelludo, la llamada costra láctea. No es peligroso y no molesta al niño. A menudo se quita al lavar el pelo con cuidado y peinarlo, si es que el bebé tiene pelo. Si no se va al lavar, se puede reblandecer con un poco de vaselina o aceite de oliva. Unta el cuero cabelludo y déjalo que permanezca durante toda la noche antes de enjuagarlo bien. Normalmente, el pelo no debería lavarse más que una vez a la semana, usando un champú suave especial que no irrite los ojos.

Las uñas

Al principio las uñas suelen ser muy blandas. A pesar de ello el niño puede arañarse la piel. En el hospital usan a veces unas manoplas diminutas para evitarlo. Es difícil cortar unas uñas tan pequeñas; se puede cortar un pequeño trozo a un lado, y estirar para arrancar una tira. Ten cuidado de no hacer pequeñas heridas en la piel, porque se pueden inflamar.

Dermatitis del pañal

Si se deja al niño largo rato con el pañal sucio o empapado, puede sufrir una erupción en el trasero y la entrepierna. Generalmente la irritación desaparece con buena higiene, dejando que la piel se seque al aire, una buena crema y cambios frecuentes de pañal. Un poco de sol durante unos diez minutos puede ayudar con este tipo de erupción. Si no hace mucho frío fuera, puedes dejar la ventana abierta de modo que el sol le caliente el trasero desnudo, mientras el resto del cuerpo permanece vestido.

Algunas erupciones muy intensas pueden deberse a hongos. En estos casos hay que usar violeta de genciana o una crema especial fungicida; consulta a la enfermera pediátrica o al médico.

Granitos rojos

Los recién nacidos suelen tener en la piel puntitos blancos de grasa rodeados de un halo rojizo. Es habitual que la piel reaccione de este modo ante el cambio de vivir en el agua a hacerlo en el aire. Hay quien piensa que estos granitos quedan feos. «Tendréis que esperar tres

meses si queréis que el niño esté guapo para el bautizo»
me dijo una enfermera pediátrica ya mayor del norte de
Noruega. Y así es. En la mayoría de los casos los granitos
han desaparecido tras un par de meses, incluso antes. No hay
que tratarlos.

Aire fresco

Al niño le sienta bien salir de paseo. Es bueno para sus vías
respiratorias, y le ayuda a dormir mejor. Sólo es necesario
quedarse en casa cuando hace menos de 10 grados bajo cero.
Lo que hay que procurar entonces es airear la casa convenientemente. Durante el invierno hay que vestir al bebé
cuidadosamente, y si está en el jardín es preferible que duerma calentito en un saco de paseo para bebé. Precisamente
durante el invierno necesita más que nunca salir y recibir la
luz del día, para producir vitamina D.

En verano, en el jardín, es importante colocar el cochecito en la sombra, y de modo que en todo momento
lo tengas a la vista. Puede ser buena idea taparlo con una
redecilla, para proteger al bebé de los insectos, los pájaros
o los gatos.

Si ello es posible, coloca el cochecito de manera que el
bebé pueda ver un árbol, pues les suelen fascinar las ramas y
las hojas que se mueven con la brisa. Los antropólogos dicen
que esto es muy beneficioso para el desarrollo de los niños.
De cualquier forma, así se quedan bastante rato mirando
tranquilos cuando están despiertos.

Si viven en un piso y no tienen terraza, puedes vestir
al niño como para estar fuera y colocarlo en la habitación
más pequeña del piso con el mayor número posible de
ventanas abiertas. Si pones una rama que hayas recogido
previamente, se moverá con la corriente y puede sustituir
al árbol.

Viajes en coche

Cuando el recién nacido va en coche, hay normas de tráfico muy claras acerca de su seguridad. El recién nacido debe viajar en una cunita especial que se fija en el asiento trasero. La parte donde está la cabeza del bebé debe quedar en el centro del asiento. Además de este método, lo siguiente más seguro es colocarlo en un asiento infantil especial que se fija en dirección contraria a la marcha. Estos asientos nunca deben ponerse en las plazas donde haya *airbags*. En los días muy fríos de invierno, hay que calentar el interior del coche antes de salir de viaje con un bebé; también hay que tener cuidado con el sobrecalentamiento en verano. Para un viaje largo, lleva contigo lo necesario para cambiar al bebé, y comida si procede. Muchas gasolineras tienen cambiador para bebés. No conduzcas tramos muy largos sin parar. A muchos niños les encanta ir en coche, algunos casi parece que entren en trance. No dejes que pase más tiempo del habitual entre toma y toma, aunque el niño parezca plácidamente dormido.

Ropita para las primeras semanas (mejor algo grande que demasiado pequeña):

- 6 camisetas de manga corta y 6 braguitas (pueden combinarse con *bodys*).
- 6 camisetas de manga larga y 6 pantaloncitos (o pijamitas de cuerpo entero).
- 2 pares de calcetines y de guantes.
- 2 gorritos.
- 2 chaquetitas.
- 2 mantitas de algodón.
- 1 saco de paseo.
- Si los usas, 2 sacos de dormir para la noche.

- Si los usas, 24 pañales de tela, y 6 braguitas de plástico o de lana.

Lo que hay que tener preparado antes de cambiar el pañal:

- Pañales limpios.
- Cubo o bolsa para pañales sucios.
- Papel higiénico o algodón.
- Esponja o trapo de gasa y toalla.
- Agua, jabón, crema.
- Muda extra de ropa.

11

La leche materna como alimento

IMAGÍNATE EL LANZAMIENTO de un nuevo alimento para bebés que automáticamente se adaptara a las cambiantes necesidades para el crecimiento y desarrollo del niño. ¡El éxito estaría asegurado! El fabricante se haría riquísimo. Pero la idea llega demasiado tarde; ya está inventado: la leche materna.

Una cosa debe quedar clara: la leche humana es el mejor alimento para el bebé humano. Todos los mamíferos producen leche que es perfecta para su propia descendencia.

Y sin embargo, crecen niños sanos y hermosos que nunca han recibido una gota de leche materna.

Grasa

«La leche materna da niños sabios» anunciaba hace unos años con gigantescos titulares un periódico extranjero de gran tirada. Claro que es una exageración, pero hay una pizca de verdad en ella.

La mayor parte de los órganos del cuerpo están totalmente formados cuando el niño nace, y sólo tienen que crecer. Pero no ocurre así con el cerebro, que está inacabado. La formación del cerebro necesita muchísima grasa, los grandes nervios están rodeados por vainas de grasa, las paredes celulares necesitan ácidos grasos, y ¿cuál es el mejor material para construir todo esto? Pues sí, precisamente la grasa de la leche materna. Contiene muchos de los ácidos grasos de cadena larga que tan beneficiosos resultan durante toda la vida, y que son especialmente necesarios al principio.

Este tema se ha estudiado especialmente en el caso de los niños prematuros.

El eminente profesor británico Alan Lucas y sus colaboradores han comparado niños prematuros que recibieron leche materna con otros prematuros que no la tomaron. Entre otros controles, se hicieron pruebas de inteligencia hasta los siete años y, al igual que en estudios anteriores, los investigadores descubrieron que los niños que tomaron leche materna obtenían mejores puntuaciones.

Lucas sabía, por supuesto, que esto podía deberse a factores distintos de la leche materna. Observó que, como grupo, las mujeres que eligen amamantar a sus hijos tienen más estudios que las que no, también tienen un estilo de vida más sano, fuman menos, beben menos alcohol y se alimentan de forma más sana. ¿Es posible, por tanto, que los niños que tomaron pecho hubieran recibido más contacto físico y visual, que su mamá les hablara durante las tomas, que hubieran tenido más brazos y arrullos, más mimos?

Entonces a Lucas se le ocurrió un experimento que nunca se habría podido hacer en Latinoamérica, donde casi todas las mujeres están decididas a dar el pecho. Las madres inglesas que deseaban amamantar a sus hijos prematuros fueron divididas en dos grupos que eran lo más parecidos posible, teniendo en cuenta los factores antes mencionados. Las del primer grupo daban el pecho directamente, mientras las del segundo grupo se sacaban la leche que luego se administraba a sus hijos a través de una sonda. Más tarde, los investigadores encontraron un coeficiente intelectual igual de bueno en ambos grupos de niños, tanto si tomaban directamente el pecho como si habían recibido la leche materna de otro modo. Por lo tanto, lo que resulta beneficioso para el cerebro es algo en la misma leche materna.

Se estudió también a un tercer grupo de madres, idéntico a los dos anteriores en cuanto a nivel de estudios y estilo de vida, pero que no deseaban sacarse leche para sus hijos prematuros. En los tests de inteligencia realizados a los siete años, estos niños estaban como media 8,3 puntos por debajo de los que habían recibido leche materna.

Tranquila, si no has tomado ni dado el pecho, pues hablamos de pequeñas diferencias. El cociente intelectual medio es 100. Siempre que uno esté dentro de los amplios márgenes de la normalidad, lo importante es cómo usa uno su intelecto, y no el número exacto de puntos en un test aislado. Sin embargo, estas pequeñas diferencias sí que pueden tener importancia para personas cuyo cociente intelectual se sitúa en el límite inferior de la normalidad. En todo caso, esto demuestra que la leche de la propia especie es la leche perfecta para el desarrollo del cerebro. Varios estudios diferentes han llegado a la misma conclusión, si bien el estudio del doctor Lucas es uno de los más completos.

No es fácil fabricar y añadir tales ácidos grasos humanos a la leche del biberón. Es caro producir sucedáneos. Y, claro, no es lo mismo, y por lo tanto, tal vez tampoco tiene exactamente los mismos resultados. Para terminar de complicarlo, existe el temor de que la grasa después de un tiempo se vuelva rancia en los paquetes en las estanterías de las tiendas, lo que posiblemente resultaría más pernicioso. Ya en la actualidad se encuentra en el mercado leche artificial enriquecida con ciertos ácidos grasos, y conservantes que impiden que éstos se estropeen. Pero por el momento no existe mucha documentación sobre su uso.

La leche materna, por el contrario, siempre es fresca, directamente del fabricante, sin intermediarios que la encarezcan, ni riesgo de contaminación. Se sirve limpia y a la temperatura adecuada. A muchos también les gusta el delicado envase. También es buena para el medio ambiente, lista para reciclar, nada de basura…

En el caso de bebés prematuros que toman el pecho, varios estudios han demostrado que también la vista se desarrolla un poco mejor. Una vez más, se cree que la grasa es el factor determinante, quizá asociada a factores de crecimiento y a otros elementos presentes en la leche materna.

Los estudios con niños nacidos a término parecen apuntar en la misma dirección. Algunos incluso han demostrado que la lactancia prolongada da mejores resultados que la lactancia corta. Ciertamente, el cerebro y las vainas de mielina que rodean los nervios continúan desarrollándose en el niño durante los dos primeros años de vida.

La grasa es por lo tanto un componente importante de la leche materna. Proporciona, por término medio, la mitad de las calorías. Esta grasa tan beneficiosa se distribuye en diminutas gotas y el recién nacido lo aprovecha prácticamente todo. Probablemente esto explica los nuevos e interesantes resultados del mismo investigador, el doctor Lucas. Ha demostrado que los niños nacidos a término que por algún motivo han pasado hambre estando en el útero, engordan mejor y más rápido con leche materna que con cualquier leche artificial.

Estos niños, que nacen con bajo peso para su edad gestacional, están delgados y la piel les cuelga, sin las reservas de grasa habituales. Pero, como constituyen un grupo de riesgo y todos queremos que engorden rápido, son precisamente estos niños los que reciben más suplementos en el hospital. Fácilmente pueden sufrir hipoglucemias (falta de azúcar en la sangre) mientras esperan a que sus madres empiecen a producir leche en serio, lo que a veces hace necesarios los suplementos. Al mismo tiempo es muy importante ponerlos mucho al pecho y que reciban todas y cada una de las gotas de leche que la madre pueda ofrecerles. Uno de los problemas al dar suplemento cuando no es necesario es precisamente que el niño puede perder la motivación para mamar. Entonces la leche materna tarda más en llegar, la madre se siente fracasada y toda la lactancia puede verse amenazada por este círculo vicioso. No bajes la guardia: suplementa si es imprescindible, pero ¡no demasiado!

¿Te suena raro que haya tanta grasa en la leche materna? ¿La ves más parecida al agua o a leche desnatada? No es nada fácil descubrir la composición exacta de la leche materna, ya que cambia todo el tiempo, a medida que cambian las necesidades del niño.

Siempre me he reído mucho con Oline, que venía a mi consulta para el control del embarazo. Oline era increíblemente descriptiva en todas sus afirmaciones. «El calostro ése me daba un poco de repelús al principio, casi parecía pus. Pero entonces alguien me dijo que mejor pensara en él como deliciosa crema de vainilla, y así era más agradable dárselo a mi cría.»

El bendito calostro es bueno e importante. En primer lugar, funciona como laxante para que el niño se libre del meconio que ha estado en su intestino durante largo tiempo. Puedes leer más sobre las maravillosas características del calostro en el próximo capítulo, «La leche materna como medicina».

Después de un período de transición, la leche parece más normal. Oline decía convencida: «¿grasa? De eso no hay en mi leche. Las gotas que exprimo ahora son casi transparentes». Se sintió aliviada al saber que la cantidad de grasa cambia a lo largo del día y durante la toma misma. La cantidad de grasa aumenta al final de cada toma. «Superpráctico» opinó Oline, «cuando tengo hambre y sed al mismo tiempo, me gusta beber primero, antes de abalanzarme sobre la comida».

La cantidad de grasa también suele aumentar a medida que el día avanza. Eso le venía bien a Oline, ya que por la noche solía tener los pechos más blandos. «Puedo sentarme y consolarme con la idea de que a la hora del telediario de la noche mi nena bebe pura nata de mis tetas fofas», dijo satisfecha. «El caso es que suele dormirse con una enorme sonrisa de satisfacción aunque a mí me haya parecido que no ha tomado gran cosa.» Típico. La grasa libera sustancias que hacen que al niño le entre sueño. ¿Puedes imaginarte a alguien más feliz que un niño que se duerme con la cabeza torcida y la boca semiabierta, con la última gota de leche brillando sobre su labio inferior?

La cantidad de grasa en la leche disminuye un poco si das el pecho varios años, mucho después de que el niño haya empezado a comer otros alimentos. También eso es práctico, porque entonces el niño puede obtener y obtendrá calorías de otras fuentes diferentes. Sólo la leche materna puede darle los anticuerpos específicos que le protegen de las enfermedades. Le viene bien recibir esos anticuerpos durante mucho tiempo.

Un pequeño truco: ¿te estás sacando leche para un bebé que no puede mamar directamente, quizá porque está enfermo o es prematuro? ¿Te sacas más leche de la que el niño toma? En ese caso, si tu hijo necesita aumentar mucho de peso, puede ser buena idea sacarse la leche del principio y la del final en recipientes diferentes y darle primero la leche grasa del final.

Azúcar y otros hidratos de carbono

Piensa que el feto recibía alimento continuamente, día y noche, y nunca sentía hambre. La sangre de su madre le alimentaba sin pausa; pero, de repente, ese aporte se corta. Pasan horas entre toma y toma. Cuando por fin recibe algo, cuando tiene mucha hambre y quizá la concentración de azúcar en su sangre empieza a bajar, ¿qué es lo que más prisa le corre?

Exacto, el niño necesita primero algo que le suba rápidamente la concentración de azúcar en la sangre. Por suerte, en la leche materna siempre hay abundancia de azúcar. Y más aún en la leche que se produce al principio de la toma. El azúcar de la leche se absorbe rápidamente, y le da energía para seguir mamando y conseguir todo lo que la leche puede darle. Pero, antes que nada, lo que el niño necesita es azúcar. ¿A que es fascinante?

Hay muchos tipos de azúcar y otros hidratos de carbono en la leche materna. La lactosa es el más importante desde el punto de vista de la nutrición. Entre otras cosas, contribuye a que el niño absorba fácilmente el calcio de la leche. Otros tipos de azúcar tienen otras propiedades interesantes, por ejemplo permiten que una bacteria muy beneficiosa (*Lactobacillus bifidus*) prospere en el intestino del bebé. El lactobacilo desbanca a otras bacterias y contribuye a la buena digestión y al olor agradable de las deposiciones de los bebés con lactancia materna exclusiva.

Las proteínas como nutrientes

Huelga decir que los niños nacidos a término alimentados con pecho aprovechan a la perfección las proteínas de la leche materna. Más proteínas serían una carga para el niño. La leche de vaca contiene demasiadas proteínas para los bebés humanos. Por eso antiguamente, si un bebé no tomaba el pecho, se le daba leche diluida con agua. Pero la mezcla no tenía suficiente azúcar, y había que añadírsela. Y así continuaron hasta la actualidad las pruebas y errores en busca de un alimento parecido a la leche materna.

Los niños prematuros necesitan más proteínas, y la naturaleza es tan sabia que las madres de los prematuros producen leche con más proteínas. Por eso estos niños necesitan lo antes posible la leche de su propia madre, que cubre mejor sus necesidades que la leche más madura procedente de un banco de leche.

Los niños que nacen muy prematuros deberían, en condiciones normales, haber seguido alimentándose a través de la placenta durante un largo período. En general, necesitan algún suplemento de proteínas, entre otras cosas.

Hierro y otros minerales y oligoelementos

Joar tenía dos meses. Su abuela lo veía un poco pálido y debilucho y pensaba que necesitaba más hierro del que aporta la leche materna. Cuando ella crió a sus hijos se empezaba la alimentación complementaria a la edad de ocho semanas, y había leído que la leche materna es pobre en hierro. ¿No sería mejor darle leche artificial enriquecida con hierro?

Su hija no estaba segura, así que pidió consejo. Joar era un crío sano que aumentaba bien de peso, alegre y satisfecho, a pesar de estar, es verdad, un poco pálido. Se le hizo un análisis de sangre, que mostró que su nivel de hemoglobina era perfecto, con valores por debajo de los que tendría un adulto o un niño algo mayor, tal y como debe ser. Los resultados del análisis no fueron ninguna sorpresa para la enfermera pediátrica. Precisamente, la mejor protección contra la anemia durante los primeros seis meses es la leche materna.

Ningún tipo de leche contiene mucho hierro, la diferencia es que el hierro de la leche materna está especialmente diseñado para el pequeño bebé humano. La mamá de Joar desfiló orgullosa del centro de salud a casa, armada con cifras para convencer a la abuela: «el intestino de Joar sólo absorbe un 4 por ciento del hierro de la leche artificial y el 10 por ciento del de la leche de vaca. ¡Pero es capaz de absorber un 50 por ciento de hierro de mi leche!». Continuó tranquilamente dando sólo pecho hasta que Joar cumplió seis meses, sólo entonces llegó el momento de comenzar a probar poco a poco otros alimentos, también con el pensamiento puesto en el hierro.

Una vez más, los bebés prematuros a veces necesitan suplementos de hierro porque no tienen el intestino completamente desarrollado y no han almacenado ninguna reserva. Pero tampoco es conveniente que los bebés reciban demasiado hierro, ya que eso crearía un caldo de cultivo para las bacterias perjudiciales en el intestino del niño. Como tantas veces, interferir con la naturaleza causa efectos imprevisibles y con frecuencia perjudiciales.

La leche materna contiene muchos minerales que el niño necesita, siempre en la proporción correcta. El zinc, por ejemplo, es necesario para los seres humanos. Es bueno para la piel, mejora los sarpullidos, hace que las heridas sanen más rápido y, en general, favorece el crecimiento. El zinc en la leche de vaca está ligado a moléculas grandes que son difíciles de absorber por el intestino del niño. Claro, está hecha para los estómagos de los terneros. Por el contrario, el zinc de la leche materna se encuentra en moléculas pequeñas que lo hacen más fácil de absorber por el bebé. Ciertas enfermedades de la piel que sufren los niños alimentados artificialmente se pueden tratar con éxito usando leche materna.

No se conoce ningún mineral ni oligoelemento que la leche materna no contenga en la proporción adecuada. Come sano y disfruta con tu hijo. Es mejor que no le des nada más que tu leche durante los primeros seis meses.

Vitaminas

¿Lo decimos alto y claro? En general la leche materna contiene también todas las vitaminas que el niño necesita los primeros seis meses. La única excepción es la vitamina D, la vitamina contenida en el aceite de hígado de bacalao. Todos necesitan de esta vitamina para absorber el calcio y formar el esqueleto. La manera habitual de conseguir la vitamina D es a través de la luz solar. Es suficiente recibir un poco de sol durante una hora, un par de veces por semana. No hace falta que sea en todo el cuerpo, pero sí sobre algo de piel descubierta. Esto puede ser un problema en países con largos períodos sin sol, como ocurre en Noruega en invierno. Por eso los habitantes del norte tenemos una piel clara que fabrica vitamina D muy rápido, sólo con que tomemos un poco de sol. Además, tenemos la costumbre de tomar aceite de hígado de bacalao o procurarnos vitamina D de otra manera durante los meses de oscuridad.

Esa costumbre, por desgracia, no la tienen nuestros nuevos compatriotas, los inmigrantes. Ishmael y Begum estaban muy orgullosos de su hijo primogénito, ¡un niño! Pero cuando el chico cumplió un año se percataron de que tenía las piernas torcidas y la caja torácica extrañamente deformada. Sufría de raquitismo. Su esqueleto estaba blando por falta de calcio. ¿Cuál era la causa?

Begum lo había alimentado como habría hecho en Paquistán, su país de origen. Allí hay sol más que suficiente todo el año y no hace falta añadir vitamina D. El invierno noruego ofrece poco sol, y para colmo, al tener la piel oscura, al niño le resultaba más difícil fabricar por sí mismo esta vitamina. Y además salía muy poco a la calle, porque a Begum le parecía que hacía demasiado frío. La comunicación con el centro de salud no era fácil, debido al idioma, y no le habían dado vitamina D.

¿Y qué pasa con los niños noruegos de piel clara? ¿Tienen que tomar vitamina D? Para evitar problemas, se recomienda a todos desde las cuatro semanas de edad. Pero muchas madres piensan que dar aceite de hígado de bacalao es una lata, porque tiene mal sabor y los niños lo escupen, y preguntan si realmente es necesario. Si cuidas de que el niño pase mucho rato fuera y tú misma recibes abundante vitamina D, se puede pasar sin él. La cantidad en la leche materna aumenta cuando eres tú misma la que toma aceite de hígado de bacalao en vez de dárselo al niño. Lo mismo ocurre con los beneficiosos ácidos grasos.

También es importante la vitamina K, que se administra para prevenir hemorragias serias en los recién nacidos. En muy raras ocasiones la coagulación de algunos recién nacidos no funciona bien. Tras un tiempo, la vitamina K comienza a fabricarse en el intestino del niño, lo que facilita la coagulación. Posiblemente te diste cuenta de que nada más nacer al niño se le puso una inyección en el muslo, ¿verdad? Probablemente era vitamina K. ¿O quizá la recibió por vía oral?

Por lo demás, como ya se ha dicho, la leche materna contiene también todas las vitaminas que el recién nacido necesita. No corras a darle zumo de naranja a tu hijo; te lo puedes beber tú. El niño ya recibe suficiente vitamina C con la leche materna, y es mejor que se libre de tomar sustancias extrañas que pueden provocarle una alergia.

Líquidos

El antiguo proverbio «hay mucha comida en la buena bebida» podría haberse acuñado para la leche materna. Pero ¿qué pasa si el bebé tiene sed los días de verano de mucho calor? ¿O cuando tiene fiebre?

Mucha gente cree que el niño de pecho necesita más agua si hace calor. Pero estudios realizados en los trópicos demuestran que los niños, incluso durante intensas olas de calor, mantienen un equilibrio normal de líquidos corporales siempre que reciban la cantidad habitual de leche materna. No estropees este delicado equilibrio con agua ni ninguna otra cosa, por lo menos en los primeros meses. No tiene ningún sentido y podría ser pernicioso. De hecho, en algunos lugares se han producido casos de «envenenamiento» por darle a un recién nacido demasiada agua.

Aumento de peso y grasa

Cuando la lactancia está bien establecida, los niños de pecho suelen crecer muy deprisa en los primeros meses. La leche materna acelera la maduración del tubo digestivo del niño, de manera que el paso de recibir alimento a través del cordón umbilical a hacerlo por la boca no suele causar problemas. La leche materna es fácil de digerir y sus nutrientes se absorben muy rápidamente. Esa es una de las razones por las que los niños de pecho necesitan comer más a menudo que los niños de biberón.

Después de un par de meses, los niños con lactancia materna exclusiva empiezan a aumentar de peso más despacio, y a partir de los seis meses son, por término medio, un poco más delgados que los niños que reciben lactancia artificial o mixta. No se les debe valorar, por tanto, según las tablas hechas para los que se alimentan con leche artificial. Eso sólo da lugar a que a demasiados niños de pecho se les diagnostique como bajos de peso, mientras que el sobrepeso de los otros niños se observa demasiado tarde. En el mundo occidental, donde la obesidad, incluso infantil, es un gran problema de salud, debemos recordar que «más grande» no es necesariamente «mejor», ni «más sano». Un reciente y exhaustivo estudio alemán mostró que el 4,5 por ciento de los niños alimentados artificialmente eran obesos al comenzar la escuela primaria, pero la obesidad era muchísimo menos frecuente entre los que habían tomado pecho. Cuanto más tiempo habían sido amamantados, menor era el riesgo de sufrir de obesidad más tarde. Esto ha sido confirmado por otros muchos estudios. En el año 2001 la Universidad de Harvard, en Boston, publicó un estudio sobre niños y jóvenes hasta los catorce años de edad, con exactamente las mismas conclusiones. El sobrepeso se daba con muchísima menos frecuencia entre los que habían sido amamantados, incluso teniendo en cuenta otros factores que influyen en el peso corporal, como el tiempo viendo la tele, el nivel de actividad física, la ingesta diaria de calorías y el peso de la madre. Los niños que habían tomado pecho tenían una probabilidad mucho menor de tener que luchar con la báscula, y cuanto más tiempo habían tomado pecho, menos problemas tenían con el peso.

La leche materna contiene lo que el niño necesita

- Grasa, sobre todo los beneficiosos ácidos grasos de cadena larga.
- Lactosa y otros hidratos de carbono.
- Proteínas, albúmina, enzimas.
- Hierro, minerales, oligoelementos.
- Agua, sales, calcio.
- Vitaminas (en algunos casos es necesario un suplemento de vitamina D).
- Suficiente líquido, incluso en días calurosos.

12

La leche materna como medicina

Al darle el pecho a tu hijo, le das una pequeña vacuna cada día.
ASBJØRN LANGSLET, catedrático de pediatría

ESTOY SENTADA LEYENDO *Dagbladet*, un popular periódico noruego. Grandes titulares, como de costumbre. Hoy, precisamente, sobre las vacunas. Algunas tienen efectos secundarios. Otras, dicen ellos, de todas formas no servirían para nada. Cuando leamos algo así debemos recordar que las vacunas han salvado a incontables niños y continuarán haciéndolo.

Imagina que apareciera una nueva vacuna que pudiera salvar la vida de más de un millón de niños cada año. Una vacuna que no tuviera absolutamente ningún efecto secundario y fuera increíblemente barata de preparar. Que no necesitara frío para conservarla, ni jeringuillas para ponerla. Seguro que se levantaría la voz del pueblo exigiendo que esta vacuna estuviera disponible de inmediato y se distribuyera por todo el mundo.

Pues sí, has adivinado, hablamos de la leche materna. El párrafo anterior lo he tomado prestado en parte de una editorial de *The Lancet*, una de las revistas médicas más prestigiosas del mundo. Hoy en día se investiga mucho acerca de la leche materna, tanto que los que trabajamos promoviendo la lactancia nos mareamos en nuestro intento por mantenernos al día. En este capítulo sólo puedo incluir una pequeña parte de lo que se sabe en la actualidad.

Los médicos hace mucho que saben que los niños de pecho enferman menos que los de biberón. Muchos creían que, en su mayor parte, esto era debido a la mala higiene asociada a la alimentación artificial. Pero ahora la investigación ha demostrado que la leche materna ayuda activamente al bebé a evitar enfermedades mediante todo un abanico de componentes.

Anticuerpos

Piensa en la pequeña Gry. Mientras estaba dentro de la barriga de su madre no sólo recibía alimento, sino tambien los anticuerpos que su madre le transmitía. Pero estos anticuerpos tienen fecha de caducidad, y a Gry tampoco le llegaban todos los tipos, pues la placenta es muy selectiva con el tamaño de las moléculas que deja pasar.

Después del parto, lo que Gry más necesita es un anticuerpo que se llama inmunoglobulina A, o IgA. Cuando era un feto no recibió mucha IgA, pues flotaba en el líquido amniótico estéril y no estaba amenazada por infecciones. Ahora la necesita para proteger sus mucosas. ¿Tan importantes son las mucosas? ¡Si casi no se ven! Viene bien saber algo acerca de ellas. Sólo una pequeña parte está a la vista: en el interior de la boca, en las fosas nasales, dentro de los genitales, y por supuesto en los ojos, siempre húmedos.

El profesor Per Brandtzæg del Hospital Nacional de Oslo es uno de los expertos mundiales en el tema. Le he oído preguntar a sus estudiantes qué superficie creen que cubre la piel. La respuesta es alrededor de dos metros cuadrados, en un hombre adulto. Y después pregunta qué superficie cubren todas las mucosas, contando los alveolos pulmonares y las vellosidades intestinales. Los estudiantes hacen apuestas como locos, algunos se arriesgan y sugieren 10 metros cuadrados. Incorrecto. Las mucosas de una persona miden 400 metros cuadrados y con ellas casi se podría cubrir un campo de fútbol.

Evidentemente, las mucosas de la recién nacida Gry son menores que las de un adulto, pero aún así suponen una superficie increíblemente grande, expuesta a sufrir infecciones. Y por este motivo es tan apropiado que, ya desde la primera gota, la leche materna contenga grandes cantidades de IgA específico para los humanos. La IgA se adhiere precisamente a las mucosas del largo canal intestinal y de ese modo lo tapiza por dentro. Y allí se queda, como un atrapamoscas que se encarga de las bacterias y los virus que puedan pasar.

Los anticuerpos tienen una importancia vital, especialmente al comienzo de la vida, ya que el niño nace con un sistema inmunitario débil. Sólo después de seis a doce semanas, como muy pronto, empieza el niño a producir poco a poco sus propios anticuerpos.

La protección que había recibido a través de la placenta se va debilitando con el tiempo, y por ello es tan importante el alto contenido en anticuerpos de la leche materna. Ésta ayuda al niño mientras construye poco a poco su propio sistema inmunitario, que no estará completamente desarrollado hasta que pasen varios años. Se ha demostrado que los niños que siguen tomando pecho después de empezar en la guardería enferman menos que sus compañeros.

La leche de la propia madre es la mejor

Lo ideal para Gry es recibir la leche de su propia madre. La leche de todas las madres tiene IgA y es buena, pero la IgA de su madre se dirige precisamente contra los gérmenes dañinos que se encuentran en el ambiente cercano a esta familia. De hecho, la naturaleza lo ha organizado tan sabiamente que la madre de Gry le pasa anticuerpos contra la mayoría de las amenazas a las que su propio sistema inmune ha estado expuesto durante toda su vida. Sirve para todas las infecciones intestinales que haya tenido y probablemente también para las infecciones de las vías respiratorias y otras.

Los científicos han descrito un sistema muy interesante llamado *homing*, en referencia a las palomas mensajeras que siempre encuentran el camino a casa, no importa dónde las suelten. Veamos un ejemplo para entender las implicaciones de este sistema: la madre de Gry fue infectada a los siete años por una bacteria que produce diarrea, y su sistema inmunitario se puso en marcha para fabricar anticuerpos especiales dirigidos justamente contra esa bacteria; estos anticuerpos serían como la llave que abre una cerradura concreta. Desde entonces, el molde para fabricarlos ha estado listo, y en las ocasiones en que más tarde se vio atacada por la misma bacteria, sus células inmunitarias recordaron rápidamente cómo tenían que producir esos anticuerpos. Éste es también el principio que siguen las vacunas, enseñar a las células de memoria a fabricar rápidamente anticuerpos específicos.

Estas células de memoria se asientan en las glándulas mamarias y producen IgA en grandes cantidades para el recién nacido que tanto lo necesita.

Si esa misma bacteria infectara a Gry durante sus primeros años, la niña tendría una reacción leve y se recuperaría pronto.

El *homing* es una de las razones por las que los niños de pecho están menos expuestos a sufrir infecciones que los niños de biberón. La leche de vaca contiene también IgA, pero sólo una décima parte de la concentración que hay en la leche materna. La IgA de vaca es estupenda para los terneros, pero no tiene ningún valor para proteger al bebé humano contra las infecciones.

La leche humana contiene mucha más IgA que la sangre de la madre que nutrió al bebé mientras crecía en el útero, protegido de los microbios. De hecho, de diez a cien veces más. El primer calostro contiene más aún, una gran dosis que en países en vías de desarrollo supone la diferencia entre la vida y la muerte. Así se explican las estimaciones de que más de un millón de niños pueden salvarse cada año mediante la lactancia materna (exclusiva durante los primeros seis meses, y junto con otros alimentos hasta los dos años o más). En países en vías de desarrollo muchos bebés mueren de diarrea, por ejemplo; pero también en países desarrollados su vida puede estar en juego: septicemia, meningitis y diarrea matan todavía a algunos bebés en países industrializados, aunque se dan con muchísima menos frecuencia en niños alimentados con leche materna.

Una vez, en la sección de pediatría de un hospital noruego, enfermaron varios niños de diarrea, y dos murieron. La bacteria culpable es muy poco frecuente en Noruega. Se rastreó Oslo para encontrar madres lactantes que procedieran de países donde esta bacteria es frecuente, para que donaran leche. Gracias a los anticuerpos contenidos en esta leche donada se terminó la epidemia.

Un típico consejo de abuela es dejar caer unas gotas de leche materna en la nariz tapada de un bebé resfriado, o en sus ojos irritados. Todavía se hace mucho, y la opinión general es que realmente funciona. No es extraño. El ojo y la nariz están cubiertos por mucosas a las que les viene bien la IgA y otros componentes de la leche materna. Cada vez que el niño mama, la parte superior de sus vías respiratorias recibe una «ducha» de anticuerpos. La conexión entre la garganta y el oído medio también se beneficia de ello, por lo que los niños que toman pecho raramente sufren de otitis.

Hay otros tipos de anticuerpos en la leche materna además de la IgA, pero esta es la más importante, y sirve bien como ejemplo. La IgA producida específicamente contra las bacterias dañinas deja en paz a las bacterias beneficiosas que constituyen la flora normal de nuestro cuerpo, para que puedan seguir cumpliendo su útil función. Por el contrario, los antibióticos tienen el problema de que eliminan también muchas bacterias que el cuerpo necesita.

Glóbulos blancos en la leche materna: los guardaespaldas del niño

A la leche materna se la llama a veces sangre blanca, porque contiene la misma cantidad de glóbulos blancos, esos que en el colegio aprendimos que eran la «policía» del cuerpo.

Los glóbulos blancos más comunes se comen a los microorganismos dañinos y hacen señales a otras células para que pongan en marcha sus sistemas de defensa. Los glóbulos blancos más grandes, los macrófagos, no sólo devoran, sino que además envían una sustancia que destruye la pared bacteriana, ¿y quién puede arreglárselas sin su piel?

Los glóbulos blancos más astutos son las células de memoria, que permanecen siempre preparados para reaccionar y convertirse en pequeñas fábricas de anticuerpos.

Existe también un tipo de glóbulos blancos conocidos como células asesinas. Lo más curioso es que se comportan de manera diferente en la sangre o en la leche. Si las células asesinas de la leche se encuentran con la bacteria *E. coli* en el intestino, se multiplican de forma increíble y le declaran una guerra sin cuartel. Esto es muy importante, porque la *E. coli* puede llegar a ser mortal para el bebé.

Otros factores antiinfecciosos

Muchos otros componentes de la leche materna contribuyen a proteger al niño contra las infecciones. Algunas de estas moléculas envuelven a los microbios, impidiendo así que hagan daño. Otras funcionan de manera indirecta. Veamos algunos ejemplos.

Tanto el exceso como el defecto de hierro pueden ser perjudiciales. Muchas bacterias peligrosas crecen y se reproducen vigorosamente si hay mucho hierro libre en el intestino. Es el caso, por ejemplo, de los temidos estafilococos dorados (*aureus*), tan frecuentes en los hospitales. Por eso es tan importante la lactoferrina, una proteína fijadora de hierro en la leche materna, que se une al hierro sobrante de manera que las bacterias no consigan atraparlo. Éste es uno de los motivos por los que estas nocivas bacterias no florecen en los niños que toman pecho, ya que las condiciones son malas para su desarrollo.

Los azúcares de la leche materna ayudan al crecimiento del *Lactobacillus bifidus*, una bacteria beneficiosa, que al reproducirse ocupa espacio en el intestino y frena el desarrollo de otras bacterias que serían perjudiciales.

La varicela es una enfermedad muy temida cuando se da en recién nacidos, y, una vez más, tomar el pecho ayuda. Incluso aunque la madre no haya padecido la enfermedad y por ello no tenga anticuerpos contra ella, en la leche materna se encuentran algunos ácidos grasos que consiguen dañar la membrana de diversos virus, entre ellos el del virus de la varicela, y así contribuyen a hacerlo inofensivo.

Una de las armas más efectivas que el cuerpo posee en su lucha contra las infecciones es el interferón. Se encuentra en una concentración especialmente alta en el calostro, el alimento que recibe el bebé justo cuando más protección necesita.

Una madre que había asistido a una conferencia acerca de la leche materna me llamó un poco enfadada y me dijo: «¡mi pequeño se ha resfriado a pesar de que le doy el pecho! Qué me dices de esto?». La respuesta es que no importa cuánta leche materna le des a tu niño, por supuesto que se pondrá enfermo alguna que otra vez. Pero sufrirá menos infecciones y más leves que si no le dieras el pecho, del mismo modo que conducir con cuidado reduce considerablemente el riesgo de lesiones, pero siempre puedes sufrir un accidente.

Lo que podemos asegurar es que gracias a que tu hijo recibió leche materna desde el primer día y seguramente la seguirá recibiendo durante un largo período, tiene menos riesgo que los niños de biberón de sufrir una larga lista de infecciones. No sólo las infecciones graves que hemos mencionado anteriormente, sino también otras más comunes.

En conjunto, los niños de pecho necesitan ir menos al médico e ingresan menos en el hospital. Sufren menos diarrea, resfriados, neumonía, asma, otitis e infecciones de orina, por nombrar sólo algunas enfermedades.

El calostro, lo mejor de lo mejor

Las gotas doradas que el pecho produce en los primeros días son auténtico oro puro para el niño. Ya hemos hablado de la IgA, que se encuentra en concentración especialmente alta en el calostro. ¿Qué es lo que más se necesita en las primeras gotas, lo que más prisa corre? Pues algo que ponga en marcha el intestino para que se deshaga de su primer contenido, la sustancia pegajosa llamada meconio: ¡y eso lo hace el laxante calostro! ¿Qué más necesita el recién nacido? Acaba de pasar por una experiencia dura durante el parto, quizá con poco oxígeno, y por ello puede haber creado algunos radicales libres, que son perjudiciales. Son los que a nosotros nos hacen envejecer, acidificarnos y arrugarnos, por nombrar sólo algunos efectos, y que se contrarrestan con antioxidantes. El calostro está lleno de antioxidantes, como la vitamina E, la vitamina C y el betacaroteno; este último es el responsable de su color amarillo.

A todo ello se añaden factores de maduración y de crecimiento que hacen que el intestino comprenda que desde ese momento tiene que encargarse de la comida, pues se ha acabado el paso constante de nutrientes a través del cordón umbilical. Las paredes del intestino son al principio bastante permeables, lo que aumenta el riesgo de que pasen proteínas extrañas grandes, como las de la leche de vaca y otros alimentos, que así pueden desencadenar una alergia. Las paredes intestinales tienen que engrosarse y hacerse impermeables, y para ello el remedio es… ¡el calostro!

Enterocolitis necrosante en los prematuros

Hace un montón de años estuve de visita en un gran hospital de Nueva Orleans, donde un científico pagaba por cachorros de perro recién nacidos de los que sus dueños querían deshacerse. Los usaba en su investigación para intentar resolver el enigma de la enterocolitis necrosante, una terrible enfermedad que mata a muchos niños prematuros. La enterocolitis produce gangrena del intestino, que se perfora dando lugar a peritonitis.

Le conté que en Noruega ya no vemos apenas esta horrible enfermedad, pues prácticamente todos los prematuros reciben leche materna. El investigador se encogió de hombros, tenía poca fe en que la solución pudiera ser tan fácil. Tengo la esperanza de que el tiempo y los numerosos estudios científicos publicados hayan convencido a aquel investigador, y así los perritos no deseados de Nueva Orleans tengan ahora otro destino.

Hoy en día existen estudios tan sólidos en este campo que incluso los mayores escépticos se han convencido. En un estudio en Inglaterra, entre novecientos prematuros que pesaban menos de 1.850 gramos al nacer se encontró que el riesgo de enterocolitis era diez veces mayor cuando no habían recibido leche materna. Otros estudios han encontrado un incremento del riesgo aún mayor.

Probablemente hay varios factores involucrados. Por un lado, la leche materna protege contra muchas infecciones, a la vez que influye positivamente en el crecimiento de las bacterias beneficiosas del intestino. Por otro, el calostro pone en marcha un rápido proceso de maduración del intestino.

Es una de las razones por las que en muchos países hasta los prematuros más pequeños reciben regularmente, día y noche, un poquito de leche materna en el estómago. Incluso aquellos tan pequeños que apenas pueden digerir. Se les tiene que alimentar por vía intravenosa, pues todavía deberían haber sido alimentados a través del cordón umbilical durante un largo período, pero un poquito de leche materna en el intestino siempre les beneficia.

Lactancia y alergia

El marido de Inger sufría de eccema, y ella misma tenía alergia al polen y una ligera alergia alimentaria. El pequeño Odd se parecía más a su padre; con un año el pobre estaba cubierto de eccema y le escocía mucho. Se rascaba tanto que tenían que ponerle guantes para dormir por la noche. Lo probaron todo: homeopatía, baños con salvado de avena o aceite, cremas hidratantes, pomadas, nada hacía efecto. En realidad, sólo las medicinas muy fuertes le ayudaban, y no les hacía ninguna gracia dárselas a un niño tan pequeño.

Inger le había dado pecho. Al principio le costó un poco, y en el hospital le habían dado un par de biberones con leche artificial. En casa también recurrió a ellos alguna vez. Desde los tres meses y medio Odd empezó a tomar papilla de cereales, y un poco después alimentos sólidos. Entonces la producción de leche de Inger descendió tanto que lo destetó cuando tenía seis meses.

Conocí a Inger porque estaba embarazada otra vez. Estaba decidida a hacer lo que fuera para que su próximo hijo no tuviera los mismos problemas. ¿Debía evitar algún tipo de alimentos? ¿Debía dar pecho en exclusiva sin darle al niño absolutamente nada más? Y en ese caso, ¿durante cuánto tiempo?

Es un tema muy discutido; muchos tenían la esperanza de que la leche materna diera protección total contra la alergia, pero no es así. La alergia en parte se hereda y en parte se desencadena por exposición a sustancias alergénicas.

Hasta el momento, varios estudios muestran que la leche materna protege parcialmente contra la alergia. Si hay una predisposición genética a padecerla, en los niños que toman el pecho las molestias suelen aparecer más tarde y de manera más suave. Recientemente se ha demostrado que el beneficio de tomar el pecho se prolonga hasta la edad adulta, especialmente en el caso de la dermatitis atópica.

En general, durante el embarazo y la lactancia no se recomienda una dieta especial a la madre para prevenir la alergia; pero en el caso particular de algunas familias fuertemente afectadas puede que valga la pena probar. Existen varios estudios acerca de los efectos beneficiosos para el niño cuando la madre evita los alimentos más alergénicos y aquellos a los que es alérgico algún miembro de la familia; por ejemplo leche de vaca y derivados, huevos, pescado, frutos secos, fresas o cítricos.

Recientemente se ha publicado un estudio en el que un grupo de madres alérgicas evitaba completamente la leche de vaca, y en su lugar tomaba pastillas de calcio. Tenían, por supuesto, muchísimas menos proteínas vacunas en su propia leche que otras mujeres con alergias similares que sí tomaban leche de vaca. A los 18 meses de edad, los niños fueron examinados por un pediatra que no sabía a qué grupo pertenecían, y se descubrió que el eccema alérgico se daba con mucha menor frecuencia en los niños que se habían librado de las proteínas de leche de vaca tanto al final de su estancia en el útero como durante la lactancia.

Inger decidió apostar fuerte, y eliminó por completo todos los alimentos a los que eran alérgicos ella, su marido o su hijo, desde más o menos la mitad del embarazo y durante todo el período de lactancia. Vigiló como un halcón para que la nenita que vino al mundo no recibiera ni una gota de nada que no fuera leche materna desde su nacimiento. Amamantó de forma exclusiva durante seis meses y fue introduciendo los nuevos alimentos en porciones diminutas. Mantuvo a la niña alejada de todo lo que pensaba que podría causarle alergia, en particular la leche de vaca, hasta que fue mayor de un año. Y todavía le daba leche materna en todas las comidas. La última vez que les vi, que fue por cierto en una fiesta nacional, Inger se acercó radiante a mí y me enseñó con orgullo una preciosa nena de casi dos años, con la piel suave como el melocotón y vestida con traje típico.

El hermano mayor era también un niño hermoso. Todavía tenía molestias, pero había mejorado mucho. Inger me aseguró, por cierto, que su eccema mejoraba cuando ella le untaba un poco de leche materna… lo que no es ningún disparate. La leche materna contiene la que probablemente sea la grasa más suave y protectora que pueda existir, y además atenúa los síntomas inflamatorios como el dolor, la irritación y la hinchazón.

No puedo prometerles, a todos los que tienen alergia en la familia, una historia con final tan feliz, pero el caso es que un régimen parecido ayuda a algunos niños. Dependerá de ustedes, entonces, según las molestias que tenga la familia, descubrir hasta dónde están dispuestos a llegar para intentar algo que las alivie.

Asma

El asma, sea alérgica o no, se da con menos frecuencia entre aquellos niños que empiezan la vida sólo con leche materna. Un reciente estudio australiano que siguió a varios miles de niños desde su nacimiento hasta la edad escolar, mostró un riesgo mucho menor de sufrir asma entre los niños que habían sido amamantados en exclusiva, sin tomar ninguna otra leche al menos durante los primeros cuatro meses de vida. Los suplementos o «ayuditas» innecesarios todavía son un problema en muchos hospitales.

Diabetes juvenil

Cuando Katrine cumplió cinco años se le diagnosticó diabetes. No era ninguna tontería. La pequeña tuvo que ingresar en el hospital, y ya no podía comer lo que le apetecía, sino que tenía que seguir una dieta. Cada día tenían que pincharla varias veces para medir su nivel de azúcar y administrarle insulina. Las células de su páncreas encargadas de producir esta hormona habían sido dañadas de alguna manera y no funcionaban.

Su padre, Kåre, se puso en contacto conmigo: «estamos planeando tener otro hijo. Hemos esperado tanto porque la salud de Katrine exigía mucho y nos ha mantenido muy ocupados. Hemos oído en la clínica para diabéticos que la diabetes de Katrine podría tener relación con el hecho de que se le dio leche de vaca demasiado pronto. ¿Hay algo de verdad en esto?».

Kåre se sentía afectado por esta noticia de un modo especialmente desagradable, ya que él, con su mejor intención, había convencido a su mujer para que dejara el pecho al poco tiempo. Le pareció que era agotador para ella, y él también quería participar dando de comer a la niña.

Nadie puede saber si eso es lo que provocó la diabetes en el caso concreto de Katrine, pero parece que la sospecha tiene fundamento. En las ratas que están genéticamente predispuestas para padecer diabetes se ha demostrado que se puede provocar la aparición de la enfermedad alimentándolas con leche de vaca en una etapa temprana de su vida. Las ventajas de la lactancia materna exclusiva durante los primeros meses no provienen sólo de las numerosas propiedades especiales de la leche materna; también es importante el hecho de que mantiene alejadas otras cosas.

Cada vez más y más estudios dan fe de que sucede algo parecido en el caso de los humanos, aunque no todos los estudios lo confirman. Se sospecha que como el intestino de los recién nacidos es al principio un poco permeable, las moléculas grandes se filtran a través de su pared. Esto sucede, por ejemplo, con las proteínas de la leche de vaca, cuya forma se parece a algunas moléculas de la superficie de las células que producen la insulina.

Muchos lactantes que reciben proteínas de la leche de vaca acaban desarrollando anticuerpos contra ellas. Los anticuerpos se adaptan a aquello que van a atacar, como una llave a una cerradura determinada. Parece ser que cuando los anticuerpos contra la leche de vaca encuentran una célula productora de insulina, se equivocan. Se enganchan a la célula porque su superficie se parece mucho a la de la proteína de la leche. Y eso destruye las células. Hoy en día se cree que ésta es la razón por la que el riesgo de sufrir diabetes juvenil es menor en los niños que al principio sólo han recibido leche materna. Estudios de otros países muestran que el riesgo para estos niños, ya de por sí bajo, se reduce entre un 25 y un 50 por ciento, y se sospecha que el efecto pueda ser todavía mayor cuando la lactancia es realmente exclusiva (muchos niños que se creía que habían tomado lactancia materna exclusiva, en realidad habían recibido, sin saberlo los padres, uno o más biberones con leche de vaca adaptada en el hospital).

Una encuesta que hicimos en los años ochenta en el hospital de Ullevål, en Oslo, mostró que el 95 por ciento de los niños había recibido al menos uno de estos biberones de «ayuda» en el hospital. A menudo, sin decirle nada a la madre. En aquella época no era frecuente dar de mamar por la noche, el personal tenía a los bebés en un nido y, claro, no querían dejarlos allí llorando hora tras hora sin nada que comer.

También parece que influye la duración de la lactancia. Tanto en Estados Unidos como en Finlandia se descubrió que cuanto más tiempo se amamanta a los niños, menor es el riesgo de que sufran diabetes. Una vez más, debemos aclarar que la diabetes aparece debido a varios factores, de los cuales la herencia genética tiene no poca importancia.

Independientemente de lo que hagas, siempre hay algún riesgo de que tu hijo desarrolle esta enfermedad. Pero la lactancia materna exclusiva es una de las pocas cosas que puedes hacer para reducir ese riesgo.

Los padres de Katrine vinieron a mi consulta, y yo compartí esta información con ellos. Se lo expliqué lo mejor que pude, y les subrayé que incluso con lactancia materna exclusiva al cien por cien los primeros meses, y continuando la lactancia durante uno o dos años, tampoco se puede garantizar nada. La herencia es un factor de mucha importancia, y en su familia había varias personas con diabetes. Por otro lado, el esfuerzo de amamantar siempre vale la pena. Es una forma de prevención inofensiva, y a la vez sana y agradable.

Enfermedades intestinales del adulto

Si tomaste el pecho de niña, puede que las ventajas continúen en la vida adulta. Existen, por ejemplo, dos enfermedades intestinales graves que atacan especialmente a adultos jóvenes: la colitis ulcerosa y la enfermedad de Crohn. Como característica común ambas producen inflamación en el intestino con diarrea violenta y frecuente, a menudo con sangre y mucosidad. La enfermedad puede llegar a ser tan grave que exige la extirpación de grandes trozos de intestino.

Un equipo de científicos descubrió que, al igual que ocurre con los diabéticos, la sangre de dichos pacientes contiene anticuerpos contra las proteínas de la leche. Esto condujo a investigar más sobre cómo habían sido alimentadas estas personas en la infancia. Y una vez más, al igual que ocurre con la diabetes, la enfermedad se da con menos frecuencia en personas que empezaron la vida alimentados con leche materna que en los que recibieron biberones basados en la leche de vaca.

Cáncer en los niños y jóvenes

Se podría pensar que algo que tiene un efecto tan potente sobre el sistema inmunitario como la leche materna también podría reducir el riesgo de cáncer.

Un estudio en Colorado, Estados Unidos, comparó a 201 niños con cáncer con un grupo de niños sanos de iguales características en cuanto a edad, sexo y lugar de residencia. Los investigadores descubrieron un riesgo algo menor de padecer cáncer entre los que habían sido amamantados. Esto era especialmente evidente para el linfoma; el riesgo de este tipo de cáncer era varias veces mayor en niños que nunca habían recibido leche materna. Sobre este tema hay muchos aspectos poco claros. No se comprende bien el posible mecanismo causal y estamos a la espera de nuevos estudios que lo confirmen.

¿Es esto sólo el principio?

Constantemente aparecen nuevos descubrimientos que demuestran un efecto a largo plazo de la leche materna. Un estudio mostraba que las personas que sufrían de esclerosis múltiple habían tomado menos pecho en su infancia que otras personas comparables sanas. Si esto se comprueba en estudios posteriores, podría indicar que la enfermedad tiene relación con el sistema inmunitario, o quizá con la mielinización del sistema nervioso central.

Los cirujanos que trasplantan riñones también han observado los efectos de la leche materna. Dentro de la desgracia que es necesitar un trasplante de riñón, aun has tenido suerte si tu madre es la donante y te amamantó de pequeño. En ese caso, tu sistema inmunitario se parece más al de tu madre que al de tu padre, a pesar de que cada uno haya contribuido con la mitad de los genes. A través de la leche, tu madre ha influido de forma permanente en el desarrollo de tu inmunidad, y por lo tanto será más fácil para tu cuerpo aceptar su riñón en vez de rechazarlo como extraño.

Tienes derecho a saber

Estos eran sólo un puñado de ejemplos para ilustrar una parte de lo que hoy se sabe acerca de la leche materna y su capacidad para prevenir enfermedades. Recuerda que aunque el riesgo se reduzca, esto no significa que uno no vaya a enfermar. También hay gente que se ahoga aunque lleve puesto el chaleco salvavidas.

¿Los que han leído este capítulo piensan quizá que da miedo? ¿Que parece escrito para hacer sentir culpables a las madres que no han dado pecho a sus hijos? ¿Qué pasaría si un día el niño llega y le echa la culpa a su madre porque no le amamantó?

¿Es posible que a algunas personas les resulte desagradable recibir esta información? Aún así, yo opino que la gente sin conocimientos de medicina también tiene derecho a la información. La mayoría de los estudios se publican en complejos artículos científicos que no son fáciles de entender para la gente de la calle.

Opino que mantener en secreto una información importante para los padres es menospreciarlos. Sólo teniendo suficientes datos pueden tomar una decisión informada. Darle a su hijo leche materna es una decisión que la mayoría puede poner en práctica, con mayor o menor esfuerzo.

Si tú resultaras ser una de las pocas que realmente no pueden, consuélate al leer el capítulo 16, «Niños de biberón», donde verás que, a pesar de todo, la cosa suele ir bastante bien.

La leche materna contiene sustancias que previenen enfermedades:

- Anticuerpos contra bacterias y virus.

- Glóbulos blancos, la «policía» del cuerpo.
- Proteínas que se unen al hierro sobrante, antes de que cause problemas.
- Factores que promueven el crecimiento de bacterias beneficiosas en el intestino.
- Interferón, que lucha contra los virus.

Los niños que toman pecho están menos expuestos a:

- Infecciones generales peligrosas en el período neonatal.
- Diarrea y otras enfermedades del sistema digestivo.
- Enfermedades de las vías respiratorias, como son:
  - Resfriados e infecciones provocadas por el virus respiratorio sincitial.
  - Bronquitis y neumonía.
  - Otitis.
- Infecciones de las vías urinarias.
- Eccema y otros tipos de alergia.
- Hipersensibilidad a las proteínas de la leche de vaca.
- Diabetes juvenil.
- Enfermedades intestinales del adulto.

13

Problemas frecuentes con la lactancia

MUCHAS MUJERES TIENEN molestias y problemas durante la lactancia, sobre todo al principio. Por fortuna, con la información adecuada es posible solucionar la mayor parte de esos problemas.

Ingurgitación mamaria

Al segundo o tercer día, cuando la leche sube en serio, muchas mujeres tienen los pechos dolorosamente hinchados. El problema suele mejorar cuando los pechos reciben señales adecuadas sobre la cantidad de leche que necesita el niño. La mejor manera de prevenir y tratar la ingurgitación de las mamas es dejar que el bebé haga tomas frecuentes pero algo más breves. Así el bebé necesita menos leche en cada toma, y no estimula el pecho para producir demasiado. No le dejes dormir toda la noche durante este período, aunque él esté dispuesto a hacerlo. De este modo evitarás problemas en los pechos durante la fase de ajuste entre oferta y demanda.

Conductos obstruidos

Cuando una parte del pecho no se vacía adecuadamente, se hincha y duele. Puede que se haya obstruido uno de los conductos, o que la presión del sujetador haya dificultado la salida de la leche. Tal vez tu hijo no succionó con fuerza suficiente para ablandar una zona dura y congestionada, llena de leche.

Hay que vaciar esa zona. Ante todo, hay que estimular el reflejo de eyección para que la leche empiece a salir; preferiblemente mediante la succión del bebé, o si no sacándose la leche a mano o con un sacaleches. Mientras sale la leche, hazte un suave masaje sobre la zona endurecida del pecho, en dirección al pezón. Puedes usar un poco de crema para no irritar la piel con los dedos. Aprieta con firmeza pero suavemente, siempre hacia la salida. No pares hasta que la zona esté blanda. Si no lo consigues a la primera, vuelve a probar un poco más tarde.

Mastitis

La infección del pecho, o mastitis, puede ocurrir si se deja sin tratamiento un pecho ingurgitado o con un conducto obstruido, y las bacterias encuentran la forma de entrar. El pecho afectado suele ponerse duro, hinchado, doloroso, caliente y enrojecido. Puedes tener fiebre alta, quizá incluso escalofríos. ¡Te sentirás fatal!

Tale me llamó completamente desesperada. Le habían recomendado vaciarse el pecho, pero no conseguía sacar ni una gota. Su marido también había intentado hacerle un masaje en el pecho, pero el dolor era insoportable. Le recomendé meterse en la bañera con agua caliente. Al cabo de un rato, la leche empezó a salir. Este pequeño éxito le dio nuevas esperanzas, y pasó mucho rato en la bañera, sacándose leche con la mano. También descubrió que dejar flotar el pecho en el agua caliente ayudaba a aliviar el dolor. Si no tienes bañera, prueba con una ducha; pero cómodamente sentada, porque estás enferma. Tras el baño, el pecho dolorido estaba bastante blando, y el hijo de Tale terminó el trabajo. Tale tomó pastillas de paracetamol, y el día siguiente lo pasó durmiendo, dando el pecho con frecuencia y sacándose leche. Al cabo de dos días, sus problemas habían desaparecido.

Si se trata precozmente, la mastitis suele curarse tras unas veinticuatro horas de sacar la leche, más o menos cada dos horas durante el día y algunas veces más por la noche. Si el bebé no puede o no quiere succionar lo suficiente, hay que sacarse la leche a mano o con un sacaleches, tras desencadenar el reflejo de bajada. En el vídeo *El pecho no tiene horario* se muestra cómo hacerlo y cómo recoger muestras para cultivo. Es parecido a la recogida de orina para un análisis: lávate primero un poco, y descarta las primeras gotas.

A Solfrid no le fueron tan bien las cosas. No había conseguido sacarse nada de leche, y nadie le había prestado ayuda. Además, tenía más de 39 grados de fiebre y fue al médico, que le recetó penicilina. Por desgracia, no recogió antes una muestra de leche. Si se hubiera cultivado la leche durante unos días, se habría comprobado que Solfrid necesitaba otro antibiótico completamente diferente. La habían atacado unos agresivos estafilococos y su organismo no podía derrotarlos; probablemente porque, al no conseguir sacar la leche, la hinchazón de la mama acabó reduciendo el riego sanguíneo a la zona. Cuando vi a Solfrid, la mastitis se había convertido en un gran absceso, y había que operar. Ingresó en el hospital junto con su hijo. Le administramos anestesia de corta duración, y le sacamos más de medio litro de pus del pecho. Dejamos la herida abierta, insertando un tubo de goma para que el pus que se fuera produciendo pudiera seguir saliendo. Otra posibilidad es pinchar el absceso con una aguja fina bajo control ecográfico, sin necesidad de operar. Así se puede aspirar el pus y limpiar completamente la cavidad. Cuando se repite varios días seguidos, este procedimiento da buenos resultados sin producir tantas molestias a la madre como el drenaje quirúrgico.

Solfrid siguió dando el pecho, incluso del lado operado. No salía pus por el pezón. Para comprobarlo, se exprimen unas gotas de leche de ambos pechos en un pedazo de algodón y se compara; la leche empapa el algodón, mientras que el pus se queda en la superficie. Dar de mamar alivió las molestias del pecho, y el vaciamiento constante facilitó la recuperación. Durante un corto período le goteaba leche por la herida, así que volvió varias veces a mi consulta. Cuando el pecho se curó del todo, continuó vigilándolo cuidadosamente. Al menor signo de molestia, lo vaciaba bien y descansaba mucho. Haciéndolo así consiguió mantener bajo control varias posibles recaídas de la inflamación mamaria.

No todas tienen tanta suerte. Algunas mujeres parecen tener una predisposición a las mastitis, normalmente por un mal drenaje y posterior inflamación. Puede que la causa esté en el mismo pecho. Muchas veces sólo hay problemas en uno de los pechos, quizá por un conducto estrecho o malformado. Conozco a varias mujeres que, debido a las repetidas mastitis, han destetado de un pecho y han seguido amamantando con el otro. La lactancia con un solo pecho suele funcionar bien; al fin y al cabo, la mayor parte de las madres de gemelos puede producir suficiente leche con los dos pechos para los dos niños. El destete de un pecho debe hacerse en un período en que no haya infección.

En algunas mujeres, la inflamación recurrente de las mamas puede estar relacionada con una respuesta inmunitaria algo reducida. Admiro a las mujeres que perseveran y que no quieren abandonar la lactancia a pesar de tales problemas. Algunas veces les recomiendo que lo dejen: «has luchado», les digo; «has conseguido dar a tu hijo un magnífico comienzo con la leche materna durante dos meses, a pesar de varios episodios graves de mastitis. Ahora es mejor que lo dejes».

El año pasado estaba esperando en la cola de un cine en Oslo. De repente, una mujer desconocida se me acercó y murmuró triunfante: «¡no me rendí!». La miré con completo asombro hasta que me explicó que yo le había recomendado dejar la lactancia, pero que ella no había querido. Tras varias recidivas de la mastitis, las cosas habían acabado arreglándose. Por fin ella y su hijo habían sido recompensados con un maravilloso período de lactancia sin complicaciones.

Candidiasis

A algunas mujeres les resulta dolorosa la lactancia aunque no se aprecien grietas en los pezones. A algunas no sólo les duelen los primeros chupetones en un pecho demasiado lleno, sino que el dolor continúa aunque el bebé ya haya soltado el pecho. Este dolor puede deberse a una infección del pecho producida por hongos. La *Candida albicans* es muy frecuente en embarazadas. El bebé puede infectarse al pasar por el canal del parto, y una vez tiene el hongo en la boca puede, a su vez, infectar el pecho al mamar.

A veces la candidiasis (muguet) es claramente visible en la boca del niño. En otras ocasiones no hay ninguna señal del hongo ni en la madre ni en el niño, ni crece en el cultivo de leche. De todos modos, muchas veces sospechamos la candidiasis simplemente por lo que dice la madre. El caso de Kari era típico, tal como ella lo explicaba: «duele todo el tiempo mientras el niño mama, y sigue doliendo un buen rato después de soltar el pecho. Es como si alguien me clavase en el pecho un alambre al rojo vivo».

A algunas mujeres les basta con secar cuidadosamente el pecho después de la toma y aplicarse una fina capa de pomada antifúngica. Antes de volver a dar el pecho, se retira cualquier resto de pomada presionando con un material absorbente, pero sin frotar, para no dañar la piel. Si el dolor persiste o el bebé tiene muguet en la boca, hay que tratar tanto a la madre como al hijo. Consulta a tu médico o busca ayuda en tu centro de salud.

Vasoespasmo del pezón (síndrome de Raynaud)

En algunos raros casos, el pezón cambia bruscamente de color, de rojo a blanco, lo que se acompaña de intenso dolor. Parece que se debe a un espasmo de los pequeños vasos sanguíneos del pezón, y se suele desencadenar al estimular el pezón. En algunos casos, un consejo sencillo pero efectivo es calentar el pecho antes de la toma, por ejemplo con una bolsa de agua caliente. Paradójicamente, a algunas les es más útil enfriar el pezón; pero en general lo que se aconseja es evitar el frío en los pechos durante todo el día. También puede ayudar una buena taza de té justo antes de dar el pecho. Por el contrario, el exceso de café puede provocar el espasmo. A algunas mujeres les es útil hacer masaje y estimular los pechos un buen rato antes de la toma, para prepararlos. Otras descubren que es mejor tocar el pecho lo menos posible aparte de la succión del bebé. Ve probando hasta descubrir qué es lo que mejor te funciona.

En algunos casos es necesario tomar pequeñas dosis de un medicamento vasodilatador. Si es así, debe controlarte un especialista.

Eccema

Algunas mujeres sufren de un intenso eccema en los pechos, a veces desencadenado por las numerosas pomadas que se han aplicado, junto a la humedad de la leche. La piel está roja, con granitos y vesículas. Si tienes eccema, prueba a aplicar, tras secar el pecho al aire, una delgada capa de la crema de hidrocortisona más flojita.

Naturalmente, la mejor manera de evitar el exceso de humedad en la piel es ir por ahí con los pechos al aire. Cuando ello no es posible, a algunas madres les es útil colocarse protectores en el sujetador. Son unos cacharros de plástico formados por dos piezas, la interna con un gran orificio en el que cabe toda la areola (no los que tienen un orificio pequeño, por el que sólo pasa el pezón), y la externa perforada para que pase el aire. De este modo, el pezón y la areola se mantienen aireados, como si fueras desnuda. Se venden en farmacias y en algunas tiendas de artículos para bebés.

¿Cómo dejo de usar la pezonera?

Las pezoneras blandas y delgadas, que se colocan sobre el pezón durante la toma, pueden ser útiles en algunos casos; pero, en general, los problemas pueden solucionarse sin usarlas. Las pezoneras suelen usarse en dos casos. Primero, para permitir que el bebé se agarre más fácilmente cuando, a pesar de la estimulación adecuada, el pezón está muy plano y al bebé le cuesta abarcar un buen bocado de pecho. Segundo, muy raramente, cuando los pezones están tan agrietados que la madre no puede soportar que su hijo succione directamente. Pero la pezonera debe ser sólo un último recurso, y una solución a corto plazo. Como los pechos no reciben suficiente estímulo a través de la pezonera, el bebé puede tomar bastante menos leche, y suele ganar poco peso. Además, si te vas del hospital con una pezonera, es probable que tengas muchos problemas para librarte de ella, así que generalmente es mejor no empezar a usarlas.

Pide ayuda para estimular el reflejo de búsqueda y conseguir que tu hijo se agarre bien. Empieza siempre ofreciendo el pecho sin pezonera. Prueba cuando tu hijo esté adormilado, o al menos no esté llorando de hambre. Exprime unas gotas de leche y unta el pezón para animarle. Si tu hijo se niega a mamar sin pezonera, prueba a recortar cada día un pedacito de la punta de la pezonera. Espera a que tu hijo busque el pecho, no lo fuerces.

Dar el pecho tras una operación de reducción mamaria

Algunas mujeres que se han operado para reducir los pechos pueden dar de mamar sin complicaciones; pero con frecuencia surgen problemas tras este tipo de operación. Los cirujanos intentan conservar la capacidad para lactar, pero eso puede ser difícil. En general, se conserva suficiente tejido glandular para producir suficiente leche; pero a veces los conductos quedan dañados o bloqueados por tejido cicatricial. La intervención también puede afectar a los nervios sensitivos del pecho. Cuando el niño mama, esos nervios tienen que transmitir señales desde el pecho al cerebro, para que este libere oxitocina. Si no ocurre así, el bebé tiene serias dificultades para conseguir que salga la leche.

Lo que puedes hacer es darle a la lactancia una verdadera oportunidad. Sigue todas las recomendaciones para dar el pecho, comenzando si es posible inmediatamente después del parto. En la mayoría de los casos, la madre produce leche y nota los pechos llenos entre dos y cuatro días después. Si el bebé no consigue sacar nada de leche, es posible un tratamiento con oxitocina sintética, que se administra en nebulizador nasal antes de las tomas.

Si esto no funciona, probablemente se debe a que los conductos están bloqueados. Si lo has intentado todo durante varios días, y no ha salido ni una gota de leche, a pesar de tener los pechos ingurgitados, no habrá más remedio que abandonar. Véndate los pechos con cuidado (con una bufanda ancha, por ejemplo), apretándolos suavemente contra tu cuerpo durante unos días. Así dejan de fabricar leche, y tu organismo vuelve a absorber poco a poco la leche. Si sientes dolor, puedes tomar analgésicos. También existen medicamentos para cortar la leche, pero tienen efectos secundarios y no siempre funcionan si no se administran en las primeras veinticuatro horas después del parto. Puede que te convenga más aguantar las molestias durante unos días.

¿Y si sale algo de leche, pero no la suficiente? Entonces puedes plantearte la lactancia mixta, dándole a tu hijo pecho y suplementos. Desde luego, un poco de leche materna siempre es mejor que nada. Algunas mujeres que han sido operadas del pecho usan un suplementador de lactancia; el bebé mama del pecho pero al mismo tiempo toma leche artificial por un tubo delgado enganchado al pezón. En el capítulo 16 encontrarás más detalles.

En algunos casos, las cosas van mejorando con el tiempo. Reidun me llamó tras leer en un periódico que yo estaba buscando madres que hubieran dado el pecho tras una reducción mamaria. Reidun se había operado los pechos, y me explicó que había dado lactancia materna exclusiva a su tercer hijo. Con el primero sólo había tenido un poco de leche, pero consiguió darle el pecho seis semanas. Con el segundo estaba aún más motivada; le dio lactancia mixta durante seis meses. «Me dio muchos ánimos el ver que las zonas que se vaciaban bien parecían crecer y extenderse poco a poco, mientras las zonas duras que no se vaciaban se iban reduciendo hasta casi desaparecer.» Tras el nacimiento de su tercer hijo, las cosas fueron aún mejor. «Le di el pecho exclusivamente a partir de las cuatro semanas de edad. ¡Era maravilloso sentirse como todo el mundo!»

Dar el pecho con prótesis mamarias

Se ha escrito mucho sobre las prótesis de silicona y sus presuntos efectos perjudiciales. Hace unos años hubo un programa de televisión que llenó de terror a las madres que tenían prótesis de silicona, y muchas me llamaron. Estaban asustadas porque habían dado el pecho a sus hijos.

Puede ser que ir por el mundo con dos grandes objetos extraños de silicona en el cuerpo sea perjudicial para la salud de la mujer, aunque recientes estudios no han confirmado tales temores. En cuanto a la leche materna, los expertos de todo el mundo coinciden en que no hay ninguna prueba de que la silicona pase a la leche si la prótesis está intacta, ni de que sea peligrosa para la salud si pasase. En cambio, sí que es seguro que tanto dar leche materna como recibirla es beneficioso para la salud. Se recomienda, por tanto, que las mujeres con prótesis de silicona den el pecho.

También hay chupetes y tetinas de silicona. La leche de vaca contiene silicona (procedente de las máquinas y tubos usados en la industria láctea). Las cremas hidratantes y la laca para el pelo contienen silicona. Como no es irritante para los tejidos, la silicona es el material preferido en los hospitales para los catéteres que se insertan en el cuerpo y se mantienen durante largo tiempo. Con los datos que se conocen hoy en día, la mayor parte de las mujeres con prótesis, si están correctamente informadas, deciden dar el pecho a sus hijos.

Hoy en día, muchos cirujanos plásticos usan prótesis salinas en vez de silicona. Sea cual sea el tipo de prótesis, raramente hay problemas con la lactancia. Algunas mujeres con prótesis necesitan al principio dar de mamar con más frecuencia, porque sus pechos tienen algo menos de espacio para almacenar la leche. Esto se debe a que de entrada ya tenían los pechos pequeños, y la piel ha quedado más tirante tras la intervención. En cualquier caso, la operación no tiene por qué haber afectado al tejido glandular, y la lactancia suele funcionar bien.

Cuando el niño rechaza el pecho

Algunos niños se destetan gradualmente por sí mismos alrededor del año. Ya comen gran cantidad de otros alimentos; la leche materna sale lentamente y en pequeñas cantidades; se aburren con la cara pegada al pecho cuando el mundo exterior es tan interesante. Si el niño piensa que ya no necesita más leche materna, pues muy bien.

Sí que es un problema cuando un bebé pequeño de repente se niega a tomar el pecho y se pone en huelga. Puede ser debido a una enfermedad, como dolor de oído o la nariz tapada; o a que el bebé ha tenido una experiencia dolorosa o se ha asustado mientras estaba colocado para mamar; o a que la madre tiene un olor raro debido al perfume, al jabón, al humo, al alcohol, a la menstruación o a otras causas. En un caso así tienes que tener paciencia. Procura ofrecer el pecho cuando el niño esté soñoliento o en un ambiente tranquilo. Sujétalo en una posición diferente; por ejemplo, que mame «de pie». Busca la causa de su rechazo. Intenta llevar mucho en brazos a tu hijo, con los pechos desnudos y una gota de leche cerca de su boquita. No le fuerces; deja que lo vuelva a intentar más tarde. Una huelga de lactancia puede ser frustrante, pero casi siempre se acaba en poco tiempo. Mientras tanto, sácate la leche y dásela con un vasito.

Por si tienes que separarte de tu hijo. Cómo extraer y conservar la leche

Supón que tienes que volver al trabajo o salir de viaje, pero quieres que tu hijo tome tu leche mientras estás ausente. Para una salida ocasional, muchas madres recogen simplemente la leche que va goteando. Se colocan en el sujetador, mientras el niño mama del otro pecho, uno de los protectores que antes mencionamos al hablar del eccema, en el que se acumula la leche que va goteando. Si no gotea, puedes exprimir un poco el pecho mientras tu hijo mama del otro. Al acabar la toma, vacía el protector en un recipiente pequeño y ponlo en el congelador. Si la cantidad es pequeña, puedes añadir la leche recién obtenida a la que ya está congelada, hasta que tengas bastante para una toma. Si necesitas aún más cantidad, sácatela a mano o con un sacaleches.

La leche materna fresca puede conservarse tapada a temperatura ambiente durante seis a ocho horas. En la nevera, puede conservarse de tres a cinco días. Al contrario que la leche de vaca homogeneizada, la nata de la leche materna se separa y flota. No pasa nada, sólo hay que agitar a conciencia. Cuanto más limpia se recoja la leche, más rápido se enfríe y a menor temperatura se almacene, más tiempo se conservará. De hecho, se ha demostrado que la cantidad de bacterias disminuye los primeros ocho días a 4 grados, debido a las cualidades antibacterianas de la leche materna. La nevera está más fría al fondo, cerca de la zona de congelador. La leche que estuvo congelada y ha sido descongelada se puede guardar un día. Congelada, se puede conservar de tres a seis meses. Después de tres meses, el sabor puede cambiar y pierde alguna de sus importantes propiedades, pero eso no es perjudicial. El principal problema es que puede ponerse rancia. Huele y prueba tú misma la leche para ver si ha ocurrido tal cosa. Al congelar se pierden algunos de los anticuerpos de la leche; si se va a usar al poco tiempo, es mejor guardarla en la nevera sin congelarla.

Descongela la leche poco a poco. Ten cuidado si usas un microondas, porque se puede calentar demasiado y de forma irregular; agítala siempre antes de usarla, y ten en cuenta que con el microondas también se pierden algunas de las propiedades antiinfecciosas.

Estoy embarazada, ¿debo dejar de dar el pecho?

Puedes seguir dando el pecho aunque vuelvas a quedar embarazada. A veces el niño rechaza el pecho, debido tal vez a un cambio en el sabor de la leche; y a algunas mujeres les duelen mucho los pechos al comienzo del embarazo. Pero si tanto la madre como el hijo quieren continuar, adelante, siempre y cuando la madre coma lo suficiente para sí misma, el feto en crecimiento y la producción de leche, y no se sienta demasiado agotada.

Algunas mujeres reaccionan con contracciones prematuras a la estimulación del pecho por la succión. Esta tendencia aumenta a lo largo del embarazo, y tal vez tengas que dejar de dar el pecho para evitar un parto prematuro. Además, si no tienes muchas ganas de seguir dando el pecho a los dos niños a la vez, es prudente destetar antes del parto.

Lactancia en tándem

Si decides continuar dando el pecho durante el embarazo, la leche cambia y al dar a luz aparece igualmente el calostro. Recuerda que el recién nacido debe tener prioridad. A algunos hermanitos y hermanitas mayores les encanta tomarse las sobras. En algunas familias, al cabo de un tiempo, cada niño tiene su propio pecho. La lactancia en tándem puede ayudar a la madre a manejar a un hermano de dieciocho meses, rebelde y lleno de celos.

Si piensas que te va a resultar desagradable dar de mamar al mayor después de nacer el pequeño, probablemente es más considerado destetarlo con suficiente antelación. En general, los mamíferos no suelen dar el pecho simultáneamente a crías de distintas camadas.

Algunos problemas frecuentes con la lactancia, que normalmente tienen solución, son:

- Pechos hinchados, ingurgitados.
- Conductos obstruidos.
- Mastitis, la inflamación o infección del pecho.
- Dolor en el pecho causado por hongos.
- Vasoespasmo del pezón.
- Eccema y lesiones cutáneas en el pecho.
- Lactancia después de una intervención quirúgica en el pecho.
- El bebé que se niega a mamar.
- Pasar unas horas separada de tu hijo.

Dar el pecho tras una operación quirúrgica

- Aumento de mamas con inserción de prótesis: la lactancia suele ir bien, pero debes contar con que tendrás que dar de mamar mucho más a menudo.
- Reducción de mamas para hacer los pechos más pequeños: esto puede dar problemas, bien porque algunos o todos los conductos de salida estén dañados, o bien porque los nervios sensitivos del pecho no transmitan señales para producir el reflejo de eyección de la leche.
- Sigue todas las recomendaciones para comenzar la lactancia lo mejor posible.
- El nebulizador nasal de oxitocina sintética puede estimular el reflejo de salida de la leche.
- Si sale un poco de leche, normalmente la cantidad aumentará con cada nuevo hijo y la lactancia irá cada vez mejor.
- Si después de varios días con repetidos intentos todavía no sale ni una gota de leche, pide ayuda para tratar la ingurgitación mamaria y dale al niño biberón.

14

El chupete, ¿amigo o enemigo?

EL PEQUEÑO EIVIND era un niño de pecho perseverante. Mamaba sin distraerse y tomaba mucha leche. Sin embargo, a menudo estaba de mal humor y quejoso. Lo que más quería en el mundo era estar al pecho todo el día, y después de un tiempo, su madre ya no podía más. A las tres semanas le dieron un chupete, y la calma descendió sobre su hogar.

La lactancia continuó sin problemas. Eivind aumentaba de peso correctamente… hasta que cumplió unas seis semanas. Entonces la báscula se quedó quieta. Aunque todavía se calmaba cuando le daban algo que chupar, Eivind cada vez se quejaba más. Sus padres corrían arriba y abajo con el chupete, preguntándose qué era lo que pasaba.

Pues que como Eivind había crecido, necesitaba más comida. ¿Y cómo reciben los pechos de mamá el mensaje de que tienen que aumentar la producción? Porque el niño chupa más de lo normal. ¿Y cómo consigue el niño estar más tiempo al pecho? Llorando.

Eivind lo intentó lo mejor que pudo. Lloraba y estaba inquieto porque su cuerpo daba señales de necesitar más alimento, pero a los pechos se les privó de recibir el mensaje porque sus padres le malinterpretaron y le daban el chupete. La producción de leche se mantuvo en el mismo nivel, y Eivind se quedó clavado en su peso, sin aumentar.

Deja que el pecho reciba el mensaje

El único consejo que se les dio a estos padres fue que dejaran el chupete de lado durante dos semanas y que Eivind estuviera al pecho todo lo que quisiera. Después de un par de semanas les volví a ver: los pechos de la madre estaban llenos, el peso había empezado a normalizarse, Eivind estaba más tranquilo. La familia volvió satisfecha a casa. No tenían pensado tirar el chupete, querían guardarlo como reserva; pero ahora sabían que los niños, a medida que crecen, necesitan de vez en cuando algunos días de mamar con mayor frecuencia, e iban a estar especialmente atentos.

Esta es una de las razones por las que el chupete debe usarse con sentido común. Cuanto más tiempo mama el niño a lo largo del día, más altos son los niveles de la hormona prolactina. El nombre viene del latín, y significa «para la leche». Esta hormona es importante para la cantidad de leche, especialmente al principio de la lactancia, y chupar de un chupete roba tiempo de estimulación del pecho.

El vaciamiento adecuado de los pechos es otra manera de transmitir el mensaje de que hay que aumentar la producción, pues cuanta más leche se saque, más leche se produce para la siguiente toma. Un niño enérgico, que chupa con fuerza y se bebe toda la leche que hay almacenada en el pecho, envía una fuerte señal para que aumente la producción. Un pequeñín débil, que mama sin fuerzas y se deja un pecho medio lleno, hace que disminuya la producción de leche, aunque en realidad este pequeño necesite más alimento. Muchas madres que han tenido varios hijos han notado que los pechos se comportan de forma bien distinta según la intensidad con que mama cada uno. A los niños de succión débil, como por ejemplo los prematuros, se les puede estimular para que mamen con más energía. Veáse el capítulo 7, «Cuando madre e hijo están separados».

¿Confusión del pezón?

Una madre me escribió una carta indignada, aquí copio un pequeño extracto:

«Nuestra hija nació fuerte y sana, aunque algo pequeña. Se pegaba al pecho como una sanguijuela, y parecía satisfecha y feliz. Tras un par de días algún gracioso descubrió que había perdido demasiado peso, y le dio un biberón. Cuando me la trajeron otra vez, mi nena parecía otra, no quería el pecho y eso que yo ya tenía leche en abundancia. Al principio pensé que estaba llena, pero pasó el tiempo y seguía sin tomar el pecho como había hecho los primeros días. Era como si no consiguiera abrir la boca en condiciones, se quedaba allí poniendo boquita de piñón y tomando sólo el pezón hasta que me hizo grietas que sangraban. Estuve a punto de mandar la lactancia a paseo. Aguanté gracias a que tengo una hermana con experiencia que me ayudó, pero nos llevó varias semanas antes de que la peque empezara a chupar bien de nuevo. He oído que no se debe dar chupete ni biberón a los recién nacidos para no estropear la lactancia. ¿Crees que ese único biberón puede haber sido la causa de nuestro problema? ¡Mira que estoy cabreada con el hospital!».

Quizá esta niña sufrió lo que se conoce como «confusión del pezón». Antiguamente, todos los suplementos de leche que se daban en la maternidad se proporcionaban con cuchara. Era bien sabido que a los recién nacidos no había que darles biberones porque eso podía causarles problemas para mamar. Cuando viajo por el país dando charlas en los hospitales, suelo preguntar al personal de mayor edad cuándo desapareció la costumbre de usar cuchara para dar paso a los biberones. Parece que fue en algún momento durante los años setenta.

Las investigaciones actuales confirman lo que se sabía antiguamente: un recién nacido que chupa una goma larga y dura, sea el chupete o sea la tetina del biberón, puede tener problemas para tomar el pecho correctamente. Ello se debe a que la posición para tomar el pecho o el biberón es totalmente diferente.

¿Bocadillo o espagueti?

Haz tú misma un pequeño experimento: ponte el pulgar en la boca, hasta que toques el paladar (rozar el paladar es lo que produce el reflejo de succión). Fíjate en cómo mantienes la boca bien cerrada, como parando los labios, mientras te chupas el dedo. Así es, más o menos, la manera en que el niño chupa un chupete.

Ahora prueba a chupar la parte más blanda de tu antebrazo, tan fuerte que lo notes en el paladar. Seguro que no lo consigues, pues el brazo no es tan flexible como el pecho; pero aún así, fíjate cómo tuviste que abrir mucho la boca para intentarlo. Esta es la posición que adopta la boca de un recién nacido que mama bien.

Una de mis más apreciadas colegas en el tema de lactancia, la enfermera pediátrica Elisabeth Tufte, compara la posición de la boca para chupar un chupete con la acción de chupar un espagueti. Para tomar bien el pecho, por el contrario, hay que poner la boca como para pegarle un mordisco a un enorme bocadillo.

Muchos recién nacidos son capaces de dominar ambas técnicas para chupar chupete y pecho, y las diferencian bien. Pero otros se confunden. Y el problema es que es imposible saber de antemano qué niños van a tener problemas con el pecho después de que se les haya dado un chupete o un biberón. Está demostrado que un único biberón de «ayuda» recibido en la clínica aumenta la probabilidad de que aparezcan problemas con la lactancia.

Para los niños alimentados por vía endovenosa, o por una sonda que lleva la leche directamente al estómago, el chupete puede ser beneficioso. La succión ayuda a hacer la digestión, y además a los bebés les encanta chupar, y estos niños no tienen otra posibilidad para hacerlo. En estos casos especiales hay que sopesar las ventajas y los inconvenientes, y si se cuenta con que el niño pueda ponerse a mamar en unos días, quizá lo más acertado sea mantener el chupete bien lejos.

Espera antes de usar superestímulos

Por lo tanto, hoy en día se recomienda no dar al niño ningún chupete o tetina si se quiere que mame bien. Antes de probar a dar un chupete, la lactancia debe estar bien establecida y la madre debe tener abundante leche, lo que en la práctica quiere decir al menos un par de semanas tras el parto. Un reciente estudio de Howard muestra que los niños, escogidos al azar, a los que se dio chupete durante las primeras semanas, pasaban cada día menos tiempo mamando que los niños a los que no se dio chupete. Cuanto antes se introducía el chupete, y cuanto más frecuente era su uso, menos tiempo duraban la lactancia exclusiva y la lactancia en general. Por el contrario, en el caso de niños a los que no se dio chupete hasta después de las cuatro semanas, no se observaban diferencias en la duración de la lactancia.

Si fuera necesario dar un suplemento a un niño que toma pecho, debe usarse una cucharilla o un vasito, o bien una jeringa sin aguja. Deja que el bebé se siente lo más recto posible en tu regazo, y vierte un poco de leche sobre su labio inferior. Así el bebé lame la leche como si fuera un gatito, usando los labios y la lengua, y se evita la confusión del pezón. Antes de empezar, puede ser buena idea arropar bien al niño en su mantita, sobre todo los brazos, bien envuelto para que no manotee, y así se derramará menos leche. Lo mejor de todo es usar un suplementador de lactancia, un recipiente conectado a una fina sonda de la que el niño mama al mismo tiempo que del pecho, así el bebé se entrena succionando el pecho, y al mismo tiempo el pecho recibe estímulo. Véase «suplementador de lactancia» en el capítulo 16.

Se cree que el fuerte y constante estímulo en el paladar que produce un chupete funciona como un «superestímulo» que vuelve al niño casi insensible al suave estímulo natural del pecho. Ocurre algo semejante con un perro (o con un niño) acostumbrado a los gritos y a las órdenes, y que no reacciona cuando le piden las cosas amablemente y sin gritar.

De vez en cuando se observa en las ecografías que algunos niños se chupan enérgicamente el dedo antes de nacer, y también hay recién nacidos que se ponen el dedo en la boca con una habilidad que apunta a que llevan mucho tiempo haciéndolo. A veces he encontrado que alguno de estos niños tenía cierta dificultad para agarrarse al pecho; pero en un estudio el hecho de chuparse el dedo no influía sobre la duración de la lactancia.

El biberón requiere más esfuerzo

Antes se creía que el niño gastaba menos energía en chupar del biberón que en tomar el pecho. Pero las modernas investigaciones demuestran lo contrario: mamar cuesta menos, incluso a los débiles prematuros. El reflejo de eyección hace que la leche gotee, o incluso que caiga a chorro en la boca del niño cuando lleva un rato mamando. Si es demasiado, el niño puede hacer que el chorro disminuya apretando un poco alrededor de la areola, que es blanda, o bien tapando con la lengua los orificios de salida en el pezón. De este modo, el niño puede hacer pausas para respirar durante la toma sin soltar el pecho.

Al tomar un biberón, por el contrario, el niño tiene que chupar activamente sin parar, para poder beberse la leche. Si el agujero de la tetina es grande, la leche sale deprisa, y prácticamente por sí sola, y para el niño es difícil parar el flujo de leche porque la tetina es mucho más dura que el pecho y no es tan fácil apretarla. Como consecuencia también es más difícil para el niño respirar mientras toma biberón. La técnica, como ves, es totalmente diferente. En los primeros días, cuando el niño empieza a practicar en un pecho casi vacío, el biberón puede crear más confusión porque da leche al instante y hace creer al niño que esta forma de chupar da mejores resultados.

Mala posición de los dientes

Hace ya algún tiempo participé en un programa de debate en la televisión en el que el tema de discusión era el chupete. Se mostró un reportaje de una guardería donde prácticamente todos los niños tenían chupete. Un experto de la facultad de Odontología relató cómo las nuevas investigaciones apuntan a que los niños que usan mucho el chupete tienen mayor riesgo de que sus dientes crezcan en la posición incorrecta y por ello necesitarán más tarde un tratamiento de ortodoncia. Me preguntaron si los padres modernos, siempre tan ocupados, usaban el chupete como un medio para reemplazar su atención y cariño. ¡Qué tontería! Los padres modernos no quieren menos a sus hijos que los de generaciones anteriores. Claro que está bien tener momentos de tranquilidad. No quiero tirar piedras sobre mi propio tejado, mis hijos usaron chupete. Y necesitaron ortodoncia.

Reducir el uso del chupete

Tal vez lo mejor sea usar el sentido común y al menos intentar reducir el uso del chupete. Mira si el niño se calma primero con comida, arrullos, una canción, un masaje, un pañal seco, llevarlo en brazos un rato… Todo esto son, además, vivencias que estimulan al niño, mientras que el chupete le hace pasivo, aunque a veces parezca increíblemente necesario.

Un pequeño truco: de vez en cuando esteriliza los chupetes en agua hirviendo. No porque unas pocas bacterias vayan a hacerle daño; tu hijo no necesita una limpieza exagerada, sino porque de vez en cuando el niño puede tener hongos en la boca, o la madre en los pechos, y eso puede crear muchas molestias. El chupete, si no está limpio, puede ser una fuente de reinfección una vez que ambos han sido tratados y curados.

A medida que el niño se hace mayor, aprende a tomar el chupete solo. Pero claro, sólo si lo encuentra. Ata el chupete en un sitio determinado de la cama, para que lo pueda encontrar fácilmente, lo que puede ahorrarte más de una noche sin dormir. Si el niño aprende a asociar el chupete con la cama y dormir, no tendrá un niño mayorcito que va por ahí con su chupete en la boca a todas horas. Asegúrate de que la cuerda para atarlo a la cama sea tan corta que no pueda enrollarse alrededor del cuello del niño, como máximo 10 cm. Mejor tener un chupete a cada lado de la cama. La cuerda corta también tiene la ventaja de que cuando el niño se ha dormido y se gira un poco, el chupete se le cae, y así no se acostumbra a tenerlo en la boca todo el tiempo cuando duerme. De este modo se reduce también el riesgo de que la posición de los dientes se vea afectada. A mi hija menor le encantaba su chupete de dormir, con su lazo corto de seda y un mechón del pelo de mamá, y algunas veces durante el día se iba allí para dar unas chupaditas y consolarse cuando la vida se le hacía difícil.

Evita el chupete y el biberón durante las primeras semanas, hasta que:

- El niño sepa mamar bien del pecho.
- La producción de leche sea estable y suficiente.

El uso del chupete puede:

- Dar lugar a confusión del pezón y a problemas con la lactancia.
- Impedir que las señales para aumentar la producción de leche lleguen al pecho a medida que el niño crece.
- Hacer pasivo al niño y que se pierda los estímulos naturales.
- Facilitar repetidas infecciones por hongos.
- Producir a la larga una mala posición de los dientes.
- Hacer que el niño se despierte cada vez que se le cae el chupete.

15

¿Hasta cuándo puede tomar sólo el pecho?

LA RESPUESTA ES CONCISA y clara: raramente hay que darles nada más antes de los seis meses. Pero como siempre, nuestro gran cerebro y nuestra manía de interferir con la naturaleza nos han llevado por el mal camino durante largos períodos de la historia. En los años sesenta y setenta en muchos hospitales daban por rutina suplementos de leche artificial a todos los recién nacidos. Entonces se extendió la idea de que quizá los primeros meses no era muy bueno dar a los bebés leche de otro mamífero, y, por lo tanto, se cambió el suplemento por suero glucosado (agua con azúcar).

Como persona interesada en la lactancia, a principios de los años ochenta estaba empezando a alcanzar una posición desde la que podría hacer algo al respecto. En aquel entonces trabajaba como ginecóloga en una de las maternidades más grandes de Noruega, y hacía mi ronda de visitas posparto.

«¿Cómo va con la lactancia?», preguntaba a las madres.

«Regular», me contestaban, a menudo con un nudo en la garganta.

«¿No va bien?», preguntaba yo consternada, «¿cómo es eso?». En aquella época habían empezado a suavizarse las viejas rutinas, las mamás podían dar de mamar más a menudo, e incluso de ambos pechos, si así lo deseaban.

«El niño no quiere prenderse al pecho», me susurraban las madres como respuesta, con la cabeza gacha.

«¿Por qué los niños no quieren el pecho?», preguntaba yo a las enfermeras y comadronas.

«Ah, seguramente tienen náuseas», me contestaban con la autoridad que da la experiencia. Suena raro, ¿verdad? Pero quien haya visto a un recién nacido rechazar el pecho con expresión infeliz mientras regurgita leche, sabrá a qué se referían.

¡Fuera el suero glucosado!

Tal fue el origen de mi primer estudio sobre el suero glucosado. Descubrí que muchos recién nacidos sanos recibían por rutina una media de 600 mililitros de suero glucosado durante los tres primeros días. Quizá no parezca tanto a primera vista, pero si calculamos lo que un adulto debería beber con relación a su peso corporal para igualar esos 600 ml, el resultado son ¡más de 40 botellas de refresco!

¡Y todavía se preguntaban por qué los niños estaban tan poco interesados en el pecho! Las razones eran varias. Habían estado succionando el biberón, así que su necesidad de succión no era muy acuciante. Habían recibido un montón de líquido y no tenían sed. Habían recibido muchas calorías, y no tenían hambre. Y para colmo, el personal preparaba el suero glucosado mezclando agua y azúcar a ojo, y a veces resultaba tan dulce que daba náuseas.

Escribimos dos artículos científicos al respecto, primero uno que titulamos «Una semana a pecho y agua», y más tarde uno acerca del seguimiento de dos grupos experimentales: los que habían recibido suero glucosado y los que sólo habían tomado leche materna. El resultado mostraba que, en el grupo que había recibido suero glucosado, la duración total de la lactancia materna fue más corta que en el grupo que había empezado la vida sólo con la leche de sus madres.

Me gusta pensar que estos artículos ayudaron a demostrar que los recién nacidos sanos a término muy raramente necesitan otra cosa además del pecho materno. Cuando finalmente se acabó la costumbre de dar suplementos de leche, suero glucosado o agua hervida, no aumentó el número de niños con hipoglucemia (falta de azúcar en la sangre), ni con ictericia, ni deshidratados. Incluso se descubrió que a los cinco días los niños que sólo habían recibido leche materna pesaban un poquito más que los que habían recibido suero glucosado. La explicación era que estas madres empezaban a dar de mamar antes y lo hacían más a menudo, y por lo tanto, les subía la leche más rápido y en mayor cantidad que a las madres de los niños que habían recibido suero glucosado.

La mayoría de los niños puede esperar a la leche de su madre

En efecto, un niño bien nutrido que nace tras un embarazo a término trae una reserva de alimento. El hígado tiene una gran reserva de azúcar, a la que recurre el niño hasta que sube la leche. Además, los niños nacidos a término suelen tener una buena capa de grasa debajo de la piel, por eso son tan regordetes y tiernos.

Se cuenta la historia de un bebé que fue encontrado al cabo de muchos días al lado de su madre muerta en las ruinas de un terremoto. Todo parecía indicar que había nacido justo tras la catástrofe, no había recibido alimento tras su nacimiento, y sin embargo su estado de salud era aceptablemente bueno porque había echado mano de la reserva de azúcar del hígado y de su grasa subcutánea. Se trata, como es natural, de un caso extremo, pero ten por seguro que la mayoría de los recién nacidos se las arregla bien sin alimento durante unos días.

Además, hoy en día a la mayoría de las madres les sube la leche antes que hace unas décadas, ya que los niños empiezan a succionar del pecho nada más nacer y a partir de ese momento maman siempre que quieren.

No debemos olvidar nunca el desastre de la lactancia de hace una generación, consecuencia de las rutinas antinaturales imperantes entonces, no vaya a ser que a alguien le diera por reimplantar aquellas reglas. Se separaba a madre e hijo tras el parto, el niño no tenía acceso al pecho durante el primer día porque se decía que se podía atragantar con la leche materna. Otros argumentaban que, de todos modos, todavía no había leche.

En los días posteriores, sólo le prestaban el niño a su madre durante veinte minutos cada cuatro horas para que le diera de mamar. Sólo tenía permiso para darle un pecho cada vez, y nunca por la noche. Si a ti, lectora, no te dieron el pecho de pequeña, debió ser a causa de aquellas normas absurdas. Probablemente a la ahora flamante abuela, tu madre, le hubiera gustado dar el pecho. No le hagas reproches; puedes dejarle que lea este libro y consolarla con que ella no tuvo ninguna culpa. En aquellos tiempos, sólo aquellas mujeres que por naturaleza producían muchísima leche conseguían sacar adelante la lactancia.

Ahora, la norma en la mayoría de las maternidades occidentales es que sólo se considera la posibilidad de dar un suplemento si el niño ha perdido alrededor del 10 por ciento del peso que tenía al nacer. Y siempre después de valorar la tendencia, porque quizá ya está empezando a recuperarlo. Si el niño no deja de perder peso en un tiempo razonable, una persona con experiencia debe observar una toma. ¿Están madre e hijo en buena posición, como para que la incomodidad no les obligue a finalizar la toma antes de tiempo? ¿Está la boca del niño bien colocada en el pecho? Si todo es correcto, la solución puede ser que madre e hijo se queden un día o dos más en el hospital con un seguimiento adecuado y dediquen esos días exclusivamente a la lactancia. Eso suele solucionar el problema. Si, por el contrario, se le da al niño un suplemento de leche innecesario, se le quita la motivación para succionar y por tanto el estímulo para que los pechos produzcan más leche.

Así, las personas bienintencionadas que dan un biberón innecesario en la clínica pueden haber hecho a la madre y al niño un flaco favor a corto plazo. Su intención era ayudar a ese pobre bebé que lloraba tanto y parecía tan hambriento, o quizá ayudar a la madre para que pudiera dormir sin tener que despertarse para dar el pecho, pero el resultado puede ser un problema de larga duración o el fracaso de la lactancia desde el principio.

La mayoría de las primerizas tienen la subida de la leche unos tres días después del parto. Las que ya habían tenido hijos suelen tenerla antes. Pero la vida es injusta. En algunos casos la leche tarda más en subir. La causa más frecuente es un comienzo menos que óptimo. Y alguna que otra vez he encontrado mujeres como esta madre de cuatro hijos que me dijo:

«A mí no me sube la leche antes de una semana. Ahora ya lo sé y me lo tomo con calma. La primera vez hubo un gran revuelo en el hospital, y yo sentí pánico. Ahora le damos al crío exactamente lo que necesita de suplemento, pero también le dejo que mame mucho rato.» Y, en efecto, al sexto día sus pechos comenzaban puntualmente a producir leche a raudales.

Como parte del esfuerzo para convertir las salas de partos y maternidades en «amigas de la madre y del niño», se elaboraron unos protocolos para decidir qué recién nacidos sanos y a término, capaces de estar todo el tiempo con su madre durante la estancia en el hospital, necesitaban un suplemento. Muchos pediatras destacados participaron en el proyecto, entre ellos los jefes de servicio de grandes hospitales regionales.

La regla principal es que el suplemento sólo debe darse por indicación médica, o sea, cuando el médico lo prescribe. Puede que se trate de niños que no han crecido lo que debieran en el útero o de niños muy grandes. Estos recién nacidos están algo más expuestos a sufrir hipoglucemia, lo que en el peor de los casos puede dar lugar a convulsiones y otros problemas. Estos niños no siempre pueden esperar a que su madre tenga más cantidad leche, pero de todos modos se les pone al pecho; la leche de su madre es lo mejor para ellos. En alguna rara ocasión se da un suplemento una sola vez, ¡pero nunca con biberón!, por indicación «enfermérica», para calmar a un niño inconsolable y una madre exhausta. Cuando al niño se le deja estar todo el tiempo con su madre y mamar con frecuencia, casi nunca es necesario recurrir al suplemento.

Suplementos tras la vuelta a casa

Si, al volver a casa, tu hijo aún no ha empezado a aumentar de peso, no dejes pasar mucho tiempo y llévalo a pesar a los pocos días, ya sea al hospital o al centro de salud. Algunos niños pasan un período que parece cuesta arriba, en el que estan intranquilos y aumentan poco de peso, antes de que la lactancia se establezca definitivamente. Hay que observar cuidadosamente a estos niños.

Tras un tiempo, el niño tiene que empezar a subir de peso, aunque no necesariamente va a seguir las curvas de la gráfica. Si no sube de peso, necesitas ayuda para descubrir la causa. ¿Es debido a la técnica para mamar? ¿Está el niño amarillo por ictericia, apático o enfermo? En cualquier caso, será de gran ayuda pasar unos días descansando mucho, bebiendo y comiendo bien, y sin hacer nada más que darle el pecho a todas horas. Otras veces hay que buscar soluciones más originales.

La madre de Pål tenía los pechos llenos por la mañana, pero no tanto por la noche. Era entonces cuando él mamaba más tiempo y con más energía, y eso estimulaba los pechos para producir todavía más leche a la mañana siguiente. La madre no conseguía cambiar este ritmo, y necesitaba más tiempo para dedicarse a sus otros hijos por la tarde y noche, porque durante el día estaban en la guardería. Así es como se organizó: por la mañana, cuando tenía mucha leche y poca prisa, se sacaba a mano una buena cantidad de la leche grasa del final, y la dejaba en la nevera para más tarde. Por la tarde y noche, después del pecho, papá le daba a Pål como postre las preciadas gotas de leche que su madre se había sacado esa mañana, mientras ésta leía un cuento a los otros hermanos. A veces también seguían este sistema por la noche, si la madre estaba muy cansada. El padre le daba la preciada leche materna con un vasito, y tenía tanto miedo de derramarla que empezó a usar un babero de plástico rígido de los que tienen un bolsillo, para recoger inmediatamente la leche que se caía y que no se desperdiciara.

Inger tuvo un buen comienzo con la lactancia; pero después de tres meses, de repente, el peso de su hijo se quedó estancado. Resulta que el bebé había empezado a dormir toda la noche dos semanas antes. Por supuesto, a Inger le parecía que era una maravilla, pero prefirió volver a dar el pecho por la noche a tener que dar el biberón con leche artificial. Una sabia decisión. La cantidad de leche aumentó, y el problema se solucionó. No es de extrañar. Las hormonas de la lactancia alcanzan su nivel máximo cuando el bebé mama por la noche, y esto aumenta la producción de leche para todo el día siguiente.

Claro que no es necesario amamantar por la noche si el niño duerme y a pesar de ello aumenta bien de peso, si no tienes tendencia a sufrir obstrucción de conductos o mastitis, y si no usas la lactancia exclusiva como método anticonceptivo los primeros meses. Sobre esto último puedes leer más en el capítulo 20.

Con la ayuda y los consejos de gente con experiencia, la gran mayoría de las mujeres es capaz de producir suficiente leche para su hijo. A unas cuantas, después de probarlo todo sin resultados, les puede ser útil un medicamento que aumenta los niveles de la hormona prolactina. Esto resulta en un aumento de la cantidad de leche, pero es un método nuevo y poco conocido todavía entre los médicos. Muy rara vez resulta imposible que una madre pueda dar de mamar a su hijo. Puede tratarse de mujeres que, por ejemplo, están gravemente enfermas y deben tomar medicinas muy fuertes. Algunas no tienen suficiente leche porque se han operado los pechos, por ejemplo para reducirlos de tamaño. Es muy raro que los trastornos hormonales en la pubertad hayan dado lugar a que las glandulas mamarias no se hayan desarrollado con normalidad. Se puede sospechar una insuficiencia de tejido mamario si los pechos no cambian en absoluto durante el embarazo y en los días despúes del parto. De todas formas, prácticamente todas las mujeres producen al menos algo de leche, y sus cualidades la hacen muy beneficiosa para el niño, aunque sea necesaria complementarla con leche artificial.

Cuando se debe dar suplemento, el modo de hacerlo es importante. Si simplemente se trata de un complemento de vez en cuando, como cuando alguien se queda con el niño un rato mientras la madre está ausente, lo mejor es dar el suplemento con un vasito o con cuchara. Al final de este capítulo se explica cómo hacerlo. También se puede usar un vaso con pico. El «suplementador» (veáse cap. 16) permite que el niño tome el suplemento y el pecho al mismo tiempo. Ante todo, evita los biberones, porque el niño puede confundirse y luego no mamaría bien.

Ten bien presente que, si empiezas a dar suplemento de manera constante, la cantidad de leche materna disminuirá, porque tu hijo ya no estimulará tanto el pecho.

Dar lactancia mixta es agotador, pero algunas veces es la única solución posible. La madre que tiene que dar pecho y además un suplemento hace un esfuerzo enorme.

Si los suplementos no se van a dar sólo un tiempo, sino de forma permanente, o si no vas a dar nada de pecho, lo más cómodo es usar biberón. La leche adaptada para bebés, preparada industrialmente a partir de la leche de vaca, es mejor que las mezclas caseras a base de leche, como mínimo los primeros seis meses.

¿Qué hay de las vitaminas?

Muchas madres preguntan si es realmente necesario dar aceite de hígado de bacalao o vitamina D cuando se da el pecho. Por si acaso, la recomendación en países (donde en invierno hay muy pocas horas de sol y de hecho en la zona norte el sol no sale en varios meses) es que los bebés reciban vitamina D desde más o menos las cuatro semanas. En Latinoamérica no hay falta de sol; pero algunos niños necesitan suplemento de vitamina D, sobre todo los de piel oscura o aquellos cuyas madres, por motivos culturales o religiosos, apenas salen de casa o van siempre muy tapadas.

Annie me llamó y me dijo que ella no quería dársela, opinaba que debía ser mucho mejor para el niño que ella misma tomara el suplemento de vitamina D. De este modo el inmaduro sistema digestivo del niño se evitaría tener que luchar con sustancias extrañas, y también evitaría ponerse los dos perdidos por darle al niño algo que rechazaba y escupía. Pensaba que con lo que ella aportara a través de su leche bastaría durante una larga temporada y, además, el bebé dormía en su cochecito al aire libre cada día, y ella sabía que esto también aportaba vitamina D.

Claro que Annie tiene razón en parte. Cuando la madre toma vitamina D, su concentración en la leche materna aumenta. Lo mismo sucede con la vitamina C. También es cierto que el mismo bebé produce vitamina D si recibe un poco de sol en su piel. Si un niño pasa una hora al día al aire libre, aunque los rayos del sol no le den directamente, la piel produce suficiente vitamina D para evitar el raquitismo. Sin la vitamina D, el esqueleto no es capaz de absorber calcio, y a los niños se les tuercen las piernas.

No todas las madres primerizas están tan bien informadas como Annie. Me pareció muy bien que se ocupara de su bebé como había sugerido, puesto que estaba convencida de hacer lo correcto. Para la mayoría lo más sensato probablemente sea seguir las reglas establecidas, por si acaso.

¿Cuándo puede empezar a comer otras cosas?

Kirsti tenía los pechos pequeños, así que estaba encantada con su nueva imagen durante la lactancia. Tenía que dar de mamar con mucha frecuencia, a veces cada hora durante el día. ¿Quizá porque el depósito tenía poca capacidad? Después de un tiempo, acabó pensando que su vida era un único largo día de dar pecho y nada más. Hasta donde yo podía ver, hacía todo lo correcto y el niño mamaba con energía. Era de altura normal para su edad, pero delgado. Cuando tenía cuatro meses, Kirsti empezó a complementar el pecho con pequeñas porciones de alimentos sólidos.

El bebé no debe recibir nada que no sea leche hasta los cuatro meses. Lo mejor es la lactancia exclusiva durante los primeros seis meses, pero está claro que las mujeres somos diferentes unas de otras. Algunas, por naturaleza, son grandes productoras de leche, otras tienen que trabajárselo para tener leche suficiente. Kirsti continuó dando el pecho en cada comida, siempre antes de ofrecer otra cosa, y por tanto su niño fue básicamente alimentado con leche materna.

Parece que lo ideal es empezar a dar alimentos sólidos alrededor de los seis meses de edad. Entonces el niño está maduro para «masticar», tragar y digerir la comida. Empieza a estirar la mano y a servirse por sí mismo. Si no se le da la oportunidad de hacerlo más o menos por esta época, puede que más tarde le sea más difícil empezar a comer alimentos sólidos. Lo mismo que para dejar el pañal, parece que hay un período especial en que el niño está preparado, y entonces debe dejársele que pruebe.

Alrededor de los seis meses ocurre también que muchos niños necesitan el hierro de una alimentación variada. Hasta los seis meses la lactancia materna es precisamente la mejor protección contra la anemia, porque el hierro de la leche materna es tan fácil de digerir que se absorbe muy bien en el intestino. Pero si la madre elige la lactancia exclusiva más allá de los seis meses, algunos niños tienen valores bajos de hemoglobina.

Después de los seis meses, algunos niños a los que no se han ofrecido otros alimentos además del pecho aumentan de peso más lentamente que los bebés que reciben una alimentación más variada. No hay, por tanto, ninguna ventaja especial en mantener la lactancia exclusiva después de los seis meses, pero sí que es muy importante que el niño continúe recibiendo leche materna, junto a otros alimentos, durante un largo período.

Todo parece indicar que es beneficioso introducir los nuevos alimentos muy despacio, uno a uno. Ofrécelo en pequeñas porciones para que pruebe, bajo el amparo de abundante leche materna. Es así como lo hacen otras especies de mamíferos. Hoy en día se cree que una introducción cuidadosa de los alimentos sólidos puede contribuir a proteger contra la alergia y contra la celiaquía (intolerancia al gluten). En Suecia hay una gran incidencia de celiaquía, y se cree que es debido a la costumbre de dar a los niños cereales mezclados con la leche del biberón desde muy temprana edad.

¿Leche de vaca?

Hay quien no desea que su hijo tome leche de vaca si no es imprescindible, y por ello usa su propia leche materna para hacer la papilla de cereales. Esto es por supuesto fantástico, y contribuye a facilitar la transición a otra comida. Si no te es fácil sacarte leche, o no tienes ganas, se puede mezclar la papilla de cereales con agua o con leche artificial para bebés.

Continúa la discusión entre los pediatras y los expertos en nutrición acerca de cuándo el niño puede empezar a tomar leche normal de vaca, sin mezclar, tal y como la bebemos el resto de la familia. Hace ya años un estudio descubrió que, en un grupo de niños que recibían leche de vaca normal antes de cumplir el año, algunos tenían pequeñas hemorragias intestinales, lo que no ocurría con los niños del grupo de control que tomaban leche adaptada.

Por eso muchos médicos recomiendan que se espere hasta que el niño cumpla un año para darle leche de vaca normal. Pero los expertos no acaban de ponerse de acuerdo. Si eliges darle a tu hijo leche de vaca entera entre los seis meses y el año, es mejor calentarla primero hasta que hierva un momento y después dejarla enfriar. Así se rompen algunas de las proteínas más grandes y el estómago del pequeño tolera mejor la leche.

Antes de dar suplemento, en los primeros cuatro o seis meses:

- Comprueba que has seguido todos los consejos para conseguir la lactancia exclusiva.
- Piensa en todo el trabajo extra que supone dar el biberón, comparado con dedicar un poco más de tiempo a dar el pecho.

Recomendaciones para la alimentación de los bebés:

- Los bebés deben recibir leche materna como único alimento durante los primeros seis meses.
- Deben seguir tomando el pecho durante todo el primer año, por lo menos.
- Si no es posible dar el pecho, o si hay necesidad de otra leche además de la leche materna, debe usarse leche adaptada hasta el año.

- Cuando el bebé tiene seis meses, se empiezan a ofrecer gradualmente otros alimentos, como complemento a la leche materna.
- Los nuevos alimentos se pueden introducir como muy pronto a los cuatro meses, pero no antes.
- Es importante que el gluten se introduzca gradualmente mientras el niño todavía toma pecho, y que no se den al principio grandes cantidades de trigo, sino otros cereales con menos gluten (cebada, centeno, avena).
- Tu médico te dirá si conviene darle vitamina D a tu hijo.

Cómo dar un suplemento con vasito o con cuchara

- Mantén al bebé sentado lo más erguido posible.
- Si hace falta, envuelve bien sus brazos en la mantita.
- Usa un vasito pequeño o un vaso de plástico flexible para medicinas.
- Coloca el borde del vaso o de la cuchara sobre el labio inferior.
- Deja que el líquido apenas entre en contacto con la lengua del niño.
- Es mejor dejar que el niño lama la leche con movimientos de la lengua y de los labios.
- No pongas mucho cada vez para que no se atragante.

Cuando el niño está preparado para tomar otros alimentos

- Empieza con pequeñas porciones para que pruebe un poco.

- Introduce un alimento cada vez, espera unos días antes de empezar con otro alimento.
- Dale el pecho con cada comida, preferiblemente antes de cualquier otra cosa.

16

Niños de biberón

PUEDEN SER MUCHAS las razones por las que tu hijo no toma pecho. ¿Quizá empezaste a darle, pero las complicaciones o las circunstancias de la vida hicieron necesario que lo dejaras? ¿Quizá padeces una enfermedad que te obliga a tomar medicinas fuertes que el niño no tolera? ¿Quizá te operaste los pechos para reducirlos y a raíz de ello no sale nada de leche? ¿O quizá tu hijo es adoptado? También puede ser que precisamente tú seas una de las mujeres (afortunadamente muy pocas) que no producen suficiente leche, por mucho que den el pecho y por mucha ayuda que reciban.

Hoy en día, 99 de cada 100 madres en países desarrollados dan el pecho a sus hijos en los primeros días tras el parto. Después de tres meses son casi el 90 por ciento las que siguen dando el pecho. Como la lactancia es ahora tan común, resulta mucho más duro no producir leche propia para su hijo. Algunas se sienten catalogadas como madres de segunda categoría, y experimentan que su entorno cercano reacciona de manera negativa cuando sacan el biberón en vez del pecho.

Eso hace mucho daño. Me preguntaron en una entrevista en televisión acerca del problema de la presión para amamantar y yo aproveché la ocasión para decir directamente a las cámaras: «si ves a una madre darle biberón a un bebé, ten en cuenta que ella tiene una buena razón para no darle pecho a su hijo. No se lo hagas más difícil con comentarios o miradas. ¡Es tan buena madre como las demás!».

Hay muy pocas mujeres que eligen voluntariamente no dar el pecho. Puede que se trate de alguien cuyos familiares y amistades le han convencido de que la lactancia es un rollo o una esclavitud. Si alguien te comenta algo parecido, echa una mirada a los capítulos sobre lactancia y sobre la leche materna antes de tomar una decisión final. En alguna rara ocasión la elección se debe a factores psicológicos. Me he encontrado con víctimas de incesto que no soportan que les toquen los pechos en ninguna situación, pero también algunas de ellas manifestaron que precisamente el hecho de usar los pechos para amamantar borraba los malos recuerdos.

No importa cuál sea el motivo, en el caso de que tu hijo vaya a ser alimentado total o parcialmente con biberón, tendrás que esforzarte para no perder algunas cosas que con la lactancia materna vienen por sí solas.

Interacción y cercanía durante la toma

Anneke y Kjell se pusieron en contacto conmigo antes de viajar a Colombia para recoger a su hijito adoptado. Habían oído que también las madres adoptivas pueden dar el pecho. En efecto, a veces es posible, sobre todo si los pechos se han desarrollado durante un embarazo anterior, y si el bebé está dispuesto a mamar con energía. Este no era el caso de Anneke. Su pequeño Karl Juan iba a ser un niño de biberón.

Anneke y Kjell habían deseado mucho tiempo este hijo. Habían pensado mucho en su alimentación, querían que se pareciera lo más posible a la lactancia. Anneke (o Kjell) abrazaban fuerte al niño, para que Karl Juan sintiera el calor y los movimientos respiratorios de un cuerpo adulto mientras comía. Le sujetaban de modo que pudiera ver una cara adulta amorosa todo el tiempo. Le hablaban en voz baja. Su barbilla siempre descansaba sobre piel desnuda, ya fuera un brazo, un pecho palpitante... Tras un tiempo, empezó a tocarles con sus manitas. Disfrutó de la seguridad que da el olor corporal de axilas conocidas.

Cuando estaba intranquilo, en vez de darle un chupete, le dejaban chupar un dedo adulto limpio para que sintiera también el contacto de la piel dentro de su boca. Anneke le dejó chupar de su pecho. El niño no estaba muy interesado, no tenía experiencia en ese tipo de cosas. Ella se untó un poco de leche artificial en el pezón. Más tarde probó con algo dulce. Entonces él se quedaba allí tumbado y chupaba durante un rato mientras la observaba maravillado. «Lo más difícil de dejarle usar mi pecho para calmarse chupando fue que la gente que nos rodeaba creía que me faltaba un tornillo. Que había deseado tanto un hijo durante tanto tiempo que me había vuelto tarumba y me imaginaba que podía dar el pecho. Yo sólo decía que la boca es una zona muy sensible a la que también le beneficiaba el contacto piel con piel. Y además podía ser bueno para la posición de sus dientes. Pero normalmente lo hacíamos en casa, en privado», me escribió Anneke en una larga carta para contarme cómo les había ido.

Varias madres adoptivas que conozco han usado un suplementador de lactancia. Es un recipiente de plástico que se cuelga alrededor del cuello de la madre. De él sale una delgada sonda que se adhiere al pecho. Cuando el niño mama, recibe tanto la leche artificial del suplementador como la leche que pueda haberse producido en el pecho. La sonda también puede conectarse a un biberón o a un vasito. Tu comadrona o el grupo de apoyo a la lactancia pueden indicarte dónde conseguir un suplementador. Una de las madres adoptivas que conozco, que había dado el pecho algunos años antes, consiguió al cabo de unas semanas tener suficiente leche para dar de mamar en exclusiva durante un tiempo. Por otra parte, la mayoría de las mujeres que adoptan usan biberón y están satisfechas.

Se ha observado que los niños alimentados con biberón no se desarrollan tan bien en todas las áreas como los niños de pecho. La pequeña diferencia puede deberse al menos en parte a que algunos niños de biberón se pierden la estimulación que los niños de pecho reciben automáticamente. Los estudios más antiguos provienen, por ejemplo, de instituciones donde los niños comían solos en sus cunas, con el biberón apoyado en la almohada. Todavía hoy los padres agotados pueden sentirse tentados de hacerlo así en un momento de apuro. Los padres de gemelos pueden consolarse con que los niños se estimulan y hacen compañía mutuamente. Pero en general, debe evitarse dejar al niño solo con un biberón. Y no lo pongas a dormir con el biberón en la boca. Según un estudio norteamericano, esto aumenta el riesgo de asma y de posteriores problemas respiratorios. En cada comida el niño necesita calidez y estimulación, contacto piel con piel y contacto visual, sonidos armoniosos en su oído y olor corporal en su nariz.

Guri, una chica de dieciocho años, no pudo hacerlo así. Ya bastantes problemas tenía consigo misma. Era drogadicta cuando se quedó embarazada, pero consiguió dejarlo y pudo quedarse con el bebé. Tras el parto, el pequeño se mostraba irritable y exigente. A Guri, la lactancia le parecía complicada y agotadora, y pronto se dio por vencida. Tras volver a casa, se les hizo a ambos un seguimiento especial. El niño se desarrollaba mal, y se temía que tuviera dañado el cerebro. Entonces se descubrió que la pobre Guri se sentaba apática y falta de interés cuando alimentaba al niño. Ni le hablaba ni le hacía carantoñas. A menudo le dejaba en el cochecito con el biberón para poder ella disfrutar al menos de ese momento en paz. Cuando Guri recibió ayuda y se le enseñó a ofrecer contacto y estimulación a su hijo durante las tomas, el niño empezó a mostrarse más espabilado. Guri estaba más contenta también, y más interesada en su hijo cuando le ayudaron a comprender las respuestas del bebé. Actualmente les va bastante bien a ambos, aunque todavía necesitan apoyo.

Leche artificial

Es cierto que crecen niños preciosos sin una gota de leche materna. Como me dijo un tipo enorme y entusiasta, un chicarrón del norte que no quería admitir que la leche materna era tan importante: «sólo tienes que verme a mí. ¡No tuve un pezón en la boca hasta que tuve novia!».

La moderna leche artificial está basada en leche de vaca, especialmente tratada y adaptada en varios aspectos para hacerla fácilmente digestible y asimilable por el bebé humano. Se le añade hierro, minerales y vitaminas. Las grandes proteínas de la leche de vaca se disocian en moléculas más pequeñas. Hasta 1996, en algunos países se añadían productos procedentes del cerdo a la leche artificial. Hoy día ya no se hace, para alivio de los musulmanes y de muchos otros.

Desde que se supo que la grasa de la leche materna es especialmente beneficiosa para el desarrollo del cerebro y la vista del recién nacido, se trabaja para añadirle a la leche artificial ácidos grasos omega 3 parecidos a los de la leche materna. Estas leches ya se encuentran en el mercado, aunque de momento no se tiene experiencia a largo plazo con su uso. Tales ácidos grasos se supone que son muy buenos para el niño. En todo caso nunca antes se había producido un sustituto de la leche materna tan bueno como la moderna leche artificial. ¡Si tu hijo necesita un sustituto para tu leche, alégrate de que le haya tocado vivir en esta época!

Ventajas del biberón

Los inconvenientes son claros: el niño se pierde las especiales cualidades de la leche materna y la mujer se pierde las ventajas que le reporta la lactancia. Pero el biberón también tiene ventajas. Puedes ver cuánto toma el bebé, y no tienes que preguntarte si llora por hambre. La composición de la leche artificial es relativamente constante, no depende de lo que comas y bebas, o de las medicinas que tomes, o de la hora del día.

Es más fácil para papá u otros relevarte en las comidas. Hay a quien le parece que poder alejarse del bebé con facilidad es una ventaja. Sin embargo, la experiencia demuestra que las madres que dan biberón pasan igualmente con su bebé la mayor parte del tiempo. En lo personal, te libras de posibles problemas en los pechos, como inflamación o grietas. Por otro lado, quizá pasaste por un período especialmente duro al principio, cuando quedó claro que tu hijo no iba a ser un niño de pecho.

Preparación de la leche artificial

Sigue cuidadosamente las instrucciones del envase cuando prepares el biberón. Si pones demasiado polvo, será demasiado fuerte para el estómago del niño, demasiado concentrada para su organismo. Por mucho que quieras a tu hijo, no es momento de ser «generosa». Si, por el contrario, no pones suficiente polvo, la leche será aguada y poco nutritiva.

Aunque en tu localidad el agua del grifo sea en general pura y sin gérmenes, se recomienda hervirla antes de mezclarla con el polvo. Compra al menos seis biberones de manera que no tengas que hervirlos o esterilizarlos más de una vez al día. Hierve los utensilios al menos durante cinco minutos después de haberlos limpiado. Cuando el bebé es pequeño, todos los utensilios deben manipularse de este modo.

A muchos padres les resulta cómodo preparar de una vez la leche para todo el día, pero no debe permanecer preparada más tiempo. La leche puede mantenerse en una nevera durante veinticuatro horas, mejor que no sea en la puerta, pues ésa es la zona más caliente de la nevera. La leche artificial preparada se estropea si está mucho tiempo a temperatura ambiente.

Otros padres van preparando los biberones de uno en uno, según los necesitan. Es lo mejor si se va a viajar o cuando no se tiene. la posibilidad de conservarlos en frío. La leche en polvo se conserva bien, y suele ser fácil conseguir agua hervida. Pon primero el agua en el biberón. También puedes llevar contigo un biberón estéril lleno de agua hervida, que puede mantenerse varias horas a temperatura normal. Cuando lo necesites, añade la cantidad exacta de polvo, ponle la tapa y el anillo y agítalo bien antes de colocar la tetina.

Para los bebés más pequeños es mejor que la leche tenga más o menos la temperatura del cuerpo. Calienta el biberón metiéndolo en un recipiente con agua caliente, después de haber quitado la tetina. Comprueba la temperatura dejando caer algunas gotas en el interior de tu muñeca. Ten cuidado al calentar el biberón en el microondas, pues puede que no se caliente de manera uniforme. Algunas partes pueden estar quemando aunque el resto parezca a la temperatura adecuada. Para evitarlo, mezcla y agita bien primero, y comprueba la temperatura cuidadosamente.

Pon el biberón boca abajo y mira a qué velocidad sale la leche. Lo adecuado es que caigan dos o tres gotas por segundo. Si el agujero es demasiado pequeño, chupar resulta agotador. Los agujeros grandes dejan que la leche caiga demasiado deprisa, y el niño no consigue calmar su necesidad de succionar.

Afloja el anillo todo lo que puedas pero de modo que todavía esté bien colocado y no se caiga. De este modo entra aire en el biberón mientras el niño chupa para que no se haga el vacío, pues en ese caso la tetina se colapsaría y el niño tendría que chupar más y más fuerte para sacar la leche.

Cómo dar un biberón

Primero, estimula con los dedos los reflejos del niño acariciándole un poco los labios y la mejilla más cercana a ti. Verás que empieza a mover los labios, a abrir la boca, a buscar un poco y a volverse hacia ti cuando estimulas su mejilla. Así se prepara para chupar y se pone en marcha el proceso digestivo. También puedes dejar caer algunas gotas de leche en su boca para que reconozca el sabor.

Mantén el biberón en ángulo de modo que la tetina siempre esté llena de leche, y no de aire. Si la tetina se colapsa porque se hace el vacío, gírala un poco dentro de la boca del niño, para que entre aire. Sácale el biberón en cuanto esté vacío.

Es normal que haga pausas mientras chupa. Para un niño pequeño es agotador tener que chupar y respirar a la vez. Si se duerme durante la toma, puede ser buena idea retirar el biberón e incorporar al niño para que eructe. Muévelo un poco, dale suaves palmaditas en el trasero o en la espalda. Al tomar el biberón se acumula aire en el estómago, y eso puede dar una falsa sensación de saciedad. Después de eructar, puedes ofrecerle el biberón de nuevo. Pero al final vuelve a incorporárlo para hacer el eructo, para que no se quede hinchado y con dolor de barriga por el aire que haya tragado.

Lactancia mixta

Algunas madres dan tanto leche materna como leche artificial. Puede ser agotador, pero permite hacerse con algunas de las ventajas de ambas. No empieces a usar biberón mientras todavía haya esperanza de que el niño vuelva a la lactancia materna exclusiva. Dale la leche con un vasito o un suplementador. Si está bien claro que vas a continuar con el suplemento, ofrece el pecho primero y después el biberón.

Marianne no tenía ningunas ganas de dar el pecho. Tanto su madre como su hermana habían dado biberón a sus hijos. En su familia era una tradición. Además, Marianne creía que los pechos se afeaban por la lactancia. Es un error. Los cambios más grandes en los pechos suceden durante el embarazo. La mayoría de las mujeres están muy satisfechas con sus pechos al acabar la lactancia, si es que ya lo estaban antes. La matrona del hospital intentó convencer a Marianne para que diera el pecho, y ella accedió a regañadientes. Pero tuvo grietas y le parecía que su bebé lloraba mucho. Ya en casa, sus experimentadas parientes le aconsejaron el biberón. Marianne aguantó un tiempo, pero después de empezar a dar biberón en tomas alternas, tuvo cada vez menos leche. Cuando el bebé tenía cuatro semanas, lo destetó. Es su derecho.

Si estás pensando empezar con biberón porque tienes poca leche, recuerda que a partir de los cuatro meses es posible dar pequeñas cantidades de alimentos sólidos además del pecho, lo que quizá haga innecesario el biberón. De todos modos, a los seis meses se empieza a dar alimentos sólidos.

Perdónanos, porque sabemos lo que hacemos

Para terminar, tengo ganas de pedir perdón a algunas de ustedes. Ya sé que a veces a algunas les duele que los medios de comunicación, el personal de salud y las asociaciones en pro de la lactancia destaquen todo el tiempo las muchas ventajas de la leche materna, en gran parte con mi ayuda.

Recuerdo la sorpresa y la tristeza que yo misma experimenté cuando tuve que darme por vencida y destetar a mi hijo mayor con seis semanas, y es que había pensado que esto de la lactancia sería coser y cantar. Pero también fue un alivio, y había que ver cómo disfrutaba él con su biberón. Para mí fue un incentivo: había que hacer algo al respecto.

Hoy en día, cuando casi todas las mujeres consiguen amamantar, tener que dejarlo es, por supuesto, mucho más duro. Recientemente M. me envió una carta después de haber leído un artículo en *Aftenposten*, el periódico noruego más respetado y de mayor tirada: «a mi primer hijo, y para mi gran desespero, tuve que empezar a darle biberón a las tres semanas. Desde entonces me he dado realmente cuenta de la "invasión" de artículos sobre la lactancia. Sin buscarlo, me encuentro bombardeada por montones de información acerca de todos los peligros a los que el niño está sometido porque yo no fui capaz de darle el pecho. Ahora, después de cuatro meses, me he reconciliado con ello, y ya no me echo a llorar cada vez que leo uno de estos artículos, pero sigue siendo deprimente».

Lo verdaderamente triste en el caso de M. es que sonaba como si no hubiera recibido ayuda suficiente. Estaba resentida por ello, y yo le dí la razón. Al mismo tiempo, en mi carta de respuesta, intenté explicarle que la información acerca de las buenas propiedades de la leche materna es uno de los medios más importantes de los que disponemos para motivar al personal de salud para que sea más eficaz a la hora de ayudar a las madres con la lactancia. En un amplio estudio sobre mujeres que habían tenido que abandonar la lactancia, me dio la impresión de que muchas de ellas podrían haber remontado las dificultades si alguien las hubiera ayudado. Hice un trato con M. para que la próxima vez que tenga un hijo, se ponga en contacto conmigo con suficiente antelación; creo que podremos ayudarla. Mientras tanto le he pedido que disfrute de su niño de biberón y se diga a sí misma con voz firme: «recuerda, eres una madre excelente aunque des el biberón. ¡Existen muchas maneras de dar alimento y amor!».

Asegúrate de que, mientras toma el biberón, el niño

- Sienta un cuerpo caliente que le abraza.
- Tenga contacto piel con piel.
- Tenga contacto visual cuando lo desee.
- Pueda oír tu voz.

¿Cuánto alimento necesita el niño?

- Cada veinticuatro horas el niño necesita en total unos 150 ml. de leche por kilo de peso corporal.

Ejemplo 1: un niño de cuatro kilos necesita unos 600 ml. de leche cada veinticuatro horas. Si se le alimenta cada cuatro horas, serían seis tomas al día, y por lo tanto, 100 ml. por biberón.

Ejemplo 2: un niño de seis kilos necesita unos 900 ml. de leche cada veinticuatro horas. Repartidos en seis tomas al día, serían 150 ml. por biberón.

- También los niños de biberón tienen un apetito variable, y algunos necesitan alimentarse con más frecuencia. En este caso, la cantidad de leche de cada toma se reduce de forma correspondiente.

Preparación de la leche artificial

- Pon agua recién hervida en un vaso medidor que tenga pico y que esté previamente esterilizado. Otras veces, el mismo biberón sirve para medir la cantidad de agua.
- Mide la cantidad de polvo cuidadosamente, enrasa la medida pasando un cuchillo por encima.
- Añade el polvo, remueve bien con una cuchara limpia hasta que se haya disuelto por completo.
- Vierte la mezcla de leche directamente en el biberón, si es preciso a través de un embudo esterilizado.
- Coloca la tetina en el biberón, sin que toque la leche.
- Pon la cubierta, aprieta bien el anillo, pon la tapa.

Después de la toma

- Tira la leche sobrante que hayas calentado.
- Aclara el biberón con agua fría, poniendo especial atención en la tetina.
- Lava todas las partes con agua caliente y jabón, usando una escobilla especial para biberones.

- Aclara concienzudamente.
- De vez en cuando, la tetina se frota con sal gorda, se aclara bien, y se comprueba que los agujeros estén abiertos. Para ello se puede usar una aguja gruesa si hace falta.

17

El desarrollo del niño

CUANTO MÁS PEQUEÑO es el niño, menos control voluntario ejerce sobre sus movimientos. Al principio predominan los músculos flexores. De la misma manera que dentro del útero, el niño permanece con los puños apretados y dobla brazos y piernas hacia el cuerpo.

Reflejos

Harald estaba increíblemente orgulloso del vigor de su hijo recién nacido. Ponía sus grandes índices dentro de los pequeños puñitos apretados y demostraba lo fuerte que era su bebé: «¡miren, se aguanta solo!». Harald era médico y conocía los reflejos de los recién nacidos. Lo que mostraba era el reflejo de prensión, que es tan fuerte que muchos recién nacidos, en efecto, pueden colgarse con sus manos. Es el mismo reflejo que permite a la cría del chimpancé agarrarse fuertemente al pelo de su madre. «¡Míralo, el rey de los monos!», le regañó

Harald tiernamente a su hijo cuando este se le agarró al pelo del pecho y tiró con fuerza.

Harald hizo creer a sus familiares y amigos que el pequeño Halvor era el más listo del mundo. ¡Y no digamos cuando afirmó que su hijo podía andar nada más nacer!

Colocó las diminutas plantas de sus pies sobre una superficie firme, y el niño estiró entonces las piernas y sostuvo el peso de su cuerpo sobre los pies. Cuando Harald le dobló un poco hacia delante, el bebé empezó a «andar» por la mesa.

Padre e hijo tenían más números estelares en su show. El padre sujetaba el tronco de su hijo bajo las axilas y le levantaba de manera que el dorso de sus pies rozaba el borde inferior de la mesa. Entonces el niño levantaba los pies y los colocaba encima de la mesa. Es el llamado reflejo de subir escaleras. El mismo reflejo se desencadena cuando se estimula el revés de la mano, pero aparece un poco más tarde en el desarrollo.

La verdad es que todos nosotros fuimos niños así de prodigiosos. No tiene nada que ver ni con la inteligencia ni con una destreza física extraordinaria. Los reflejos son automáticos y muchos de ellos desaparecen después de un tiempo. Es bastante divertido reconocerlos y admirarlos en tu hijo.

Los reflejos más importantes para la supervivencia del recién nacido son el reflejo de búsqueda, que hace que la boca se vuelva hacia cualquier cosa que roce su mejilla; el reflejo de succión, que hace que el niño chupe cuando algo roza su paladar, y la habilidad de llevarse la mano a la boca. Todos ellos tienen el propósito de conseguir comida. Después de tres o cuatro meses el reflejo de prensión de las manos prácticamente ha desaparecido. Por esa época desaparece también el reflejo de Moro, que hasta ahora obligaba al niño a hacer aspavientos con los brazos, sobresaltado, cuando tenía la sensación de que la superficie sobre la que descansaba cedía de repente.

Crecimiento físico

Este hijo, del que Harald estaba tan orgulloso, al nacer sólo conseguía levantar la cabeza con sacudidas bamboleantes y no podía mantenerla erguida durante mucho tiempo. Se desarrollaba más o menos al mismo paso que la mayoría de los bebés, aunque es evidente que hay márgenes de variación de niño a niño.

Después de un tiempo, el control de Halvor sobre su cabeza fue aumentando, y con dos meses podía sostenerla con estabilidad cuando lo tumbaban boca abajo. Cuando veía a sus padres, todo su cuerpo entraba en actividad, abría la boca, agitaba los brazos, y parecía una foca que mueve sus aletas, al mismo tiempo que estiraba las piernas, rígidas de impaciencia y anticipación.

A los tres meses Halvor levantaba no sólo la cabeza, sino también el pecho cuando se apoyaba en los brazos, y tumbado boca abajo empezó a «nadar» con brazos y piernas. Podía girarse para ponerse boca arriba, pero después no podía volver a girarse boca abajo.

Más o menos a los cuatro meses podía sujetar la cabeza erguida en casi todas las posiciones, girarla y seguir atentamente con la mirada todo lo que sucedía a su alrededor. Podía balancearse sobre la barriga con los brazos y piernas levantados como si fuera un balancín. Más o menos en esa época empezó a agarrar las cosas a voluntad, y cuando conseguía sujetar un juguete con la mano sonreía radiante de felicidad.

Más tarde se estiraba hacia las cosas y sujetaba objetos cada vez más pequeños usando sólo los dedos, en vez de todo el puño. Cuando tenía unos cinco meses, después de mucho intentarlo, consiguió girarse también para ponerse boca abajo cuando estaba boca arriba. De vez en cuando se agarraba los dedos de los pies y los tocaba interesado. A su orgulloso padre otra vez le pareció que Halvor era único en el mundo cuando llegó incluso a chuparse el dedo gordo del pie.

Alrededor de los seis meses, Halvor se sentaba con algo de apoyo; pero perdía el equilibrio de vez en cuando, o bien terminaba con la barbilla entre las rodillas. También levantaba la cabeza mientras estaba tumbado de espaldas y se contemplaba satisfecho los dedos de los pies o el pene. Empezó a cambiar los juguetes de mano.

La familia tenía que tener cuidado, porque todo lo que caía en sus manos se lo llevaba a la boca. Así es como también empezó a probar la comida del resto de la familia. Roía cortezas de pan, de repente metía la mano en la mermelada y se la chupeteaba satisfecho. Era evidente que estaba listo para probar sabores nuevos además de la leche materna, si es que le dejaban. Fue peor cuando se chupó el dedo lleno de mostaza o cuando agarró de improviso el tubo de crema hidratante y lo chupó con ansia...

El desarrollo de los niños sanos sigue un orden más o menos regular, pasando por las mismas etapas. Cuando se trata de niños prematuros es importante calcular su edad corregida, desde el momento en que deberían haber nacido realmente, de lo contrario puede uno preocuparse en exceso. Al revés, puede parecer que los niños que han nacido después de tiempo hacen las cosas antes. Lo que cuenta es, pues, la edad desde el momento de la concepción.

No sirve de nada intentar forzar estas etapas del desarrollo mediante «ejercicios», pero sí es importante que se estimule al niño y se le dé la oportunidad de desarrollarse a la edad adecuada. Si el niño no tiene nada interesante que agarrar, no se esforzará para controlar sus manos y agarrar voluntariamente. Si no se le da la oportunidad de probar otros sabores alrededor de los seis meses, quizá se niegue más tarde.

Los primeros dientes suelen aparecer en algún momento después de los seis meses, pero también pueden empezar a salir mucho después... o antes. Hay incluso niños que ya nacen con algún diente.

Los sentidos

La alimentación, y especialmente la leche materna, permite disfrutar intensamente del gusto y del olfato. No es sorprendente que el recién nacido se gire hacia el aroma de la leche y de su madre. Algunos experimentos han demostrado que los recién nacidos pueden diferenciar gran número de olores.

El tacto es importante para el desarrollo físico del niño. Los niños que no reciben contacto piel con piel y ternura no se desarrollan de manera normal, aunque reciban comida suficiente y se les cuide adecuadamente en los demás aspectos. Los monitos que no han tenido una madre suave a la que aferrarse, no consiguen después ocuparse de sus propios hijos como deberían. Si de todos modos se les permite «practicar» con sus hijos mayores, luego lo hacen un poco mejor con los siguientes...

La mayoría de nosotros, cuando limpiamos o cambiamos al bebé, instintivamente acariciamos su suave cuerpecito y le hacemos carantoñas. Le damos palmaditas para consolarle, y tratamos de calmarle. Muchas culturas lo han puesto en práctica sistemáticamente, dando cada día un masaje al bebé. Puedes encontrar libros sobre ello, y también se hacen cursos de masaje infantil.

Yo no creo que importe tanto la forma de acariciar al bebé, siempre que se haga de manera suave y calmada. Es cuestión de ir probando. ¿Qué parece gustarle más al pequeño? ¿Las ligeras puntas de los dedos, o las grandes y cálidas palmas de las manos? ¿Golpecitos cuidadosos sobre la barriga? ¿Sentirse firmemente agarrado en los muslos y brazos? ¿Palmaditas en la espalda? ¿Mimitos en el cuello o en el culito? ¿O quizá todo junto? A la mayoría de los niños les encanta este tipo de contacto. Puede ser que otros intenten evitarlo. Hay que ir con cuidado e intentar interpretar las reacciones del niño.

El contacto de la piel transmite amor. También incrementa la hormona oxitocina que actúa como tranquilizante y disminuye la ansiedad. La experiencia deja huella. El bebé que ha disfrutado del contacto físico será capaz más tarde de proporcionar contacto. Un ser humano que no descubre pronto en la vida que la ternura se transmite a través de la piel, puede reaccionar más tarde con incredulidad o rechazo. Esto tiene consecuencias tanto para sus futuras relaciones amorosas como adulto como para la forma en que tratará a sus propios hijos.

Al principio la vista funciona mejor a una distancia de unos 25 cm. Es la distancia aproximada al rostro materno cuando el niño mama. El recién nacido enfoca la vista sólo durante cortos períodos de tiempo, pero gira la cabeza hacia la luz. Ya desde el momento de nacer, el niño prefiere mirar una cara más que ninguna otra cosa. Prefiere un óvalo pintado, con manchas que representen los ojos, nariz y boca, a un óvalo de igual tamaño y características y con el mismo número de manchas colocadas en desorden de manera que no representen nada. El niño busca el contacto visual, pero aparta la vista cuando ha tenido suficiente. Respeta las señales que te dé tu hijo.

A las doce horas de nacer, los bebés pueden diferenciar colores; lo sabemos porque en un experimento miraban durante más tiempo a ciertos colores, normalmente el verde y el azul. A las tres o cuatro semanas los bebés siguen con la mirada un objeto que se mueve hacia un lado a unos 10 cm de distancia. Después de los tres o cuatro meses su vista funciona más o menos igual que la de un adulto.

El oído se desarrolla mucho antes del nacimiento. Se ha demostrado que el niño puede reconocer voces, canciones, poesías y cuentos que había oído mientras estaba en el útero. Kari se sentía muy culpable y triste porque no le había cantado a su hijo cuando estaba embarazada. Eso es una tontería. El feto disfruta lo mismo con cualquier cosa que haya dicho su madre a lo largo del embarazo.

Al recién nacido le asustan los ruidos altos, y se calma al oír voces suaves. Pronto se vuelve hacia un sonido que se oye a medio metro de distancia. Pasado un tiempo comprende el significado de los sonidos. Dejar de llorar si oye pasos que se acercan, o se agita cuando los sonidos indican que viene la comida. Muchos niños reaccionan irritados ante ruidos mecánicos, como el de los electrodomésticos.

Lo que más le gusta al niño es escuchar voces, especialmente la típica manera de hablarle a los bebés, con voz aguda y suave y repitiendo expresiones simples. Se tranquiliza y se pone más contento. Después de un par de semanas empieza él mismo a expresar diferentes estados de ánimo con su voz. Los padres que prestan atención consiguen distinguir pronto entre sonidos que significan hambre, cansancio o alegría.

Desarrollo psíquico y social

El recién nacido es feliz contemplando la cara de su madre, y prefiere lo conocido a lo desconocido. Después de un tiempo contemplará a cualquiera que le hable, y mirará juguetes que cuelguen y oscilen en el aire.

La sonrisa social del niño aparece más o menos entre las 44 y 46 semanas después de la concepción. Tiene un significado enorme. La persona que recibe la sonrisa ríe admirado como respuesta, cambia la voz y se pone muy contento y lleno de energía. Alrededor de los tres meses la mayoría de los niños sonríe y balbucea de júbilo cada vez que alguien les habla. El niño agita brazos y piernas y sostiene la mirada de su interlocutor.

Alrededor de los cuatro meses el niño se ríe a carcajadas. Contempla fascinado los juguetes y muestra interés al ver el pecho o el biberón. Cada vez más se gira cuando oye ruidos.

Desde los cinco meses es normal que el niño busque algo que ha perdido o a una persona que se ha ido. Comprende que algo sigue existiendo aunque ya no pueda verlo. Se sonríe a sí mismo en el espejo.

La memoria se desarrolla paulatinamente; el recién nacido puede recordar durante seis a ocho horas. Un ejemplo típico es el niño que ha tenido una experiencia desagradable cuando estaba mamando, por ejemplo la sensación de asfixiarse. Si se repite, pronto empezará a llorar tan pronto como le acerquen al pecho. A las pocas semanas de nacer, el niño recuerda durante dos días, y a los tres meses de edad puede recordar durante más de cuatro semanas. Todo esto es más tiempo de lo que se creía antes.

El temperamento y la personalidad varían mucho de niño a niño. La herencia genética y las experiencias vividas en el útero y durante el parto son diferentes. Algunos bebés son robustos, otros son delicados o irritables. En un estudio se observaba a los recién nacidos; aquellos cuyo temperamento se catalogó como apacible, en general parecían tener después una mejor relación con su entorno, en comparación con los que fueron catalogados como irritables y llorones justo después del parto.

A algunos niños les encanta el contacto físico, se recuestan relajados pegados al cuerpo de un adulto y disfrutan de forma evidente. Otros se erizan y se revuelven cuando los abrazas, y son, con diferencia, más difíciles de consolar. En estos casos es más duro ser mamá o papá.

Se ha demostrado que los niños son más exigentes que las niñas. Probablemente se debe a su propia naturaleza, aunque también la actitud de los padres hacia los chicos y las chicas puede ser diferente. Se ha demostrado que si a un bebé se le viste como niña, los adultos le hablan de un modo diferente que cuando el mismo bebé se presenta como niño. Las consultas sobre problemas con la lactancia son más difíciles cuando se trata de un niño. ¿Se debe tal vez a que los padres reaccionan con mayor inseguridad ante un niño más inquieto?

Se cree que la angustia o la depresión de la madre pueden afectar en cierta medida al niño. Por ejemplo, los hijos de madres que estaban deprimidas durante el primer mes tenían luego más dificultades en controlar sus emociones. Lo mismo puede suceder tanto si el niño recibe insuficiente estimulación física como si, por el contrario, ésta es excesiva. La red social de familia y amistades tiene también gran importancia. Los niños irritables se ponen peor si la madre está aislada y sola con ellos la mayor parte del tiempo. Si te sientes sola o desanimada, cuéntaselo a la enfermera pediátrica. Ella puede ayudarte a contactar con otras personas.

Los niños prefieren ver personas a ver cosas. Es decir, que nacen ya siendo seres sociales. Muchos recién nacidos consiguen imitar a otras personas: se observó a niños de dos semanas mientras contemplaban una expresión facial adulta. Los investigadores sólo podían ver a los niños, y no tuvieron ningún problema en decidir si los bebés copiaban gestos de alegría, tristeza o sorpresa.

Los primeros seis meses el interés del niño se centra en la persona más cercana que le cuida, normalmente la madre. Aunque observa interesado a mamá y a papá, con mayor frecuencia es el adulto quien toma la iniciativa para la comunicación. Los estudios muestran que un papá interesado consigue, después de un tiempo, tener tan buen contacto con su hijo como la madre. Algunos padres y madres son muy activos, hablan, juegan y ríen. Otros son pasivos y tranquilos. Bjørg Røed Hansen concluye en su tesis doctoral, *El primer diálogo*, que lo que determina el desarrollo psicológico del bebé es la atención que se le preste, y no las actividades que se hagan con él. Para poder comprender las señales que el niño emite es indispensable estar presente, prestando atención. Así que no necesitan entretener y estimular al niño todo el tiempo, sino estar con él el mayor tiempo posible, mirarle y escucharle.

Los reflejos del recién nacido le permiten:

- Agarrar todo lo que roce la palma de su mano, y mantenerlo sujeto.
- Buscar algo que toca su mejilla o su boca.
- Chupar todo lo que toque su paladar.
- «Estar de pie», «andar» y «subir escaleras».
- Agitar los brazos sobresaltado cuando cede la superficie sobre la que descansa.

Hitos en el desarrollo psicomotor durante los primeros seis meses:

2 meses	Cuando el niño está tendido boca abajo sostiene la cabeza con firmeza.
3 meses	Ahora el pecho también se levanta cuando está boca abajo, y puede darse la vuelta para ponerse boca arriba.
4 meses	Agarra voluntariamente usando todo el puño.
5 meses	Agarra cosas pequeñas con los dedos. Se da la vuelta para ponerse boca abajo.
6 meses	Permanece sentado con apoyo. Levanta la cabeza estando tumbado de espaldas. Se cambia los objetos de mano.

Recuerda que hay amplias variaciones, lo anterior es sólo aproximado.

Desarrollo psíquico y social:

Desde el nacimiento	El niño mira a quien le habla.
4 a 6 semanas	Aparece la primera sonrisa social.
3 meses	Balbucea y sonríe a todo el mundo. Puede recordar durante varias semanas.
4 meses	Ríe en voz alta y se gira en la dirección de donde provienen los sonidos.
5 meses	El niño busca algo que ha dejado caer.

Presta atención a tu hijo: mírale, háblale, escúchale y respóndele.

18

¿Por qué llora el niño?

ANTIGUAMENTE, EL LLANTO del recién nacido era la señal de que el parto había concluido con éxito. Si el niño no lloraba, se le daba un cachete, se le pellizcaba, se le colgaba de los pies, o se le sumergía alternativamente en agua fría y caliente. Cuando finalmente llegaba el llanto, los que esperaban impacientes fuera de la sala de partos se conmovían y se sentían aliviados. Y es que, claro, el primer llanto es una señal tranquilizadora: aquí ha nacido un niño vivo que respira él solito.

Pero no hace ninguna falta que el recién nacido llore aterrorizado. Hoy en día le miramos con expectación, y si respira bien y tiene buen color no necesitamos que llore. No es normal que las crías de mamífero emitan sonidos violentos en el momento de nacer. No tendría ningún sentido anunciar a bombo y platillo que allí yace una presa indefensa.

También ocurre que los recién nacidos hoy en día tienen muchos menos motivos para llorar, comparados con los de hace una generación. En algunos países, a la mayoría de los niños se les pone inmediatamente sobre la barriga de su madre. Eso les calma y les estimula. Pero todos los niños lloran un día u otro, y la mayoría llora más de lo que sus padres habían esperado, y también mucho más de lo que a sus padres les gustaría.

¿Por qué llora el bebé? Porque es el único medio que tiene para comunicarle al mundo: «aquí estoy. ¡Os necesito!». El llanto es la manera de relacionarse con los padres. El hambre es la causa más común, y así se suele interpretar. La lactancia comienza con éxito precisamente porque el niño emite señales una y otra vez: «¡dame... dame... dame!».

Me siento solo

Bente interpretaba el llanto de su bebé como hambre, y lo ponía al pecho cada vez que lloraba. Un par de días después del parto le subió la leche. El niño aumentaba bien de peso y todo parecía ir bien. Pero tras volver a casa el niño lloraba más y más, incluso algunas veces justo después de mamar. Se prendía del pecho con ansia cada vez que se lo ofrecía, pero lo soltaba pronto, regurgitaba y estaba inquieto. Sus padres probaron a darle un chupete, pero no fue de mucha ayuda.

Después de un tiempo, Bente y Dag empezaron a notar pequeñas variaciones en el llanto. Muchas veces no era tan fuerte, sino más quejoso, como llamando. Fueron probando, y tras un tiempo descubrieron que ese tipo de llanto significaba: «me siento solo, quiero que alguien me abrace, que me lleve en brazos, que me arrulle».

También descubrieron que solía dar mejor resultado si papá Dag respondía precisamente a estos llantos, porque cuando Bente le tomaba en brazos, el niño olía la leche: ¡comida!, y buscaba impaciente el pecho, aunque hiciera poco que lo había soltado. Como en realidad estaba harto, se ponía irritable y pesado, regurgitaba leche y alternaba entre rechazar el pecho y darle chupadas descontroladas.

Así que, cuando estaban razonablemente seguros de que el niño no lloraba de hambre, Dag lo ponía sobre su hombro o lo colocaba boca abajo sobre su antebrazo y paseaba arriba y abajo flexionando las rodillas. Entonces el niño se quedaba completamente callado y miraba con los ojos muy abiertos. En cuanto Dag paraba, empezaba el llanto otra vez.

«Está malcriado», comentó la suegra.

«Está lleno, pero se siente solo», dijo Bente.

«Le gusta ir de paseo con su papi», dijo Dag orgulloso. Después de tres meses, Dag aseguraba que había marcas profundas en el parqué, y que habían recorrido juntos muchísimos kilómetros.

«Bueno, es un buen ejercicio», afirmó Dag, en pie y haciendo cientos de flexiones de rodillas con su hijo al hombro, no poco orgulloso de ser precisamente él quien mejor podía apaciguar su llanto.

En un estudio finlandés, tres de cada cuatro madres dijeron que sus hijos solían llorar «llamando» o «flojito». Casi todas las madres sentían que el llanto del niño despertaba en ellas una necesidad de consolarlo. Una de cada cuatro pensaba que el niño lloraba «con fuerza», pero sólo unas pocas interpretaban el llanto como «enfado». A muchas les parecía que era «molesto» o «irritante». Sólo unas pocas describían el llanto como «alarmante» o decían que les provocaba «sensación de fracaso».

¿Dejarle llorar?

¿Entonces no se puede dejar que el bebé llore? Hombre, poder, se puede, no creo que llore hasta morirse. Durante algunas décadas se decía que llorar era bueno para el bebé, que fortalecía los pulmones. Es posible que sea así, pero ¿qué consecuencias tenía para el propio bebé? He oído decir a un psicólogo que un niño pequeño que envía sus señales de emergencia más fuertes sin que nadie le conteste puede convertirse más adelante en un adulto que tiene dificultad para sentirse completamente seguro y amado. Suena bastante lógico.

Algunos expertos opinan que si el bebé siente que no tiene ninguna influencia sobre su propia situación, puede llegar a ser un individuo pasivo que fácilmente se da por vencido. Tal vez por eso el llanto de un niño nos afecta de tal modo que la mayoría de nosotros nos vemos empujados a hacer algo para que cese. Si esto es así, está claro que cumple un propósito. En cualquier caso, es imposible malcriar a un niño los primeros meses de vida. Más tarde ya es otra historia. Si una vez más nos fijamos en el mundo animal, es increíble lo pacientes y tolerantes que son la mayoría de las madres animales respecto a sus crías mientras son pequeñas. Más adelante, en cambio, se vuelven bastante decididas en la manera de criarlos.

Barriguita y Barrigón

Algunos niños lloran porque comen demasiado en cada toma. Una vez nuestra gata tuvo dos gatitos que eran casi iguales, lo único que les diferenciaba era su manera de comer. Uno de ellos se esforzaba para conseguir la mejor mama, la apretaba enérgicamente con sus patitas delanteras y chupaba con entusiasmo. Cuando los gatitos se hicieron grandes, éste se tomaba un plato de leche en un periquete. Al principio, nuestros hijos diferenciaban a los gatitos tocándoles el estómago después de comer. Barrigón tenía la barriga dura como un tambor. Su hermano, por el contrario, comía con más moderación, y le llamaron Barriguita.

La hija de Kornelia resultó como Barriguita. Recibía suficiente comida y subía bien de peso, pero lloraba y lloraba, y no había manera de consolarla llevándola en brazos ni cantándole. A Kornelia le habían enseñado que era mejor dar ambos pechos en cada toma, y cambiaba siempre al segundo pecho después de ocho o diez minutos.

Aconsejé a Kornelia que probara a dar sólo un pecho a su hija cada vez que mamara. A cambio, la niña podía chupar todo lo que quisiera de ese pecho, y en total se quedaba con gusto al pecho media hora. Desde el primer día, la niña parecía cambiada, mucho más tranquila.

La explicación era que probablemente este bebé tenía un estómago pequeño, pero mucha necesidad de succión. Cuando su madre le daba los dos pechos, se le llenaba el estómago antes de que su necesidad de succión estuviera satisfecha. El estómago no tenía sitio para la leche de dos pechos al mismo tiempo. Se ponía tenso y se llenaba demasiado de la leche del principio rica en lactosa.

Cuando sólo mamaba de un pecho, su estómago se llenaba lo justo. Entonces se quedaba allí un rato más y chupaba con fruición del pecho aparentemente vacío. Kornelia creía que sólo era por gusto, pero se equivocaba. La leche del final es nutritiva y rica en grasas. Cuando el niño se queda mamando de un pecho blando y vacío, se sueltan finas perlas de grasa en la leche: se fabrica nata. Además de lo que ya ha tomado, el niño recibe sólo un poquito más de leche, pero que contiene muchas calorías. Eso le da una agradable sensación de saciedad sin que el estómago se llene demasiado.

Con el pequeño Andreas ocurría todo lo contrario. Era un tragón, y se irritaba y se impacientaba cuando la leche empezaba a salir despacio del primer pecho. Sólo después de haber mamado de los dos pechos empezaba su estómago a estar más o menos lleno, y se permitía chupar sólo por gusto y tomar la nata del último pecho antes de dormirse, harto y satisfecho.

Si tienes un niño que vuelve a llorar al poco tiempo de tomar el pecho, prueba a ver si encaja en alguno de estos dos modelos. Descubre si tienes un Barrigón, que necesita ambos pechos para sentirse lleno, o un Barriguita, que realmente sólo tiene sitio para la leche de un pecho. Presta atención a las señales del niño, y quizá el problema se resuelva. Dar pecho a demanda no sólo consiste en darle el pecho cuando el niño pida, sino también en interpretar sus señales, si quiere cambiar de pecho o si todo lo que necesita es una pequeña pausa antes de seguir mamando del mismo. Un Barriguita, que mama menos en cada toma, puede que necesite mamar con más frecuencia. Si madre e hijo están satisfechos, es que todo va bien.

Un artículo en la prestigiosa revista médica *The Lancet* describía una causa poco conocida de llanto y molestias en el lactante: un estómago lleno de grandes cantidades de leche del principio, sin sitio para la leche grasa del final, por haber cambiado al niño de pecho sin darle tiempo a acabar el primero.

Cámbiame el pañal

Algunos niños aparentemente lloran porque están mojados o tienen caca en el pañal. Si hay caca hay que cambiarlos siempre, claro. En cambio, a la mayoría de los bebés no parece que les molesten mucho los pañales mojados. En general, a la mayoría de los niños no les pasa nada por estar un poco mojados, mientras estén calientes y su piel no esté irritada. En un estudio se demostró que los niños se calmaban cuando les cambiaban, aunque en el experimento se les volvieran a poner los mismos pañales mojados. A lo mejor lo que les gusta a los niños es el proceso del cambio del pañal, poder estar desnudo y estirarse…

La mejor manera de evitar la irritación es usar tan poco jabón como sea posible, mejor sólo enjuagar el trasero bajo el grifo o limpiarlo con un poco de aceite. Deja que el niño esté un rato con el culito al aire antes de ponerle un pañal limpio. Para un trasero irritado incluso puede ser bueno dejar que tome el sol un ratito. Si está irritado, ponle crema protectora después de airearlo, y antes de volverlo a tapar.

Envuélveme

Mi marido y yo vivimos en el Sahara en casa de una familia de nómadas con muchos niños menores de edad. En un rincón había un pequeño montón de arena con una silla de camello encima. Después de un tiempo dimos un respingo al oír un sonido proveniente de debajo de la silla de camello. Allí estaba el niño más pequeño, Mofta, de once días, bajo varias capas de trapos. Estaba enrollado en una tira larga y estrecha de una especie de venda, así que por la forma parecía una gamba. No tenía pañal, sólo una fina capa de tela entre su cuerpo y la arena que absorbía todo lo que salía. La atenta madre le aseaba de maravilla con arena y trapos, en medio de todas las moscas. Nos describió con gestos que Mofta lloraba menos cuando lo envolvían de este modo.

Al contrario del niño que se calma cuando se le deja estar desnudo y estirarse, hay niños que se sienten intranquilos en el espacio sin límites fuera del útero. Hace muchos años, en San Petersburgo, vi muchos niños así vendados. Se les envolvía apretadamente, con los brazos y piernas estirados, como también hacíamos en Noruega hace algunas generaciones. Se creía que era lo correcto, pues los niños se calmaban mucho.

Por desgracia, se ha demostrado que los niños vendados tienen más problemas respiratorios, así que no es recomendable hacerlo. Además es importante que al bebé se le permita doblar las piernas como una rana, que es natural para ellos y favorece el correcto desarrollo de las caderas.

Pero si tienes un niño intranquilo y que manotea mucho, que parece que se asusta de los resultados de sus propios movimientos, puedes probar a envolverlo bastante apretado en una mantita. Algunos niños se calman mucho al envolverlos. Quizá echan de menos la estrechez del útero y necesitan tiempo para acostumbrarse a tener espacio de sobra y más libertad de movimientos. También puede ser útil envolverlo si el niño mueve tanto las manos que interfiere al prenderse al pecho, o al darle de beber con un vasito.

Todos los niños lloran, la mayoría mucho más de lo que sus padres esperaban. Normalmente lloran entre media y cuatro horas cada día. Los períodos de llanto suelen aumentar después de las dos semanas y alcanzan el máximo a las seis semanas. Después de esa edad, suelen disminuir, y después de doce semanas se hacen infrecuentes. Unos niños tienen pocos períodos de llanto, pero de larga duración, mientras que otros lloran muchas veces al día, por suerte durante poco rato. Suelen llorar más por la noche y antes de las comidas, y poco por las mañanas.

Cólico

Alrededor de uno de cada cinco niños menores de tres meses llora más de tres horas por día, al menos tres días por semana. A esto se le suele llamar «cólico del lactante». Estos niños levantan las piernas, se ponen colorados, parece que lo están pasando mal. El cólico es más frecuente en el primer hijo. Pese a su frecuencia, en la mayoría de los casos no se conoce la causa. Hay muchas teorías: un sistema digestivo inquieto con movimientos intestinales demasiado bruscos y mucho aire, un sistema nervioso inmaduro, hipersensibilidad a las proteínas de la leche de vaca, alergia, dolor provocado por el ácido del estómago que sube por el esófago, problemas en la relación madre-hijo, posición incorrecta del cuello después del nacimiento...

Todos los tratamientos parecen dar buenos resultados a medio y largo plazo, porque se trata de un problema que se resuelve por sí mismo. Entre tanto, ahí estás, con un niño que parece desesperado y al que desearías con toda tu alma poder ayudar. A decir verdad, los padres también se sienten bastante desesperados.

Así estaban los padres de Olav, que lloraba y lloraba, levantaba las piernas, se tiraba pedos, se encogía y chillaba. Mecerlo y llevarlo en brazos ayudaba un poco. Un día que su bebé estaba encima de la lavadora mientras esta centrifugaba, se quedó muy callado; pero, claro, no podía estar centrifugando todo el tiempo. También solía calmarse cuando iban en coche o lo sacaban de paseo en su cochecito.

La abuela tuvo cierto éxito moviéndolo rápidamente en el cochecito, adelante y atrás sobre una alfombra arrugada que formaba «baches». Los padres compraron un aparato que hacía que toda la cuna vibrara. El caso es que todo funcionaba, pero sólo durante poco tiempo. Y vuelta a empezar, tan mal como al principio.

Les aconsejaron que probaran visitar a un quiropráctico que haría algo con las articulaciones del cuello. A un vecinito le había ido bien. Pero a ellos no les hacía mucha gracia hacer pasar el pequeño cuello de bebé de Olav por tal manipulación. Además, en el caso del vecino sólo había servido de algo después de seis semanas de tratamiento. Para entonces el crío había cumplido tres meses, la edad en que el cólico se termina de todos modos.

Olav lloraba y lloraba. Lo llevaron al médico, pero todo parecía estar en regla. Crecía y estaba feliz, quitando los ratos en que lloraba. Sabían que normalmente el cólico se da en el primer hijo, y estaban muy preocupados por no ser lo suficientemente hábiles, por no hacer lo correcto. Al principio se fijaban con un poco de envidia en cómo la gente con mucha experiencia le calmaba con más facilidad. Pero pronto se convirtieron en expertos en su hijo, y eran ellos los que mejor podían calmarle.

Probaron a darle de mamar en posición más erguida, para que pudiera expulsar más fácilmente el aire que tragase. En el centro de salud les contaron que los preparados de la farmacia contra la formación de gas en el intestino eran ineficaces, pero que, por el contrario, pequeñísimas cantidades de agua con azúcar tenían efecto calmante. Lo probaron. Les aconsejaron mezclar una cucharadita rasa de azúcar refinada (12 gramos) en 100 ml. de agua hervida. Estaba dulce y bueno. Le daban un tercio de cucharadita (2 ml) de agua con azúcar cuando los llantos alcanzaban su peor momento. Funcionaba, se tranquilizaba. Los resultados solían durar entre media y dos horas. Pero el agua azucarada no solucionaba la causa de su llanto, y no les gustaba darle agua con azúcar continuamente en un período de su vida en el que en realidad sólo debería recibir leche materna.

Al final, a la madre de Olav le aconsejaron que prescindiera de todos los productos de leche de vaca durante tres días. Nada de beber leche, ni comer queso, ni de cocinar con leche. Un cambio bastante grande. Después de veinticuatro horas parecía que Olav lloraba menos. ¿Podía en realidad haberse tratado de las proteínas de la leche de vaca que pasaban a la leche materna? Después de tres días, la madre empezó a tomar productos lácteos otra vez. El llanto de Olav empeoró. Tras unos días así, ella estaba dispuesta a no tomar productos lácteos durante una buena temporada, y Olav mejoró mucho. Algo seguía llorando, pero era soportable.

Los estudios muestran que alrededor de un tercio de los niños de pecho que tienen cólico mejoran cuando la madre evita tomar lácteos. Hay que tener cuidado para seguir una alimentación equilibrada sin leche. El calcio se obtiene, por ejemplo, comiendo mucha verdura y pan integral, y en caso necesario se pueden tomar pastillas de calcio. La semilla de sésamo, que se usa en algunos tipos de pan y galletas, contiene calcio en cantidades especialmente altas. Cuando el niño se hace mayor, se pueden volver a introducir los lácteos en la dieta de la madre, con cuidado.

Por lo demás, todos los consejos que los padres de Olav probaron consiguen un cierto efecto, y mientras están en ello, el tiempo va pasando, claro. El cólico rara vez persiste después de los tres meses de edad.

En culturas donde la madre lleva a su hijo en brazos todo el tiempo, rara vez se oye llorar a un niño. Una joven africana vivió en nuestra casa unas semanas justo después de haber tenido a su hijo en el Hospital Nacional de Oslo, donde trabajo. Ella había viajado a Oslo sin más equipaje que su billete de vuelta porque tenía mucho miedo de dar a luz en su país tras haber perdido allí a su primer hijo en el parto. No tenía seguro médico, y la estancia en un hospital noruego es cara, por eso la invité a mi casa después del parto.

Nos quedábamos perplejos cuando cada día al llegar a casa del trabajo, ella nos dejaba al niño e iba a ducharse.

«¿Por qué no lo haces por la mañana, cuando tienes toda la casa para ti sola?», le pregunté un día, algo impaciente por empezar a preparar la cena.

«¿Quieres decir abandonar al niño?», respondió ella horrorizada. Resulta que en su cultura uno nunca deja solo a un recién nacido, siempre está en brazos de alguien hasta que es lo suficientemente grande para que la madre lo lleve sujeto sobre la cadera o en la espalda con un chal.

Una mujer de otro país pobre me contó que en su pueblo tenían una cura para el caso poco frecuente de que un niño llorara desconsolado: se iban a cavar al campo con el niño a la espalda. Los movimientos rítmicos, enérgicos y monótonos, y puede que también la repetida oscilación de la cabecita y el cuerpo arriba y abajo, casi siempre daba resultados, a no ser que el niño estuviera enfermo. Quien no tenga campo para arar puede probar este truco haciendo gimnasia.

Muchos niños se calman con el contacto corporal y al llevarlos en brazos. En el mercado hay buenas mochilas portabebés. Al principio el niño debería llevarse delante, para poder ver su cara y sostenerle bien la cabeza. El problema es que los niños que no están acostumbrados a estar atados a un cuerpo adulto no siempre lo aceptan. Prueben cuando el niño esté tranquilo y satisfecho.

Algunos niños se calman con masaje. Hay libros que explican cómo se hace el masaje para bebés en otros países, por ejemplo en la India. Lo más importante seguramente es una caricia cálida y firme sobre la piel. A algunos niños les alivia un suave masaje circular en la barriga, que ayuda a desplazar las heces del colon hacia el recto. Comienza en la ingle derecha, acaricia subiendo hacia el diafragma, luego a través de la barriga hacia el lado izquierdo del niño, y hacia abajo por ese lado. Hay también quien mantiene que la acupuntura y la acupresión (presión en los puntos de acupuntura) ayuda en algunos casos, pero en este campo se necesitan más estudios.

Reflujo gastroesofágico

Normalmente, el esfínter entre el esófago y el estómago sólo se abre para dejar pasar la comida; pero en algunos bebés no cierra bien, y el contenido ácido del estómago sube por el esófago, especialmente cuando el niño está tumbado. Puede ser doloroso. Si tienes un niño que regurgita y llora mucho sin causa aparente, especialmente después de acostarlo, puede que el reflujo sea la causa. El tratamiento con una medicina que neutraliza el ácido puede hacer maravillas, mientras el niño se hace mayor y se le pasa.

El niño está cansado

Parece que algunos niños lloran de cansancio y necesitan que se los deje llorar un poquito antes de dormirse, sin tomarlos en brazos, ni ofrecerles comida, ni distracciones. Algo muy distinto a dejarlos allí llorando desesperados mucho tiempo.

¿Fracasada como mamá?

En el estudio finlandés sobre el llanto de los bebés, casi la quinta parte de las 4.556 madres respondieron que necesitaban más ayuda y apoyo cuando su hijo lloraba. Estas madres percibían el llanto del niño como algo especialmente estridente, fuerte y quejoso. Se sentían irritadas y fracasadas como madres.

Estos sentimientos son frecuentes, y son importantes. Yo misma tenía la pesadilla de poner a mi bebé chillón dentro de la lavadora y mirar cómo daba vueltas sin oír otra cosa que el apacible ronroneo de la lavadora. Si experimentas tales sentimientos de los que te avergüenzas un poco, necesitas ayuda y que te sustituyan un rato con el bebé. Si el padre del niño no está disponible, amplía tu búsqueda. Si tampoco la familia, amigos o vecinos pueden echarte una mano, comunícaselo al centro de salud, diles que es demasiado para ti y no puedes más. A menudo, pagar a una persona para que saque al niño a pasear puede ser tu salvación.

Prométeme al menos que pedirás ayuda. ¡No te sientas fracasada! Lo normal sería que hubieras estado rodeada de gente con experiencia que te quiere y que se ocupa también del niño, que con gusto te sustituirían un rato en su cuidado. Un estudio acerca de una tribu primitiva nómada mostró que las mujeres que habían tenido un niño hacía poco tiempo nunca estaban solas. Siempre se mantenían con el resto de la tribu. No participaban activamente ni en quehaceres ni en conversaciones, pero estaban allí sentadas de manera pasiva con los otros, principalmente ensimismadas en el niño. Si la madre no conseguía tranquilizarlo, una de las otras mujeres tomaba su lugar durante unos momentos.

Hay que saber que los chicos lloran más que las chicas, son más irritables. También lloran más los niños que han pasado por un parto especialmente difícil. El llanto de los niños prematuros, enfermos o discapacitados resulta a veces especialmente irritante y estridente. Cuando el niño se pone enfermo, se puede ver que el llanto cambia de registro. Puede que se trate de dolor de barriga, dolor de oídos, fiebre o muchas otras cosas. Cuando la madre dice que el niño se comporta de manera diferente, y especialmente que no llora de la forma habitual, tenemos que escucharla y tomarla en serio.

El silencio reencontrado

Uno de los grandes cambios en las maternidades occidentales es que se han vuelto muy silenciosas. El llanto de los niños se oye raramente en nuestros días, porque la mayoría de ellos están junto a su mamá muy contentos. El veterinario Bergljot Børresen cuenta que es raro que los pollitos píen cuando van por ahí junto a mamá gallina. En la sala de las granjas de pollos donde salen los pollitos de los huevos, por el contrario, pían absolutamente desesperados todo el tiempo. Lo mismo ocurre con los corderitos en los pastos. Balan intensamente en el mismo momento en que se dan cuenta de que se han separado de su madre, de lo contrario, están silenciosos... ¿Quizá el llanto del bebé humano tiene que ver con esa extraña obsesión de nuestra civilización: dejar al niño solo antes de que esté preparado para ello?

¿Crees que el llanto tiene que ver con la comida?

- Dale de comer al niño cuando quiera.
- Comprueba que sube de peso.
- Mira a ver si está más calmado después de mamar de un pecho o de dos.
- Cuida de que tenga tiempo y tranquilidad para tomar la leche grasa del final.
- Si ya ha mamado mucho, deja que otros que no sean la madre le consuelen.
- Elimina todos los productos de leche de vaca de la dieta de la madre durante una semana.
- Si esto funciona, prueba a introducirlos de nuevo.
- Si el niño empeora, elimínalos de la dieta de la madre durante una larga temporada.

Si el niño llora mucho, también puedes probar:

- Llevarlo en brazos, acunarlo, mecerlo, cantarle.
- Cambiar al niño de posición, colocarlo erguido sobre tu hombro.

- Darle palmaditas en la espalda o en el trasero, desde abajo.
- Colocarle boca abajo sobre un brazo fuerte o sobre el muslo.
- Balancearlo arriba y abajo, levantando alternativamente la cabeza y el trasero.
- Cambiarle el pañal y dejarlo desnudo un rato, para que se airee y se estire.
- Darle un baño.
- Darle un masaje.
- Envolverlo muy bien apretadito en una mantita.
- Llevarle a que le examine el médico para descartar una enfermedad.
- Darle un tercio de cucharadita de agua azucarada, varias veces al día si es necesario.
- Probar a ver si se calma con chupete, pero sin abusar de él.
- Pedir que te ayuden cuando estás cansada, triste o irritada.
- Comprobar si el niño necesita llorar un rato para quedarse dormido.
- Consuélate con que lo peor suele pasar después de seis a doce semanas.
- Mécelo con amplios movimientos rítmicos.
- Prueba con un viaje en coche, un aparato que haga vibrar la cuna o un paseo en cochecito sobre una superficie irregular.

19

Las noches agotadoras

¿TE PARALIZA EL CANSACIO? No es de extrañar. Nadie antes te había exigido que estuvieras despierta tanto rato por la noche, y que además rindieras al máximo durante el día. No hace mucho tiempo aún dabas por supuesto que a las felices noches de fiesta les seguían largas y perezosas mañanas.

La mayoría de nosotros funcionamos mal cuando hemos dormido poco. Mantener a la gente despierta durante mucho tiempo se utiliza incluso como medio de tortura. ¡Uno termina deshecho y alienado por la falta de sueño! Y una madre reciente tiene que soportar que le priven de sueño, noche tras noche, mientras dedica los días a conocer a su bebé, aprender un montón sobre lactancia y cuidados del niño, y sufrir en su propio cuerpo los cambios del puerperio. Y como postre, a poder ser, debe además estar radiante de felicidad…

Excitada tras el parto

Hace poco, en una visita posparto, Thea les contaba indignada a los estudiantes que venían conmigo: «parí a las nueve de la noche. Cuando pasaron las dos horas en observación, nos trasladaron de la sala de partos a la maternidad. Se llevaron al niño a la sala de enfermería, ellas iban a cuidarle la primera noche. A mí me llevaron a una sala donde había otras mujeres que estaban ya dormidas. Yo estaba cansadísima después de 48 horas agotadoras, pero no podía dormir. Estaba muy excitada y nerviosa. Al principio estaba contenta y en plan de broma, temblorosa de energía. Tenía ganas de gritar a los cuatro vientos que acababa de tener un hijo, había logrado parir un hijo maravilloso que estaba a gusto conmigo y había mamado de mi pecho. Ya verían, ya, cuando el personal hubiera terminado de cuidarle. Pero después, la excitación se volvió negativa. Me puse triste, irritada. Opinaba que era una tontería que Helge, mi marido, hubiera tenido que irse a casa. Teníamos mucho que hablar del parto, de todo lo que habíamos compartido. Echaba mucho de menos a mi hijo. No creo que esa noche pegara ojo ni dos minutos. Me preguntaba si estarían cuidando a mi niño tan bien como yo hubiera hecho, yo que era su madre. Me preguntaba si estaría llorando. Lloré un poco. Echaba de menos a mi propia madre».

¡Ay! ¡Son tantas las mujeres que cuentan algo parecido! Si lees esto antes de dar a luz, y lo haces por la noche, espero que la experiencia de Thea te sirva para algo. Si no pueden quedarse todos en la sala de partos hasta la mañana, y te suben a planta, pide mejor que te dejen en el pasillo. Cualquier cosa es preferible a que te separen de tu hijo y te lleven excitada y con los ojos como platos a una sala donde hay otras mujeres que duermen. Para ti es la hora de gritar de júbilo, enorgullecerte, quejarte, conocer a tu bebé, sentirlo, compartir. No es la hora de relajarse y dormir como si nada hubiera sucedido. Al menos para la mayoría de las mujeres; también está la excepción que confirma la regla.

La razón por la que la primera noche el personal quiere observar al bebé a intervalos regulares es que, muy de cuando en cuando, después de algunas horas el niño puede tener problemas, por ejemplo para respirar. Esto puede suceder incluso cuando todo parecía normal tras el parto. Mediante la observación regular puede percibirse, por ejemplo, un problema cardíaco. Pero, en general, es suficiente con que alguien vaya cada cierto tiempo a echarles a ustedes un vistazo.

¿El niño contigo?

En la maternidad, deberías intentar tener el bebé contigo todo el tiempo, también por la noche, al menos cuando hayan pasado ya unas horas. Es verdad que es agotador, tanto la vigilia como el duermevela, ese sueño ligero mientras estás continuamente pendiente de la nueva vida que se te ha confiado. Un pequeño movimiento, un pequeño resoplido, y estás totalmente alerta. La mayoría de los niños se calman estando al ladito del cuerpo de su mamá, o cuando maman, aunque todavía no haya mucha leche.

Todas las hormonas suben y bajan a lo largo del día. La prolactina, tan importante al principio para regular la cantidad de leche, se produce en cantidades especialmente altas cuando se da el pecho por la noche. Así no sólo reciben el niño y tú la ventaja del efecto calmante y tranquilizador que tiene esta hormona, sino que el alto nivel de prolactina hace que la cantidad de leche aumente al día siguiente.

Una encuesta llevada a cabo en maternidades, entre madres que se iban ya a casa, mostraba que la gran mayoría estaban agotadas. Cuando se les pedía que valorasen su cansancio según una escala, resultó que las que *no* habían tenido a su hijo con ellas por la noche estaban igual de cansadas que las que habían elegido dormir con su hijo. Los mismos resultados se obtuvieron en otros países. Tener un hijo es algo fatigoso en sí mismo.

Pierdes la noción del tiempo

Claro que te sientes agotada, especialmente si no recibes la recompensa embriagadora de que el niño esté a gusto a tu lado. Algunos niños no se calman en absoluto, hagas lo que hagas. Como en el caso de Hanne. Hanne era una mamá tierna y con experiencia, pero su segundo hijo, Are, lloraba desconsolado desde el primer día. Lloraba en el hospital, y también cuando llegaron a casa. El papá de Are, Rolf Erik, le llevaba en brazos, le arrullaba continuamente y le llevaba en brazos, era todo lo que hacía. Hanne tenía leche abundante y era lo bastante tranquila como para no desesperarse demasiado. Are sólo empezó a calmarse después de seis semanas. Ahora es el niño más dulce, contento y confiado del mundo. Nadie sabe por qué lloraba. El niño recibía los mejores cuidados, en todos los sentidos. Así son las cosas algunas veces. Menos mal que no le tocaron unos padres primerizos llenos de inseguridad.

Es importante que precisamente quienes tienen un hijo inquieto reciban ayuda y apoyo. En muchos hospitales que han obtenido la denominación «Hospital amigo de los niños», el personal pasea quedamente por las noches y escucha tras las puertas de las habitaciones. Se ofrecen para cuidar un rato al niño que no se calma estando con su mamá, y tras un tiempo lo llevan de vuelta con ella para que le dé el pecho. Tú eres, por supuesto, quien decide. Recuerda que tienes que dormir bastante para no quedar agotada.

Kirsten se pasó por la maternidad cuando su hijo cumplió dos semanas. Estaba muerta de cansancio debido a las noches sin dormir, y asustada porque empezaba a odiar el sonido del llanto de bebé. «El niño es muy exigente», se quejó. El pequeño Tim pedía mucho. Muchísimo. Pero sólo pedía lo que era su derecho. Necesitaba mucho a su mamá. Siempre a su lado al principio, noche y día. Él no sabe que Kirsten está increíblemente cansada. Que cuando Tim empezó otra vez ayer a medianoche, acababa de quedarse dormida después de una corta hora de charla de adultos con papá. Él sólo comunica sus necesidades cuando estas aparecen, y luego depende de los padres el satisfacerlas o no. Como todos los recién nacidos, Tim está acostumbrado a vivir en el útero: calor, compañía y nutrición constantes. Ahora tendrá que acostumbrarse gradualmente a pasar algunos ratos sin todo eso.

Kirsten contó que, de hecho, Tim estaba más despierto por la noche. Le dieron los consejos típicos: «deja que Tim aprenda poco a poco a diferenciar el día de la noche. Cuando se despierte por la noche, haz el menor alboroto posible, poca luz, nada de hablar animadamente, ni movimientos bruscos. No le cambies el pañal si sólo está mojado. Sólo pecho y a acostarle tranquilo otra vez. Llévalo en brazos y arrúllale si hace falta, pero por lo demás, el mínimo estímulo posible».

Comida nocturna

Algún tiempo después, Kirsten llamó por teléfono. «Los consejos han sido algo útiles, ahora Tim se calma bien tras darle el pecho por la noche. Pero todavía se despierta varias veces y quiere pecho, y eso que sé que come en abundancia.» Le conté que un estudio ha demostrado que en el caso de algunos niños, de hecho, es posible entrenarlos para que dejen pasar más tiempo entre las comidas. Para ello se les calma de otro modo durante un rato, antes de darles de comer, de modo que la distancia entre las comidas aumente poco a poco. Kirsten lo probó. Tras un tiempo, consiguió que Tim sólo se despertara un par de veces por la noche, más o menos, y a Kirsten le parecía que eso era aceptable.

La gran mayoría de los niños que toman el pecho necesitan mamar por la noche al menos los seis primeros meses, y muchos siguen pidiéndolo durante mucho más tiempo. La leche materna se digiere tan fácilmente que el cuerpo ya la ha aprovechado totalmente después de algunas horas. Y encima no es bueno para los pechos pasar una noche entera sin vaciarse. Se llenan demasiado y lo toman como señal de que hay que disminuir la producción. Esto puede significar que habrá poca leche en las próximas veinticuatro horas, aunque al despertar no lo parezca por la desagradable ingurgitación tras dormir una noche de un tirón.

El sueño dorado, dormir una noche entera

De cualquier modo, el sueño de la mayoría es que el niño duerma de un tirón lo antes posible. Entonces se alcanza un objetivo, ¡una victoria! Bah, ¿eso crees? Puede que no sea tanta victoria, si se ha alcanzado a costa de que un bebé indefenso haya tenido que quedarse tumbado llorando hasta caer dormido de agotamiento. No hablo de los casos en que el niño está demasiado cansado y necesita llorar un corto rato antes de calmarse.

Una frase que se repite, siempre la misma, casi palabra por palabra, en las cartas que recibo dice: «en realidad, atender al niño por la noche parece más problema para mi suegra / mi madre / el pediatra que para mí. Son los demás los que dicen que ya tengo que dejar de dar pecho por la noche». ¿No serán las expectativas de esta gente las que están equivocadas?

Cuando era una madre joven yo también caí en las garras de esos expertos racionalistas. «Déjalo que llore» me dijeron con el primero. Dormía en su propia habitación, y yo tenía que controlarme para quedarme en mi cama mientras el pobre lloraba y lloraba. Al fin había silencio. Él se quedaba rojo e hinchado de tanto llorar, y se había estirado y retorcido tan violentamente que su cabecita estaba a los pies de la cuna.

Siguiente hijo: entonces todo iba bien con la lactancia, pero a la enfermera de pediatría, después de unos meses, le dio por decir que nada de pecho por la noche, bastaba con cambiarlo. «Déjalo que llore.» Qué tentación. Con lo que me apetecía pasar la noche tranquila. Llevamos el bebé a la parte del piso donde resonaba menos. Y lloró y lloró. Yo me senté a su lado mientras las lágrimas me resbalaban por las mejillas. El niño estaba desesperado. No comprendía dónde se había metido aquella mamá cálida y suave que siempre venía cuando la llamaba. Después de una hora me di por vencida, levanté el bultito tembloroso que hipaba y lo apreté contra mí. Siempre me he arrepentido de aquella noche.

Tercer hijo, una niña, muchos años después y con mucha más experiencia. Desde el principio estuvo bien pegadita a mí, dormía en nuestra cama o en una cuna a mi lado, unida a la cama. Nunca la dejamos llorar sin consolarla, siempre había gente cariñosa a su alrededor, siempre tenía el pecho cuando lo necesitaba. Fue una niña que creció increíblemente tranquila y satisfecha. ¿Casualidad? Quizá. Lo menciono porque muchísimas madres cuentan experiencias parecidas.

Consejos para pasar noches más tranquilas

Así que no dejes que nadie te obligue a ser dura como el acero y a dejar que el niño te llame sin responder. ¡Pasa todo el tiempo que puedas con tu bebé! Se han propuesto diversos métodos para hacer dormir a los niños. Muéstrate escéptica. Recuerda todas las extrañas invenciones autoritarias que se han usado a través de los tiempos para separar a madres e hijos. No hagas nada que vaya en contra de tus mejores sentimientos, es decir, el deseo de atender las necesidades de tu hijo casi a cualquier precio.

Existen muchos trucos que puedes probar para que el niño duerma más por la noche. No sólo los adultos, también los bebés duermen mejor si reciben una buena dosis de la brillante luz del sol cada día. Los estudios más recientes sobre la luz indican que los niños encuentran su ritmo más rápidamente y empiezan a dormir con más regularidad si salen a la calle de paseo un buen rato cada día. Es probable que este efecto se deba a la melatonina, la hormona del sueño, que se fabrica en el cerebro. La melatonina no puede almacenarse. Hace falta una dosis diaria de luz solar para fabricarla. Ésta es la razón por la que muchas personas en el hemisferio norte duermen peor durante el largo y oscuro invierno.

Otro consejo es no poner en la cuna al niño ya dormido. Si acuestas a un niño despierto, pero saciado y contento, hay más posibilidades de que desarrolle la capacidad de dormirse tranquilamente solo.

Mi consejo es que dejes que el niño coma cuando quiera, a la hora que sea, las veinticuatro horas del día, durante las primeras seis-ocho semanas. Por la noche, háblale lo mínimo, deja la habitación en semipenumbra, no cambies los pañales de pipí. Como media, los niños duermen en total unas dieciseis horas de cada veinticuatro durante este período, con grandes variaciones individuales. Si el niño suele despertarse poco rato después de acostarte tú, puedes perfectamente tomarle cuando duerme y darle pecho antes de irte a la cama. A la mayoría de los niños no les molesta lo más mínimo.

En algún momento después de las seis semanas aumenta el tiempo en que el niño pasa despierto, sin que esto signifique necesariamente que necesite comida nada más despertarse. Alrededor de las doce semanas cambia profundamente la pauta de sueño-vigilia del niño. Duerme menos durante el día y más por la noche. Este es, por supuesto, un largo proceso. Prueba a esperar un poco antes de tomar al niño por la noche. Alarga una mano y dale unas palmaditas, acarícialo un poco cuando se pone inquieto. Quizá se duerma de nuevo otro rato más, sin mamar. Las grabaciones de video hechas durante toda la noche muestran que los niños se despiertan mucho más de lo que su madre cree. A los dos meses la mayoría de los niños todavía despiertan a mamá entre las doce y las cinco de la mañana. Hacia los nueve meses, sólo el 20 por ciento de las madres se despiertan durante las doce y las cinco. Aunque los niños no duerman todo el tiempo, se las apañan para volverse a dormir por sí mismos. Los primogénitos se despiertan más que los siguientes hijos.

Tienes que dormir lo suficiente

Otra cuestión es que tú debes dormir cuando estás cansada. Laila llegó ahogada por las lágrimas. Su hermoso pelo rubio colgaba grasiento y sin peinar, y sus ojos azules estaban enrojecidos. «Creo que la vida es un asco. Estoy embotada y hecha polvo. Anton le ha dado biberón a la niña algunas noches para que yo pudiera dormir; pero es peor, me despierto de todas formas, y encima se me hinchan los pechos.»

Pasamos revista juntas al día anterior, buscando los momentos en que Laila podía haber dormido, pero no lo había hecho. «Después de cambiar a la niña por la mañana y dar el pecho me siento realmente muy cansada, pero es cuando suelo desayunar con Anton. Es agradable tener algo de compañía adulta antes de que él se vaya a trabajar. ¿Quizá debería echarme un rato entonces? Él puede calmar a la nena y dormirla antes de irse.»

«Por la mañana me siento bastante sola, cuando la niña duerme hablo por teléfono y hago cosas en la casa. En realidad podría aprovechar para dormir otro rato. Y luego están las noches. Solemos estar levantados hasta las doce o la una, son nuestros mejores momentos juntos. Una noche que me quedé dormida a las diez mientras le daba pecho a la niña y dormí hasta la hora de la siguiente toma, me di cuenta de que al día siguiente estaba en mejor forma. ¿Quizá debería sacrificar durante una temporada el estar con mi marido por la noche para poder sentirme mejor durante el día?»

Me pareció que sonaba razonable, y le pregunté cómo dormía por la noche entre toma y toma. «Bastante bien. Me entra mucho sueño cuando doy el pecho, pero me despierto otra vez cuando tengo que cambiarla y ponerla en su propia cama. Y entonces suele pasar mucho tiempo antes de que me duerma otra vez». Cuando Laila dejó de cambiar los pañales a menos que hubiera caca, y puso la cuna pegada a la cama de matrimonio, ya no tenía que levantarse y se quedaba dormida rápidamente. Laila estaba muy satisfecha porque, dándole vueltas al asunto, había encontrado buenas soluciones. Después de un tiempo le pareció que el cansancio desaparecía, y empezó a «portarse mal» y acostarse tarde otra vez.

Cuanto menos contacto durante el día, más exigencias por la noche

A Laila le fue de maravilla, con noches cada vez más tranquilas hasta que la niña cumplió diez meses. Entonces volvió a llamar. «¡Otra vez estamos en las mismas!», se quejó. «La niña me despierta muchas veces por la noche, ¡he vuelto a perder toda la energía que había recuperado! Sólo quiere que la consuele yo, y eso que es Anton el que ahora tiene permiso de paternidad y está con ella durante el día.» Qué había pasado? Pues que Laila había vuelto a trabajar. Esta situación la viven muchas madres: el niño equilibrado y tranquilo que ya come papilla de cereales y cena con el resto de la familia además de tomar el pecho, de repente empieza a comportarse como si fuera otra vez un bebé pequeño. Se muestra exigente e intranquilo y quiere pecho todo el tiempo, especialmente por la noche.

A Laila la solución se le ocurrió cuando se dio cuenta de lo que pasaba. «La niña me echaba de menos. Claro, estaba acostumbrada a estar conmigo y, de repente, desaparecimos la teta y yo durante la mayor parte del día. Se desquitaba durante las horas en las que sabía dónde encontrarme, en la cama a su lado.

»Pero encontramos una solución. Usé la hora de lactancia para entrar a trabajar una hora más tarde por las mañanas. Así empezábamos el día pasando más tiempo juntas, un rato largo de mimos y pecho. No me apetecía sacarme leche en el trabajo, ya que la niña comía ya otros muchos alimentos y mamaba durante el resto del día. Al volver a casa, mi marido y yo retrasábamos un poco nuestra propia cena, y mientras tanto me tumbaba con algo para picar y le daba pecho todo el rato que ella quería. Normalmente nos quedábamos las dos dormidas después de un rato, lo que era una maravilla después de un día de duro trabajo. Cuando se dio cuenta de que seguía teniendo tanta mamá como antes, las noches volvieron a ser más tranquilas. Durante el día, ella y Anton se lo pasaban bien juntos. De hecho, creo que aceptaba más fácilmente comer otras cosas y beber en vaso con él que conmigo, así que al cabo de un tiempo cada uno de nosotros era experto en su propio terreno».

Tanto el sentido común como los estudios muestran que hay un tiempo para la satisfacción inmediata y un tiempo para posponer los deseos. En el mundo animal se encuentran claros ejemplos al respecto. La perra que hasta entonces había sido una madre amorosa y sacrificada, que lo aguantaba todo, de repente un día aparta agresiva del plato de comida al cachorro que quiere comer antes que ella. ¡Ahora ya es lo suficientemente mayor para aprender a respetar el orden a seguir según el rango de cada uno! O la madre osa, que defiende intensamente a sus crías y está con ellas todo el tiempo, día y noche, enseñándoles y dándoles de mamar. Un buen día se terminó. La madre osa persigue a las crías hasta que éstas se suben a un árbol y después se larga tan tranquila. Para siempre. Las abandona. Los animales saben instintivamente cuándo sus crías soportan que se les impongan exigencias.

El bebé humano está indefenso durante tanto tiempo, y la vida de los humanos es tan complicada que, evidentemente, en nosotros estas cosas no se rigen por los instintos. En cualquier caso, nuestros grandes cerebros se interponen en el camino de los instintos, especialmente en el caso de los llamados pueblos civilizados. ¿Quizá podríamos intentar parecernos un poco más a otros mamíferos durante la época que sigue al parto? En lo que respecta a descansar con la prole día y noche, excepto cuando buscamos comida o hacemos otras cosas imprescindibles.

Disfruta tú también, si puedes

¿Eres capaz también, en medio del cansancio, de disfrutar de la noche con tu bebé? Disfruta de la sensación de que los dos son una pequeña isla en medio de la humanidad. El cuerpecito inquieto, cálido y tan intensamente vivo. El silencio en la noche cuando el bebé al fin se calma. La paz mientras ambos se deslizan poco a poco en el sueño.

Nunca más serás tan deseada, tan totalmente amada, sin reservas, tan absolutamente necesaria para alguien. Más tarde en tu vida vendrán noches en que anhelante eches de menos la cercanía. Cuando los niños mayorcitos se revuelvan impacientes para soltarse de tu mano cariñosa y ya no quieran mimos antes de irse a dormir. Cuando el adolescente salga de noche y te pongas mala de angustia. Cuando el nido esté vacío de niños, y de repente te des cuenta de que en realidad han pasado demasiado rápido esos años dorados. Aprovecha ahora. Siente que los ratos que pasas con tu hijo por la noche también son buenos momentos… si puedes.

Aprende a dormir cuando puedas

- Temprano por la mañana, cuando tu marido se levanta y puede ocuparse del niño.
- Durante la mañana, mientras el niño duerme.
- Por la tarde, cuando alguien puede cuidar al niño o llevarlo de paseo.
- Por la noche, acostándote temprano en vez de quedarte levantada hasta las tantas.

- Alguna noche ocasional, en que puedas dedicarte a dormir mientras otros cuidan al niño, y sólo te lo llevan para mamar.

Trucos para conseguir noches más tranquilas

- Marca la diferencia entre el día y la noche; poca luz y poco ruido por la noche.
- No cambies el pañal del niño si sólo está algo mojado.
- Una buena dosis de luz diurna y aire fresco ayuda al niño a dormir.
- Toma al bebé y dale de mamar justo antes de acostarte tú.
- Deja que el niño duerma cerca de ti, así no tendrás que levantarte.
- Al principio, duerman juntos mientras le das pecho.
- Más tarde, prueba a dejar que el niño esté un ratito acostado despierto antes de tomarlo para darle de mamar.
- Ten en cuenta que el cambio de rutinas puede hacer que el niño esté más exigente. Prepárense para ello con más contacto y más pecho durante el día.

20

¿Qué hay de mi cuerpo?
Ejercicio, sexo, anticoncepción

Pasan las semanas y los meses tras el parto. Los rápidos cambios iniciales del puerperio han terminado. Con un poco de suerte la lactancia está bien establecida. Te has hecho a la idea de que una personita exigente necesita tu cuerpo todo el tiempo. Pero todavía falta un buen trecho hasta que vuelvas a sentirte como antes de quedarte embarazada.

Se te ha quedado grande la barriga

Es posible que tu barriga todavía sobresalga, ¿verdad? ¿A que te enfadaste mucho el otro día, cuando te cruzaste con una vecina y te preguntó para cuándo esperas al niño?

Desde luego, si hay algún momento en que te puedas permitir que la barriga sobresalga, es en la época alrededor del parto. Si eres capaz de que no te importe lo más mínimo, pues genial. Si no lo consigues, o si tienes un marido que empieza a preguntarse cuándo volverás a ser la que eras, merece la pena echar un vistazo a lo que se hacía en los viejos tiempos. Entonces era frecuente que a la mujer se le vendara alrededor de la barriga usando trozos largos y anchos de una tela fuerte. Pero este método pasó de moda, lo que había que hacer era fortalecer los músculos para meter la barriga. Es buena idea, y funciona. Es probable que la barriga tenga una capacidad especial para contraerse después del parto, al tiempo que se encoge el útero, se normalizan las funciones intestinales y desaparece la retención de líquidos. Pero muchas mujeres necesitan algún tiempo para que la musculatura de la barriga se vuelva a poner a tono. Mientras tanto, si una va por ahí con el vientre dilatado y colgando durante semanas y meses, puede que pierda una ocasión de oro. Para que el cuerpo no desaproveche ese momento tan importante para la recuperación fisiológica, puede ser buena idea darle a la barriga un poco de apoyo durante una temporada, con un pantalón elástico de cintura alta o con una bufanda o chal anchos. Sólo lo justo para que notes una sujección agradable, sin apretar. Algunas mujeres afirman que les ha servido de mucho.

Evitar la caída de los pechos

La misma posibilidad de recuperación tendrán probablemente tus pechos cuando empieces a destetar a tu hijo. Si no sueles usar sujetador, quizá ése sea el mejor momento para empezar a usarlo. A medida que produzcas cada vez menos leche puedes cambiar a un sujetador de una talla menos, para mantener el pecho elevado. Antiguamente era costumbre vendar los pechos tras el destete para detener la producción de leche. Al mismo tiempo, los septos de tejido conjuntivo, que son la parte más firme de la mama, se encogen y acortan, lo que evita la posible caída de los pechos. Pero no olvides que es el embarazo el que produce los mayores cambios en los pechos. Después del embarazo y la lactancia, la mayoría de las mujeres tienen los pechos más maduros, pero igual de hermosos. Unas pocas se quedan tan delgadas que pierden también el tejido graso de los pechos (es principalmente la cantidad de grasa lo que diferencia los pechos grandes de los pequeños). Otras, que engordaron mucho durante el embarazo, luego tampoco se quedan satisfechas con el tamaño de sus pechos.

Adelgazar

Lo ideal es que después del puerperio todavía tengas algunos kilos de más, que son una reserva de nutrientes para la lactancia. Normalmente, la naturaleza hace que la embarazada coma mucho y almacene grasa, siempre que tenga acceso a comida suficiente, claro. En muchos países, esto cumple un propósito concreto, porque no se sabe de antemano si la madre tendrá suficiente comida después de que nazca el niño. Pero también a los habitantes bien nutridos de los países desarrollados les va bien tener una reserva de grasa. Podría ocurrir que te pusieras enferma y no comieras lo suficiente, que estuvieras tan ocupada y estresada que olvidases comer, o que la comida no te sentase bien.

Lo más gracioso es que, según los estudios modernos, las mujeres que dan el pecho en exclusiva durante más de tres o cuatro meses son normalmente las que de verdad empiezan a consumir esta reserva. La grasa de las caderas y del trasero, precisamente la que más cuesta perder de otro modo, desaparece con especial facilidad.

Si quieres perder más peso del que se pierde de forma natural, puedes seguir una dieta de adelgazamiento moderada, que no disminuye la producción de leche en la mayoría de las mujeres. Como en cualquier otro momento, la mejor manera de perder peso es la combinación de una dieta sana baja en calorías y del ejercicio físico.

Varices

¿Te salieron varices durante el embarazo? El aumento de presión en la cavidad abdominal y la relajación de las paredes de las venas lo favorecen. Aprovecha la tendencia de tu organismo a recuperarse después del parto para cuidar tus piernas. Nunca estés de pie si puedes sentarte, nunca estés sentada si puedes tumbarte. Si debes estar de pie durante largo rato, contrae los músculos de las piernas para empujar la sangre de retorno hacia arriba, al corazón. Balancea los dedos de los pies arriba y abajo, una y otra vez. Estira y relaja los muslos y las piernas. Si las varices o la piernas hinchadas son un problema grave, empieza el día poniéndote medias elásticas o leotardos al levantarte, antes incluso de ponerte en pie. Pon las piernas en alto cuando descanses. Un rato en el sofá con las piernas en alto apoyadas en la pared puede hacer milagros. Aún más importante es seguir estos consejos durante el embarazo, porque es cuando puedes prevenir los problemas.

Dolor en la pelvis

Algunas mujeres sufren durante mucho tiempo un dolor profundo y mal definido en la pelvis. Si sientes dolor al andar o al darte la vuelta en la cama, debes seguir un tratamiento de rehabilitación, a ser posible con un fisioterapeuta que conozca bien el tema. Pregunta en el centro de salud. En algunos centros, las mujeres con dolor pélvico hacen ejercicios en una piscina con agua muy caliente.

Gimnasia para mamás

Después de un tiempo, puede ser buena idea acudir a uno de los grupos especiales de gimnasia para mamás y bebés. Además del ejercicio, ésta es una manera muy popular de conocer a otras mujeres que están en la misma etapa de la vida que tú. Normalmente se lleva a los bebés al gimnasio, y los que están despiertos pueden participar en los ejercicios. Es posible hacer ejercicios abdominales con el bebé colocado encima del pecho, o hacer flexiones con él en brazos. A la mayoría de los niños les gusta sentir el contacto del cuerpo de mamá en movimiento. Se puede empezar a fortalecer la musculatura abdominal enseguida, empezando por ejercicios muy suaves. Al principio es suficiente con levantar la cabeza y mirarse las piernas, o con apretar la columna contra la colchoneta de forma que la barriga se ponga dura, y mantener esa posición durante un rato. O apretar la barriga hacia dentro como si fueras a ponerte una falda estrecha, y mantenerse así un rato.

Deberías esperar bastante antes de hacer abdominales; varios meses si te han hecho cesárea. Los ejercicios abdominales duros comportan una carga bastante grande tanto para los músculos de la barriga como para el suelo pélvico. Es mejor que reclines el cuerpo un poco hacia atrás mientras estás sentada con las piernas dobladas. Así sentirás que los músculos apenas se contraen. No hagas nada que te resulte molesto, y muy especialmente en el caso de que tengas o hayas tenido dolor pélvico. Más adelante en este capítulo encontrarás algunos ejercicios simples que funcionan muy bien, y que puedes hacer en casa si te sientes con energía.

Por lo demás, un buen ejercicio es dar largos paseos a buen paso con el cochecito del niño. Quizá encuentres a una amiga en tu misma situación con quien salir a pasear. Necesitas estar fuerte para ello, tienes que llevar el niño, el cochecito, y si sales de compras volverás con más carga a casa. Evita levantar cosas pesadas hasta que tu suelo pélvico se haya recuperado y las posibles cicatrices de la cesárea hayan sanado y no te den molestias. Para levantar peso concéntrate y prepara primero todo el cuerpo: aprieta la barriga y el suelo pélvico y levanta despacio y en posición correcta. Dobla las rodillas, saca el trasero y ten cuidado también con la espalda.

El suelo pélvico

¿Empiezas a sentir que tu vagina vuelve a la normalidad? Después de cuatro o seis semanas se han curado la mayoría de los puntos y las posibles cicatrices ya casi no duelen. Si tienes puntos o desgarros dolorosos, deja que se curen del todo antes de empezar en serio a hacer ejercicios para el suelo pélvico. Pero una vez curados, puedes (y deberías) empezar a hacerlos.

Algunas mujeres sienten una presión abajo durante una buena temporada tras el parto, «como si la vagina estuviera a punto de salirse». Esto suele desaparecer después de un tiempo. Si no es así, deberías hacerte un control médico, por supuesto. ¿Te parece difícil establecer contacto con los músculos del suelo pélvico? Prueba mientras haces pipí, intenta cortar el chorro de orina. Si puedes hacerlo, es que tienes buen control. Si no lo consigues, mete un dedo en la vagina e intenta apretarlo, sintiendo que la vagina lo rodea fuertemente. Así de apretada debe sentirse la vagina cuando haces los ejercicios. Pero para ello hay que entrenar los músculos. Contrae los músculos y relájalos, una y otra vez. Hazlo cuando estés acostada en la cama, en la cocina mientras preparas la cena, en el coche, mientras ves la tele. Ve aumentando poco a poco. Contrae y sube los músculos, más alto, más y más arriba. ¡Manten la presión un rato! Estos ejercicios previenen también la incontinencia urinaria, que es un gran problema para muchas mujeres, especialmente a medida que pasan los años. Aunque en estos momentos quizá la ganancia más importante sea que un buen tono en la musculatura del suelo pélvico beneficia a la vida amorosa. De hecho, algunas mujeres me han contado que su vida sexual mejoró después del primer hijo, y opinan que fue a consecuencia de estos ejercicios, que les proporcionaron un contacto especialmente bueno con su vagina.

Sexo

Algunas mujeres notan que su vagina se recupera y vuelve a la normalidad bastante rápido después del parto, y tienen muchas ganas de reanudar su vida sexual. En general, suele ser mejor esperar hasta que la pérdida de sangre haya cesado y la limpieza del útero sea completa. Al igual que ocurre durante la menstruación, el útero es más propenso a las infecciones cuando su cuello está abierto para permitir que salga la sangre.

El impedimento más importante para las relaciones sexuales suele ser la falta de ganas de la mujer. Ni su cuerpo ni sus hormonas están en esos momentos por la labor, en absoluto. Por parte de la naturaleza, el objetivo de las relaciones sexuales es la concepción, y ya no hay ninguna necesidad para ello, ni ganas. En principio, el varón sólo tiene un tipo de comportamiento biológico para alcanzar la reproducción: el sexo. La reproducción en la mujer incluye también el parto y la lactancia, así que desde el punto de vista de la biología, ella está todavía ocupada con sacar adelante a este bebé, mientras que el cuerpo del hombre está preparado para tener más hijos. Las mujeres de otras culturas cuentan que existen normas que aseguran un largo período de abstinencia después de un parto, medio año es bastante común.

El cansancio que supone el haber tenido un bebé es también un poderoso enemigo de la sexualidad. Algo que quizá ya habrás sentido antes en otras ocasiones: «hoy no, cariño, estoy muy cansada...». A veces, es útil dejar que el padre comparta el trabajo de ocuparse del bebé por la noche: cambiarle, llevarle en brazos, cantarle una nana. Dos seres humanos cansados se complementan mejor sexualmente que uno cansado y otro en plena forma.

También hay algunos varones que tienen problemas para recuperar su vida sexual; el deseo se hace esperar. El parto también ha sido una experiencia impresionante para el hombre. Es posible que necesite algo de tiempo antes de volver a relacionar el cuerpo de su mujer con el sexo.

Sin embargo, lo más frecuente es que ella todavía no esté interesada, mientras que él cuenta los días para reanudar la vida sexual tal como era antes. Muchas veces, los últimos meses del embarazo también han sido para él un período de «sequía sexual».

Muchas mujeres se adaptan a las necesidades de su pareja un poco antes de que ellas mismas estén realmente preparadas, y es que quieren mucho a ese hombre, les apetece sentir la calidez, la ternura y la intimidad, y saben que en los varones estos sentimientos suelen estar conectados estrechamente con el sexo, más que en las mujeres. Y además, la excitación en las mujeres está muchas veces tanto en la mente como en el cuerpo. Una vez más los humanos recibimos la ayuda de nuestros grandes cerebros, pues es posible crear voluntariamente las condiciones adecuadas para favorecer los sentimientos románticos. Elige a propósito un día en que no estés muy cansada, aunque sea después de unos meses, si no es posible antes. Que el niño tenga el estómago bien lleno, arréglate un poco, proponte estar atractiva para tu pareja, como hacías en la época en que ambos estabas en la fase de enamoramiento.

La sicóloga Lisbet Brudal sabe mucho sobre los sentimientos durante y después del parto, y ha descrito la importancia de reanudar la vida sexual dentro de un tiempo razonable después del parto.

A menudo sucede que la mujer, sin tener en realidad mucho interés al principio, se esfuerza un poco, y descubre sorprendida que, ¡ahí va!, el sexo sigue siendo algo estupendo.

Resultó un poco raro al principio, pero ¡iva bien! Ambos se habían sentido tensos, ¿sería lo mismo que antes? Desde un punto de vista puramente técnico, puede que la sensación sea diferente, pues la vagina se ha expandido de manera dramática, pero está hecha para eso. Está compuesta por pequeños pliegues como una falda plisada o un acordeón. Todos los pliegues se extienden durante el parto, pero se contraen de nuevo después. La propia abertura de la vagina es increíblemente flexible, se puede comparar a nuestros labios, capaces de sujetar un alfiler, pero también de abrirse mucho para morder una gran manzana. La musculatura del suelo pélvico puede entrenarse de nuevo si se ha debilitado, o si nunca antes había estado muy activa.

Algunas mujeres sufren de sequedad en la vagina tras el parto. No pasa nada por usar alguna crema neutra hasta que las hormonas la preparen más para el sexo. En la farmacia se pueden encontrar cremas lubricantes. Si te molesta la irritación, te irá bien usar óvulos o cremas con estrógenos un par de veces por semana hasta que vuelva la ovulación. Probablemente es bueno para la vagina no esperar demasiado tiempo antes de reanudar la vida sexual. Muchas mujeres sienten que la hora ha llegado después del control posparto de las seis semanas, si es que no antes.

La lactancia como método anticonceptivo

Durante mucho tiempo habíamos creído que la antigua historia de que la lactancia protegía frente a un nuevo embarazo era casi una superstición. O que al menos no era lo suficientemente seguro como para recomendarse en Noruega, aunque parecía tener cierto efecto a nivel mundial. Pero durante los últimos años se ha investigado el efecto inhibidor de la lactancia en la ovulación, también en el caso de mujeres bien nutridas de países industrializados. Se ha descubierto que la lactancia es un medio anticonceptivo muy eficaz en los primeros seis meses después del parto. Hay que seguir al pie de la letra tres normas fundamentales:

- El niño debe ser menor de seis meses.
- La lactancia debe ser exclusiva, el niño no debe recibir nada que no sea leche materna, y también debe mamar por la noche.

- La madre no debe haber vuelto a tener la menstruación.

Cuando se cumplen estos requisitos, la lactancia es un método tan seguro como el DIU o la minipíldora; es decir, que de cada cien mujeres que siguen el método, de uno a tres pueden quedar embarazadas. La seguridad es por lo tanto mayor que con el preservativo.

Cada vez que das el pecho, segregas hormonas que evitan la ovulación. Hay que dar el pecho frecuentemente, sin suplementos, las veinticuatro horas del día. Si pasa demasiado tiempo entre toma y toma, por ejemplo porque el niño empieza a dormir de seis a ocho horas seguidas por la noche, la ovulación no se inhibe de manera tan efectiva.

Desde que se conocieron estos nuevos resultados hace ya algunos años, he recomendado a un montón de mujeres que usen la lactancia como anticonceptivo durante los primeros seis meses, y, hasta el momento, ni una sola de ellas se ha quedado embarazada. Muchas mujeres son contrarias a interferir demasiado con el cuerpo justo después del parto, y por ello opinan que viene bien una pausa de seis meses para pensarse qué método anticonceptivo usarán después.

Pasados esos seis meses la lactancia todavía tiene un efecto anticonceptivo apreciable, siempre y cuando no hayas vuelto a tener la menstruación... Al cabo de un año, aproximadamente el 7 por ciento se habrán quedado embarazadas si no usan otro método anticonceptivo. Si se combinan la lactancia y el preservativo, la seguridad aumenta.

Otros métodos anticonceptivos

Muchas parejas usan preservativos después del parto. Tal vez sienten que lo correcto es que sea el hombre quien tome la responsabilidad durante una temporada, ya que el cuerpo de la mujer ha pasado por muchos cambios y esfuerzos. El preservativo funciona también como una protección contra las infecciones para las dos partes.

Si deseas usar la píldora, lo habitual es recomendar la que sólo lleva gestágenos («minipíldora») durante el período de lactancia porque no afecta a la cantidad de leche, al contrario de las píldoras normales (con estrógenos). El problema de la minipíldora es que suele provocar pequeñas pérdidas irregulares de sangre. Otro inconveniente es que tienes que ser muy cuidadosa para tomar la pastilla más o menos a la misma hora cada día, si quieres estar razonablemente segura de que no te quedarás embarazada.

Las píldoras combinadas ordinarias ofrecen el grado más alto de seguridad, pero no suelen recomendarse durante la lactancia. Sí que se pueden usar tanto el DIU de cobre como el hormonado, que desprende cantidades mínimas de gestágeno, la misma sustancia usada en las minipíldoras. Es muy seguro, pero al principio puede dar lugar a pequeñas pérdidas de sangre y más tarde a menstruaciones cada vez menos abundantes que incluso pueden llegar a desaparecer. Se recomienda esperar unos tres meses después del parto antes de poner el DIU. Lo bueno del DIU es que actúa exactamente allí donde debe, y no en otras partes del cuerpo. Normalmente puede estar colocado durante cinco años, si así se desea.

Algunas mujeres prefieren los anticonceptivos inyectables de larga duración. También contienen gestágeno, pero se inyectan cada tres meses por vía intramuscular y permanecen allí como un depósito. Los primeros meses es muy frecuente que haya pequeñas pérdidas de sangre, pero después de un tiempo las pérdidas se reducen en la mayoría de los casos, y la menstruación desaparece por completo en un 20 a 50 por ciento de las usuarias. Cuando se interrumpen las inyecciones, puede que la menstruación tarde algún tiempo en volver. Las inyecciones funcionan bien para algunas personas, especialmente para las mujeres que tienen tendencia a olvidarse de usar los otros métodos. Una vez que te has puesto una inyección, funciona al menos durante tres meses, y no puedes suspender el método al momento, como ocurre con otros anticonceptivos.

También se encuentra en el mercado un pequeño monitor que muestra los días que son seguros, basándose en una tira reactiva que se moja en la orina de la mañana. De cada cien mujeres que usan el sistema correctamente, alrededor de seis se quedarán embarazadas en el transcurso de un año. La ventaja del método es que no hay que tomar píldoras, ni tener un objeto extraño en el cuerpo, ni usar nada cada vez que se tengan relaciones.

Ventajas de la lactancia para tu cuerpo

Antiguamente se decía que la mujer perdía un diente por cada hijo. Esto no es cierto, al menos en muchos países hoy en día, y seguramente tenía más que ver con la mala higiene oral y la alimentación, combinadas con el hábito de las embarazadas de comer entre horas. Tu esqueleto se mantiene fuerte y sano sólo con que te preocupes de tomar suficiente calcio para reponer el que das en la leche.

En los primeros días tras el parto es fácil darse cuenta del efecto positivo de la lactancia sobre tu cuerpo. Muchas mujeres sienten que el útero se contrae cada vez que dan el pecho. El útero es un órgano increíble y maravilloso. Al cabo de poco tiempo vuelve a ser como una pequeña pera situada detrás de la vejiga, después de haber llegado casi a tocar, poco antes del parto, el diafragma. Se habla mucho de la habilidad que tiene el pene para casi doblar su tamaño en poco tiempo, pero ¿qué me dices del útero, que aumenta de tamaño unas cincuenta veces? Aunque, eso sí, tarda más tiempo en conseguirlo, y es algo que sucede con menos frecuencia.

También a largo plazo son muchos los beneficios de la lactancia. La catedrática sueca Kerstin Uvnäs-Moberg, que ha investigado mucho acerca de las hormonas, afirma que la oxitocina funciona como tranquilizante, baja la presión sanguínea, disminuye la agresividad y la angustia, y refuerza el sistema inmunitario. Las mujeres que dan el pecho están menos estresadas y menos enfermas que las que no lo dan.

Al contrario de lo que podría creerse, el calcio que se da al niño a través de la leche se repone, de modo que, llegados al destete, la mujer tiene de hecho un esqueleto más fuerte que antes, y por lo tanto corre menor riesgo de sufrir en su vejez fracturas óseas por osteoporosis.

Muchas mujeres, especialmente las que sufrían de fuertes dolores menstruales o de síndrome premenstrual, opinan que es estupendo retrasar la menstruación mediante la lactancia prolongada. Para algunas también es importante el ahorro en tampones y compresas durante ese tiempo.

La mayor parte de los órganos probablemente se mantienen más sanos cuando se les permite realizar la función para la que fueron creados, y esto es válido también en el caso de los pechos. El cáncer de mama es el tipo de cáncer que mata hoy en día a más mujeres. Es especialmente trágico cuando afecta a mujeres jóvenes, que a menudo tienen hijos que cuidar y deberían haber vivido todavía durante muchos, muchos años.

Hoy día existe una larga lista de estudios que muestran que dar el pecho reduce el riesgo de contraer cáncer de mama antes de la menopausia. Un amplio y exhaustivo estudio en Gran Bretaña compara a mujeres que habían contraído cancer de mama antes de cumplir treinta y seis años con mujeres sanas de características parecidas, teniendo en cuenta otros factores de riesgo conocidos para el cáncer de mama, como son el haber esperado mucho para tener el primer hijo, la infertilidad, el uso de la píldora, el consumo de alcohol, la disposición genética para contraer la enfermedad, etcétera. Tras ajustar por todos estos factores, se vio que la lactancia reducía claramente el riesgo. En general, parece que cuantos más hijos hayas amamantado y cuanto más tiempo les hayas dado pecho, mejor protegida estás contra el cáncer de mama premenopáusico.

La lactancia también parece reducir algo el riesgo de cáncer de ovario. Esta es una enfermedad traicionera que a menudo no se descubre hasta que es demasiado tarde para curarla.

Refuerza y protege el suelo pélvico

- Aprieta las piernas juntas cuando tosas, estornudes o levantes peso.
- Intenta cortar el chorro de orina apretando los músculos cuando hagas pipí.
- Aprieta los músculos del suelo pélvico y suelta; repítelo muchas veces.
- Prueba a subir el suelo pélvico, arriba... más y más arriba... manténlo allí... y relájalo.

Empieza así los ejercicios para la barriga:

- Mete la barriga para dentro y mantenla dura un rato.
- Tumbada de espaldas, levanta la cabeza y mírate los dedos de los pies.

Más adelante amplíalo con:

- Siéntate con las piernas dobladas y juntas, y échate un poco hacia atrás.
- Túmbate de espaldas y levanta los hombros y la cabeza.
- Levanta un hombro en dirección a la rodilla opuesta, varias veces, alternando ambos hombros.
- Mantén la columna vertebral apretada contra la colchoneta.

La lactancia como método anticonceptivo

- El niño debe ser menor de seis meses.
- La lactancia debe ser exclusiva.
- El niño no debe recibir nada más que leche materna.
- Debe darse pecho por la noche.
- No debe haber vuelto aún la menstruación.

21

¿Qué sustancias pasan a la leche?

TRAS MUCHOS AÑOS como médica, he encontrado que muchas mujeres me hacen las mismas preguntas acerca de la leche cuando vienen al control posparto. Estas mismas cuestiones se me plantean también a través del teléfono, el correo o los medios de comunicación. ¿Quizá ustedes también tienen dudas acerca de estas cosas? Aquí están las respuestas a algunas de las preguntas más comunes:

¿Es bueno para el niño si sigo comiendo de todo durante la lactancia?
Sí; ya no hay alimentos prohibidos de forma general durante la lactancia, aunque por experiencia sabemos que algunos niños concretos pueden reaccionar a algo que comió su madre.

He oído que hay que evitar ciertos alimentos mientras das el pecho, ¿es cierto?
En cada país existen creencias al respecto; muchas madres creen que no se deben comer uvas o fresas, mientras que otras desconfían de los espárragos y las alcachofas. Tal vez, cuando la madre cree que cierto alimento puede causar problemas, tiene tendencia a atribuir a ese alimento cualquier problema que

se presente. En todo caso, es imposible saber de antemano qué niños reaccionarán ante qué alimentos. Si te parece que tu hijo rechaza repetidamente el pecho después de comer un alimento determinado, puedes evitar ese alimento. El sabor del ajo pasa a la leche, ¡y a la mayoría de los niños les encanta! Es lo bueno de la lactancia, el niño se familiariza con aromas y sabores de lo más variado.

¿Es verdad que no debo comer pescado, frutos secos ni naranjas, para que el niño no desarrolle alergias?
No, en general no damos tal consejo a una madre que da pecho, a no ser que en su familia haya personas que tengan alergia precisamente a alguno de estos alimentos.

Hay quien dice que hay que dejar de beber leche de vaca si el niño tiene cólico.
A algunas madres les funciona. No tomes nada de lácteos durante una semana y comprueba si ayuda en tu caso. Después de una semana, vuelve a beber leche, y si el niño empeora y vuelve a mejorar al dejarla, sería mejor que no tomases más leche.

¡Pues yo creía que era importante beber leche cuando se da el pecho!
Qué va. Come de manera sana y asegúrate de tomar muchos alimentos que contengan calcio, como las verduras de color verde oscuro (brócoli, perejil, espinacas, berzas...), y come también sardinas, cangrejo, gambas e higos, pasas y almendras. Hay muchas cosas ricas para elegir. La semilla de sésamo contiene también mucho calcio, y se puede mezclar en la masa del pan, en las gachas y con los cereales para el desayuno. También puedes complementar con tabletas de calcio.

Suelo beber litros de café y de refrescos de cola a lo largo del día, ¿pasa algo?
Si tienes un hijo muy despierto, activo, quizá irritable, que nunca duerme mucho rato seguido, puede ser que la

cafeína le afecte. Pasa poco a la leche, pero si tomas la cafeína contenida en seis u ocho tazas de café cada día, esta tiene tendencia a acumularse en el niño. Prueba otro tipo de refrescos y café descafeinado durante una semana para ver si esto ayuda.

¿Se pueden tomar té y otras infusiones durante la lactancia?
Sí; en principio, el té es una buena bebida para las madres que dan el pecho. No dejes la bolsita en remojo mucho tiempo, ya que entonces aumenta el contenido de sustancias activas fuertes como la teína, que actúa más o menos de la misma forma que la cafeína. El té verde de China o Japón sabe bien y es sano. Las infusiones de escaramujo, manzanilla o menta no hacen daño. Lo que es más, el escaramujo contiene mucha vitamina C. A algunas madres les gusta tomar una infusión con un poco de miel un rato antes de dar el pecho.

¿Tendré más leche si bebo infusiones de hierbas para la lactancia que venden en la herboristería?
No se ha podido demostrar tal resultado en estudios controlados. Tal vez el efecto aparente se deba al hecho de beber cualquier infusión antes de dar pecho. Las rutinas fijas pueden ayudar con el reflejo de salida de la leche. Los ganaderos cuentan que muchas vacas empiezan a gotear leche en cuanto se enciende la luz del establo por la mañana, o cuando se pone la música.

¿Pueden las infusiones tener efectos secundarios dañinos?
Sí. Ni las infusiones ni los llamados productos naturales son para tomarlos a broma. Compra marcas conocidas que no contengan demasiados ingredientes diferentes. La mayoría son sanos e inofensivos, pero puede ser difícil hacerse una idea de los efectos cuando contienen una mezcla de muchas hierbas. Todo lo que se afirme que tiene efecto medicinal, puede suponerse que tiene también efectos secundarios. En

mujeres que han bebido muchísima cantidad de infusiones de ciertas mezclas de hierbas, se han descrito vómitos, mareos, insomnio, hemorragias y lesiones del hígado. El regaliz y el anís se encuentran en algunos tipos de «té para la lactancia»; se han producido casos de somnolencia en madres que bebían cada día un par de litros de este té, y sus hijos tenían hipotonía, llanto débil, poca capacidad de succión y pérdida de peso.

Me han dicho que debo beber mucho, pero ¿cuánto?
Es un consejo que se ha dado durante mucho tiempo a las madres que dan pecho. Los estudios modernos muestran que beber más de lo que el cuerpo pide no produce un aumento de la cantidad de leche. Los riñones regulan el equilibrio de líquidos en el cuerpo. Si no tomases suficiente agua, antes de que pudiera afectar a la lactancia tendrías sed y poca cantidad de orina, de color oscuro.

Alcohol

¿Es verdad que tienes más leche si bebes cerveza?
Sí, un estudio indica que puede que haya algo de verdad en este antiguo consejo. Por si acaso, deberías limitarte a beber cerveza sin alcohol, que además es una bebida muy nutritiva para tomar en la época de lactancia.

Me han dicho que está bien beber un vaso de vino antes de dar el pecho.
Eso se creía antes, pero ahora sabemos que tomar un vaso entero de vino o de cerveza inhibe el reflejo de salida de la leche, de manera que al niño le cuesta más mamar. Se han descrito unos pocos casos en los que grandes cantidades de alcohol han inhibido completamente el reflejo.

Pero, en líneas generales, puedo tomar medio vaso antes de la mayoría de las tomas, ¿no?

No, porque sería demasiado a lo largo del día, en total, tanto para ti como para el niño. Muchas madres que dan pecho cuentan, sin embargo, que les apetece mucho un poco de vino o cerveza, por ejemplo, por la noche cuando están agotadas y tienen menos leche. De ese modo se relajan y sienten que la leche fluye mejor.

Entonces, ¿el alcohol pasa a la leche?

Sí, la cantidad de alcohol en la leche es la misma que en la sangre. De todas maneras, esto quiere decir que, como producto alimenticio, la leche tiene una concentración de alcohol muy baja después de un vaso o dos de vino. Durante la lactancia, el alcohol primero se diluye en el torrente sanguíneo de la madre, y después esa leche materna baja en alcohol se diluye aún más en el torrente sanguíneo del niño. Durante el embarazo es otra cosa, ya que la sangre de madre e hijo contienen la misma cantidad de alcohol, y el niño es muy vulnerable a sus efectos.

¿Cómo le afecta al niño la leche que contiene alcohol?

Después de una juerga en la que la madre ha bebido mucho, el alcohol puede intoxicar al bebé, que puede estar embotado y borracho durante varios días, porque los bebés no son capaces de metabolizar el alcohol como hacemos los adultos. Los estudios han mostrado que el niño reacciona también ante la leche con una pequeña cantidad de alcohol, pues bebe un poco menos y duerme más intranquilo después, lo contrario de lo que se creía antes. Por el momento no se han demostrado efectos a largo plazo.

¿Se sabe qué tipo de daños puede sufrir el niño, y cuánto alcohol hace falta para producirlos?

Parece que, cuando la madre que lacta bebe más de un par de vasos al día, su hijo puede sufrir efectos negativos con el tiempo.

Entre otras cosas, existe riesgo de que el desarrollo motor del niño sea peor, que empiece a gatear más tarde, etcétera.

¿No puedo beber nada mientras doy el pecho, entonces?
Bueno, no hay nada que indique que pase algo por tomar un vaso de vino aislado, una cerveza o una bebida de vez en cuando. La minúscula cantidad de alcohol en la leche tiene muy poca importancia. La cuestión es la cantidad: debes contar con que un vaso entero de vino, una bebida o medio botellín de cerveza dan más o menos un índice de alcoholemia de 0,3 a 0,4 por mil, al cabo de treinta minutos a una hora. Cada hora se descomponen alrededor de 0,15. Significa que al cabo de dos o tres horas ese vaso está ya prácticamente fuera de tu organismo. Pero, después de una sola copa, no es necesario esperar para dar el pecho, salvo que se trate de un prematuro o un recién nacido.

¿Tengo que tener el mismo cuidado durante toda la duración de la lactancia? ¡Entonces la dejo pronto!
No. Cuando el niño tiene más de 6 meses y ha empezado a comer otros alimentos, puedes saltarte alguna toma de pecho de vez en cuando. Aquí tienes una receta especial si estás deseando poder participar en la vida social también en lo que respecta al alcohol: da el pecho justo antes de la fiesta, come y bebe lo que te apetezca y, si el alcohol se te ha subido a la cabeza, espera hasta el día siguiente para dar el pecho, cuando el alcohol ya se ha eliminado de tu sangre, y por tanto también de tu leche. Puede que tengas problemas con el reflejo de salida de la leche después, aunque eso es muy, muy raro.

¿Tengo que sacarme leche y tirarla si he bebido alcohol?
Sólo si tienes una ingurgitación desagradable antes de que haya pasado tiempo suficiente para dar de mamar. No necesitas hacerlo a causa del alcohol, pues éste se elimina de la leche a la vez que se elimina de la sangre. Todo el tiempo hay intercambio entre leche y sangre, y la leche dentro del pecho sigue cambiando constantemente.

Fumar

No puede ser tan peligroso si empiezo a fumar otra vez, una vez que haya nacido el niño...
Intenta por todos los medios no empezar a hacerlo otra vez. Fumar cuando se da pecho hace que fácilmente la leche sea peor y que haya menos cantidad.

¿Por qué se produce menos leche cuando fumo?
Una de las razones puede ser que las fumadoras producen menos prolactina, la hormona que controla la cantidad de leche. Otros efectos del tabaco en tu cuerpo tampoco son buenos para la producción de leche. Además parece que muchas fumadoras dedican menos tiempo cada día a dar el pecho, de modo que los pechos no se estimulan lo suficiente.

¿Por qué es peor la leche si fumo?
Muchas de las alrededor de 4.000 sustancias contenidas en los cigarrillos, por ejemplo el monóxido de carbono, el ácido prúsico y el alquitrán, pasan a la leche materna. La nicotina es la sustancia sobre la que más se ha investigado. Pasa con especial facilidad a la leche, de modo que la concentración de nicotina en la leche de la madre es mayor que en su sangre.

¿Cómo le afecta eso a mi hijo?
Los hijos de fumadoras que toman pecho sufren de cólico con más facilidad. Lloran más, están inquietos y a veces no suben tan bien de peso como los hijos de mujeres que no fuman.

Entonces, como soy fumadora, ¿es mejor que no le dé pecho a mi hijo?
Todo lo contrario. Basándonos en los conocimientos actuales, los expertos afirman que la leche materna es tan valiosa

para tu hijo que deberías continuar dándole pecho aunque no seas capaz de dejar de fumar. Se sabe, por ejemplo, que los niños de hogares donde se fuma están más expuestos a contraer enfermedades de las vías respiratorias. El doctor Per Nafstad y sus colaboradores hicieron un amplio estudio en Oslo en el que se comprobó que, al menos mientras toman el pecho, los hijos de fumadoras no enferman mucho más que otros niños; la lactancia materna reduce los efectos nocivos del tabaco. Intenta, eso sí, no fumar dentro de casa (ni tú, ni otros).

Casi he dejado de fumar; pero no soy capaz de prescindir del todo de los cigarrillos. ¿Cuándo es menos dañino para el niño que fume?
La concentración de nicotina alcanza su nivel máximo en la leche justo después de haber fumado. Por ello deberías dar el pecho primero, y después fumar un cigarrillo (o mejor, sólo medio, si es que no puedes evitarlo del todo) y no fumar más hasta después de la siguiente vez que des pecho.

¿Puedo usar preparados de nicotina cuando doy el pecho?
Entonces la nicotina llega a tu sangre también, y por lo tanto no se suele recomendar a las mujeres que dan pecho. De cualquier modo, siempre es mejor que fumar, ya que evitas todas las demás sustancias contenidas en el humo del cigarrillo. Y el nivel de nicotina suele ser menor con los chicles o los parches de nicotina que con el tabaco.

Aparte de la leche, ¿perjudica al niño que yo fume?
Sí, por desgracia los niños que son fumadores pasivos se ponen más enfermos. Por ejemplo, sufren con más frecuencia de neumonía, bronquitis y otitis, y tienen mayor riesgo de contraer asma y, en general, mayor riesgo de tener que ser ingresados en el hospital. Fumar en casa aumenta también el riesgo de muerte súbita. Los niños un poco mayores de hogares donde se fuma faltan más a la guardería y la escuela a causa de enfermedad.

Medicinas

¿Pasan las medicinas a la leche?
Tienes que contar con que la mayoría de los medicamentos que tomes pasan en alguna medida a la leche. Por lo tanto, lo ideal es que durante la lactancia sólo tomes las medicinas que realmente necesites.

¿Le llega al niño mucha cantidad de mis medicamentos?
En general, el niño recibe sólo una dosis muy pequeña. Algunas medicinas pasan en cantidades mínimas a la leche, otras un poco más. Puedes tomar la mayoría de las medicinas mientras das el pecho, con algunas pocas excepciones. En general, si tomas tranquilizantes o somníferos durante un largo período, el niño puede verse afectado. Algunas hormonas tampoco son buenas. Pero en la mayoría de los casos es mejor seguir dando el pecho. Puedes encontrar información correcta, en español e inglés, en la página web del Hospital de Denia, en internet: www.e-lactancia.org. Pídele a tu médico que la consulte; es mucho más fiable que la información del Vademécum, el libro preparado por los laboratorios farmacéuticos.

¿Puedo tomar la píldora anticonceptiva?
Las píldoras combinadas normales pueden reducir un poco la cantidad de leche. Pero, por lo que sabemos, las hormonas que pasan a la leche no perjudican al bebé.

¿Hay algunas medicinas que no se puedan usar en absoluto mientras se dé pecho?
Algunos fármacos que afectan al sistema inmunitario no deberían usarse mientras se da el pecho. El litio que se emplea contra la manía tampoco es recomendable. Algunos antibióticos fuertes que se usan contra enfermedades raras no deberían combinarse con la lactancia. Lo mismo es aplicable a algunas medicinas cardiovasculares concretas; habitualmente es posible cambiarlas por otras medicinas. También

se desaconsejan los tratamientos con yodo radioactivo y otras sustancias poco usadas.

Contaminantes ambientales

Salió en los periódicos que en la leche materna había dioxinas y radio-actividad, ¿es peligroso?

Es cierto que se pueden encontrar tales sustancias en la leche materna de madres que viven en zonas expuestas. Las mismas sustancias se encuentran en la leche de vaca y en el agua local que se usa para preparar los biberones, así que no es posible escapar de ellas. Por suerte, normalmente se trata de pequeñas cantidades que no han causado efectos dañinos.

He oído que contaminantes como el PCB y los pesticidas se encuentran en mayores cantidades en la leche materna que en la leche de vaca, ¿es eso verdad?

Sí, puede suceder. Se debe a que los humanos comen carne y pescado, y por lo tanto están más arriba en la cadena alimentaria que los animales que sólo comen plantas. Algunos contaminantes ambientales se acumulan especialmente en los tejidos grasos, y seguro que la mayoría de nosotros vamos por ahí con algún pesticida en el cuerpo. De todos modos, es durante el embarazo cuando el niño recibe la mayor cantidad de contaminantes de la madre. Aunque los niños que toman el pecho reciban más contaminantes de lo que sería deseable, todos los estudios muestran que siguen estando más sanos que los niños que no toman leche materna. Se ha podido medir que el nivel de un contaminante como el PCB es más alto en la leche materna con el primer hijo que con los siguientes. Es más bajo en los vegetarianos que en los que comen todo tipo de alimentos de la parte superior de la cadena alimenticia, es decir, pescado de áreas contaminadas y carne. Tu hijo tendrá que vivir en un mundo contaminado.

Hay toxinas ambientales por todas partes, también en la leche de vaca, en los alimentos infantiles y en el agua con que se prepara el biberón.

¿Hay algo que pueda hacer para que mi hijo reciba menos contaminantes?
Sí, puedes cuidar tu dieta. Comida sana, con muchos vegetales bien lavados. Evita los patés de pescado. En el transcurso del embarazo, construyes el pequeño cuerpo del niño y tú misma acumulas unos kilos extra en las caderas y los muslos, cuya utilidad es ser nutrición de reserva para usar durante la lactancia. Cuando has dado pecho durante algunos meses, la necesidad de leche del niño ha crecido considerablemente. Entonces es cuando la mayoría de las madres empieza a echar mano de la reserva de grasa del embarazo, y bajan algo de peso sin necesidad de hacer nada. Si esta reserva de grasa del embarazo está basada en comida sana y limpia y pocos productos de origen animal, la leche que produzcas contendrá, según todos los indicios, la mínima cantidad posible de contaminantes. Si además continúas siendo escrupulosa con lo que comas, le darás a tu hijo la mejor leche posible.

La conclusión es que la mayoría de lo que tu cuerpo reciba también le llegará al niño, primero a través de la placenta, y luego a través de la leche materna. Esto no significa que tengas que vivir como un asceta cuando tengas hijos. Tener cuidado con las medicinas, el tabaco y el alcohol, y comer sano, son normas de vida que nos hacen bien a todos. Para muchos, el tener hijos es un nuevo incentivo para llevar una vida más saludable. Sabia decisión, porque así el niño disfrutará de unos padres sanos durante muchos, muchos años.

22

Reducir el riesgo de muerte súbita

ACABABA DE TERMINAR la carrera de medicina y hacía guardias en urgencias, cuando una mañana de invierno a las seis de la mañana recibí una llamada de teléfono desesperada que nunca olvidaré: «¡socorro! ¡Está muy quieto, creo que no respira!». Unos minutos más tarde, sonido de frenos. Los jóvenes padres vinieron conduciendo ellos mismos, era más rápido que esperar una ambulancia. Por el camino, la joven madre había intentado reanimar a su pequeño hijo de tres meses, le había golpeado en el pecho, y le había agitado. Sin resultados. Cuando corrimos a recibirlos fuera del hospital y me pusieron el cuerpecito en los brazos todavía estaba templado, pero completamente fláccido, pálido y sin vida. Ningún intento de reanimación pudo solucionarlo.

Era domingo. El padre del niño, que vivía en otra ciudad, había ido a visitar a la madre, que tenía diecinueve años. También les habían visitado unos amigos, y se habían divertido la noche del sábado. Los padres mostraron orgullosos a su bebé, que estaba un poco llorón y tenía la nariz tapada.

Después de que se bebiera todo su biberón, le hicieron eructar como de costumbre, para que no le molestaran los gases. La madre aireó bien el pequeño estudio, de sólo una habitación, antes de acostarse, y miró a su bebé que dormía haciendo dulces ruiditos y que medio sonreía en sueños. A pesar de haber dormido pocas horas, ella se despertó temprano, a la hora en que el niño solía despertarse llorando, y se inquietó al no oír ni un ruido. El niño estaba en su cama con la cabeza parcialmente cubierta por una manta, y muy quieto.

Los padres estaban en estado de *shock*. La madre gritaba y lloraba, casi aullaba, y se tiró encima del niño. El padre nos miraba fijamente, lívido y desesperado. Las palabras de consuelo no parecían tener sentido. El niño había nacido un mes antes de término, un poco pequeño y delgado, pero se había recuperado bien y ganaba peso a buen ritmo. Se había desarrollado de manera normal, se estiraba, balbuceaba y sonreía radiante a quien le hablaba.

La primera vez que se vive algo tan fuerte se queda grabado en la memoria. Pero otra razón por la que a menudo he pensado en esta historia tan triste, es que contiene muchos de los factores que hoy en día sabemos que incrementan el riesgo de muerte súbita.

La muerte inesperada y repentina de un bebé, sin motivo claro, era hasta ahora más frecuente alrededor de los tres meses, pero es algo que posiblemente esté a punto de cambiar. Ocurre con menor frecuencia durante el primer mes o después de los seis meses. Incluso con los conocimientos que se tienen hoy en día, a menudo nos quedamos sin un motivo que explique por qué murió precisamente este niño. ¿Tenía tal vez una debilidad congénita que coincidió con otros factores? Los bebés son especialmente vulnerables de los dos a los cuatro meses de edad. En ese momento suelen suceder grandes cambios en su capacidad para regular la actividad del corazón y la respiración.

Algunas características frecuentes

De cualquier modo, algunas características se repiten en la muerte súbita. Es típico (con muchas excepciones) que el niño aparezca sin vida hacia la madrugada, en invierno, un fin de semana, y es típico que anteriormente haya estado un poco enfermo, por ejemplo con una infección viral. Está acostado boca abajo, quizá con una manta o un edredón sobre la cabeza, y con mucha ropa, no es raro que incluso lleve gorrito dentro de la casa. Es posible que el niño fuera prematuro o hubiera nacido con poco peso. En relación con la media, la madre es más frecuentemente joven, soltera, fumadora, ha dado el pecho poco tiempo y tiene hijos anteriores.

Es trágico pensar que una causa importante que ha contribuido a la muerte súbita durante muchos años ha sido el hábito, entonces relativamente nuevo desde el punto de vista histórico, de poner a los bebés a dormir boca abajo. En los años noventa llegó la campaña para poner a los bebés a dormir de lado, o mejor aún boca arriba. Desde que los bebés vuelven a acostarse boca arriba, el número de fallecimientos por muerte súbita se ha reducido drásticamente. En 1996 murieron 38 niños noruegos de muerte súbita, frente a los 151 que habían muerto en 1989.

Parte de este descenso seguramente se debe también a que el número de embarazadas que fumaban descendió significativamente durante la misma época. Después de dormir boca abajo, el humo del tabaco es el segundo factor de riesgo conocido más grande para la muerte súbita. Son peligrosos tanto el hecho de que la madre fume durante el embarazo, como que haya humo de tabaco en el entorno del bebé. Una gran cantidad de investigaciones muestran que para los hijos de fumadores el riesgo es al menos el doble, y puede llegar a multiplicarse varias veces. Hay un leve aumento del riesgo para que la muerte súbita se repita en familias que anteriormente ya han perdido un hijo por esta causa. No se sabe a ciencia cierta si esto se debe a factores ambientales, disposición genética, o quizá a una concurrencia de ambos. Los niños que no toman leche materna corren también un riesgo un poco más alto. Y los gemelos.

Chupar mucho le protege

Varios estudios han descubierto que los niños que usan chupete corren un riesgo algo menor de sufrir muerte súbita, mientras que otros estudios no encuentran ninguna diferencia. Si se pudiera demostrar que hay relación, dudo mucho que un artilugio de silicona en la boca del niño le proteja, sino que se trataría del hecho de chupar con frecuencia. Los bebés están programados para chupar mucho. El objetivo de muchos padres de que el niño duerma pronto de un tirón, o espaciar las tomas para que pase más tiempo entre comidas no son lo mejor para el niño. El desafío para los padres es conseguir descansar lo suficiente, a la vez que se deja al niño chupar todo lo que necesite.

Un reciente estudio muestra que los niños escogidos al azar a los que se les dio chupete las primeras semanas tomaron el pecho durante menos tiempo que aquellos a los que el chupete se les dio después de las cuatro semanas. Howard descubrió que cuanto antes se les diera chupete y cuanto más intenso fuera su uso, más cortas eran tanto la lactancia exclusiva como el tiempo de lactancia en total. Esperar antes de dar al niño un chupete ayuda a la lactancia, la cual, en sí misma, protege contra la muerte súbita. Las primeras semanas, mientras se establece la lactancia y el niño chupa con muchísima frecuencia del pecho, la muerte súbita ocurre muy raramente.

¿Dormir juntos o no?

Últimamente, me llaman por teléfono padres muy asustados: «¿es verdad que no debemos dormir con el niño en la misma cama?». La pregunta viene a cuento de que los expertos en el tema ofrecen ahora este consejo porque varios estudios muestran que la muerte súbita ocurre con algo más de frecuencia con el colecho. Lo que normalmente no sale a la luz es que, en general, esto parece válido sólo para los fumadores. La alarma sonó cuando se descubrió que los hijos de mujeres de color en Estados Unidos y Nueva Zelanda corrían mayor riesgo de muerte súbita. Estos eran grupos étnicos que tradicionalmente siempre han dormido con sus hijos, y al principio se creyó que el colecho podía ser la razón. Después se descubrió que estos grupos menos privilegiados fumaban mucho más y tenían peores condiciones de vida que los otros grupos con los que fueron comparados.

En países donde es normal que la madre tenga a su hijo pegado a su cuerpo día y noche, la muerte súbita ocurre muy raramente. En sociedades industrializadas como Estados Unidos, la norma, por el contrario, ha sido durante mucho tiempo que el bebé duerma solo. En tales países se puede pensar que una parte de aquellos que se apartan de tales normas aceptadas y duermen con su hijo, lo hacen a causa de la pobreza, embotamiento debido al uso de alcohol, droga o medicinas, imposibilidad de ofrecer al niño los cuidados adecuados, etcétera. No siempre se tienen en cuenta estos factores en los informes de las investigaciones.

Estudios provenientes de culturas en las que la madre comparte la cama con el niño, pero prácticamente nunca fuma, muestran una baja incidencia de muerte súbita. Es el caso de, por ejemplo, los japoneses, los chinos de Hong Kong, los habitantes de Bangladesh y de las islas del Pacífico. También en un estudio sobre la muerte súbita realizado conjuntamente en Noruega, Suecia y Dinamarca, llevado a cabo por el Registro médico de nacimientos, se ha mostrado que el aumento de riesgo con el colecho sólo es válido cuando la madre fuma.

En teoría, la causa de ello es que el aire que expulsan los fumadores contiene demasiado monóxido de carbono y otras sustancias tóxicas que pueden afectar el centro respiratorio en el cerebro del niño. Las mujeres que fumaron durante el embarazo suelen continuar fumando después, por lo que puede ser difícil diferenciar cuál es la causa, pero parece que fumar durante el embarazo es ya de por sí un riesgo, aunque tras el parto el niño no sea fumador pasivo ni duerma con su madre fumadora.

Si se demostrara que el colecho aumentara el riesgo también en otros grupos que no son fumadores, por supuesto debería tenerse en consideración, pero por el momento no hay resultados claros. También hay que tener en cuenta las posibles ventajas del colecho. Por ejemplo, la lactancia es más fácil si madre e hijo duermen juntos. La leche materna por sí misma reduce algo el riesgo de muerte súbita. Esto puede ser debido a que los niños que toman el pecho también están algo menos expuestos a infecciones virales. Parece también que la leche materna tiene un efecto beneficioso en el desarrollo del cerebro.

Un prominente investigador del sueño, el catedrático James McKenna, observa que el que un bebé duerma solo es un fenómeno bastante nuevo. Señala que el bebé necesita tener cerca el cuerpo de la mamá (o de otra persona) para poder conseguir las mejores pautas posibles de sueño, vigilia y respiración. «Babies need to be sloshed around» dice («los bebés necesitan que les meneen»). Yo suelo decir que necesitan que se dé algunos botes con ellos en brazos. McKenna también dice: «There is no such thing as a baby – there is always a baby and somebody» («un bebé no existe por sí mismo; siempre hay un bebé y alguien más»). Los bebés necesitan estímulo, y lo ideal es que tengan siempre a alguien cerca.

El profesor McKenna ha investigado en el laboratorio del sueño con grabaciones de video continuas durante toda la noche, y cables para registrar la actividad de la madre y del niño. Él no es ningún especialista en muerte súbita. Los estudios están hechos con niños sanos, y sin embargo, son muy interesantes dentro de este contexto. La conclusión de

McKenna es que la presencia de la madre estimula al niño dormido a través de ruidos, olor, movimiento y tacto. El niño que duerme con su madre prácticamente nunca está boca abajo; el niño yace principalmente con su cara vuelta hacia mamá. También permanece menos horas en la fase de sueño más profundo, esa fase en la que es más difícil despertarlo, y mama más. Y aún así las madres que duermen con sus hijos duermen mejor porque no necesitan tranquilizar al niño antes de dejarlo en su cunita después del pecho, y porque el niño, tras un tiempo, toma el pecho él solito cuando quiere, sin despertar a mamá.

Esto da que pensar porque se sabe que los niños que mueren de muerte súbita, por algún motivo dejan de respirar. Todos los niños hacen pausas en su respiración, pausas en las que sus padres contienen la respiración ellos mismos y esperan. Esto es normal. Tales pausas en la respiración de los bebés desaparecen por sí mismas tras un tiempo. Si durante una de esas pausa se mueve ligeramente al niño, empieza a respirar de nuevo.

El niño no debe pasar calor. Eso podría ocurrir si está apretado entre los padres, con poco espacio, o si el colchón es muy blando o caliente, como en el caso de una cama de agua, o si el edredón es grande y pesado y cubre la niño por completo. Piensa en todo ello si decides dormir con el niño en la misma cama. Es importante sobre todo cuando el niño está enfermo. Si está acostado en su propia cuna, deberías tener cuidado de que esté con los pies completamente abajo, o apoyados contra algo firme, para que no corra el riesgo de desplazarse hacia abajo y quedar bajo la manta mientras está solo.

Un reciente estudio de Scheers, que mostraba un aumento de riesgo de sofocación entre los niños que no dormían en su propia cama ha recibido mucha atención. En los medios de comunicación, las muertes se presentaron por error como debidas a la muerte súbita, aunque no se trataba de eso. El aumento de riesgo se refería a niños que se encontraron aprisionados en sofás-cama y sillones, así como en camas de adulto. Sin embargo, en muchos países, tales accidentes ocurren muy raramente, menos de uno al año. Una vez más debemos valorar el riesgo frente a las ventajas.

Antes de dar consejos a las madres como el de no dormir con sus bebés, hay que buscar toda la información posible, algo que se ha hecho siempre y que todavía se hace en la mayor parte del planeta. No olvidemos todos los consejos sobre bebés de los expertos que después han resultado de poco provecho. Algunos ejemplos: «no tomar al niño en brazos cuando llora; sólo hay que alimentarle cada cuatro horas, no dejarle que mame ni que esté con su madre las primeras veinticuatro horas después del parto; no hay que darle más que un pecho en cada toma; no dejarle dormir en la misma habitación que los padres; no puede dormir boca arriba porque se asfixiaría». Todas estas ideas se han abandonado en la actualidad.

Para reducir el riesgo de muerte súbita deberías:

- Poner a tu hijo a dormir boca arriba.
- No fumar.
- Evitar un ambiente demasiado cálido en la habitación; dejar la ventana abierta o airear bien.
- Dejar que el niño duerma en la misma habitación que ustedes durante todo el primer año de vida, así podrán detectar fácilmente sus señales.
- Dejar que el niño chupe mucho. Después de unas semanas, cuando la lactancia esté bien establecida, podrán darle el chupete.
- Cuidar de que su carita no pueda quedar tapada, usar un edredón pequeño y ligero, y sin gorrito para dormir.
- Darle al niño leche materna, lo mejor es la lactancia exclusiva los primeros seis meses y después continuar la lactancia al menos durante todo el primer año.

- Evitar dormir en la misma cama que el niño si:
  - Eres fumadora o estás bajo la influencia del alcohol o somníferos.
  - Si duermes en un sofá, en una cama de agua o un colchón especialmente blando.
  - Si estás enferma o mucho más cansada de lo normal, o si estás muy obesa.

Recuerda:

- Dormir boca arriba, jugar boca abajo.
- Cuando el niño duerme en su propia cuna, pies abajo del todo, y que la ropita de cama sólo le llegue al cuello.

Reanimación

- Si encuentras a tu bebé sin vida, pero caliente, debes empezar inmediatamente los intentos de reanimación.
- Llama al número de emergencias, explica que tu bebé está inconsciente y di la dirección claramente.
- Limpia la boca del niño con tu dedo en caso de que hubiera vómito u otra cosa.
- Coloca al niño de espaldas sobre una superficie dura.
- Dale un golpe seco en el pecho.

Boca a boca

- Levanta la barbilla del niño con cuidado.
- Pon tu boca sobre la boca del niño y su nariz y sopla con cuidado cinco veces. Atención: la nariz es lo más importante, si hace falta, sopla sólo en ella, sin

apretar las comisuras de la nariz. Recuerda que los pulmones son pequeños, así que sopla corto tiempo y comprueba que el pecho se levanta un poco.

- A menudo el niño empezará a sacar el aire solo. Si no lo hace, y no puedes sentir su pulso, también debes dar masaje cardíaco.

Masaje cardíaco

- Coloca las puntas de dos dedos en mitad del pecho, un poco más abajo de los pezones. Aprieta 2 cm. hacia dentro, 5 veces, y cuenta en voz alta 1-2-3-4-5.

Así combinas el boca a boca con el masaje cardíaco:

- Sopla una vez.
- Aprieta el pecho 5 veces, ritmo: unas 100 veces por minuto.

  Continúa alternando el boca a boca y apretando 5 veces en el pecho hasta que llegue ayuda.

  Lo ideal es que haya más de una persona presente. Alguien pide ayuda, mientras otra hace el boca a boca y otra da masaje cardíaco. En la práctica a menudo uno está desesperado y solo y debe hacer lo que pueda: soplar rápido algunas veces, gritar pidiendo ayuda mientras se da masaje cardíaco, soplar de nuevo.

  Puede ser útil haber ensayado con un muñeco grande. Si ocurriera lo peor, puede ser un pequeño consuelo que al menos se intentó la reanimación.

23

Enfermedades y problemas durante los primeros seis meses

VAMOS A OCUPARNOS ahora de algunas enfermedades y problemas frecuentes que tu hijo puede presentar durante los primeros seis meses. También comentaremos algunas enfermedades raras de las que te conviene saber algo. En este capítulo hablaremos de:

Mordiscos
Bronquitis y bronquiolitis
Diarrea y vómitos
Eccema
Laringitis (falso crup) y dificultad para respirar
Fiebre
Cráneo aplanado
Problemas con el prepucio
Resfriados
Cuerpos extraños en la garganta
Regurgitación
Ictericia
Meningitis
Infecciones

Tabaquismo pasivo
Picaduras de insecto
Dolor de barriga
Hernia umbilical
Traumatismos
Quemaduras solares
Hongos (muguet)
Estenosis del píloro (vómitos en proyectil)
Dentición
Infección de orina
Exantemas
Hidrocele
Otitis

Mordiscos

Algunos niños muerden el pezón cuando maman. Eso es muy doloroso, y la mayor parte de las madres reaccionan espontáneamente gritando y sacándo el pecho de su boca. Normalmente, ello basta para demostrarle al pequeño que eso de morder es algo que no se hace. Si persiste, prueba a apretarlo bien contra ti en la próxima toma. Con la boca abierta y el pecho bien metido le será prácticamente imposible morder.

Bronquitis y bronquiolitis

Las infecciones bronquiales pueden alcanzar los bronquiolos más pequeños del lactante, produciendo tos y dificultad para respirar. El virus sincitial respiratorio y otros muchos microorganismos pueden provocar este problema. La respiración se vuelve rápida y superficial, los orificios nasales se dilatan cuando el bebé inspira, y la espiración es ruidosa. El niño está pálido, febril y decaído. Llévalo al hospital. Puede que respire mejor si le mantienes erguido.

Diarrea y vómitos

Los vómitos y la diarrea de origen infeccioso son raros en los primeros seis meses, especialmente con lactancia materna. Pero, si se presentan, pueden ser graves, porque los lactantes pequeños se deshidratan con relativa rapidez. Es fundamental que el bebé tome líquidos. La leche materna es ideal, y mejor tolerada que cualquier otro líquido. Si la diarrea es importante, ofrécele sales de rehidratación oral además del pecho. Muchas veces, un bebé mayor se niega a comer y a beber otras cosas cuando está enfermo, y sólo se consuela si le ofrecen el pecho. Si mama mucho, en pocos días la producción de leche materna vuelve a aumentar. Si vas a viajar por países cálidos, en que es frecuente la diarrea del viajero, es muy conveniente seguir dando el pecho, para lo cual tendrás que beber tú misma suficiente agua. Si el viaje va a ser poco después de los seis meses, puede ser prudente alargar un poco la lactancia exclusiva. Si no das el pecho, ofrécele un jugo (zumo) aguado o sales de rehidratación oral, que encontrarás en la farmacia; ambas cosas se toleran mejor que la leche de vaca. Si el bebé parece abatido y no acepta ningún líquido, acude al médico.

Eccema

El eccema seborreico con descamación (costra láctea) es frecuente en el primer semestre. Al bañar a tu hijo puedes ablandar y limpiar suavemente las costras.

El eccema atópico suele aparecer después de los tres meses. En los lactantes pequeños suele manifestarse como zonas de piel roja, irritada, rugosa y pruriginosa en las mejillas, alrededor de la boca, frente, cuero cabelludo y cuello. Si el bebé tiene este tipo de eccema, y en la familia hay antecedentes de alergia, sería prudente evitar la leche de vaca, los huevos, el pescado o cualquier otro alimento al que sea alérgico algún miembro de la familia, tanto en la dieta de la madre como en la del niño cuando empiece a comer otros alimentos. Es importante no irritar la piel. No lo bañes con jabón, ni pongas suavizante en su ropa. Es mejor la ropa suave de algodón; la lana y las fibras sintéticas pueden ser irritantes. No lo bañes con frecuencia, y añade un poco de aceite para bebés al agua del baño. No uses ningún producto que haga espuma. Puedes poner una bolsita de algodón llena de salvado en remojo durante veinte minutos, y añadir esta agua a la bañera para aliviar el picor. El médico te aconsejará sobre cremas y pomadas. Los niños que toman pecho mucho tiempo presentan el eccema más tarde y tienen menos molestias durante muchos años, incluso hasta llegar a la edad adulta, en comparación con sus hermanos que no recibieron leche materna durante tanto tiempo.

Laringitis (falso crup) y dificultad para respirar

Como la laringe de un bebé es muy pequeña, incluso una inflamación puede causarle problemas para respirar. Puede ocurrir en lactantes de menos de seis meses, pero es más frecuente con uno o dos años. Si tu hijo tiene una tos ronca y seca, está pálido o le cuesta respirar, acude al médico. Si ya sabes lo que tiene porque no es el primer episodio, y los síntomas no son graves, o mientras esperas al médico, sostén a tu hijo erguido y déjale inhalar aire frío para que respire mejor. Ponte frente a una ventana abierta o en el balcón, o sal a la calle con el niño. Ponlo a dormir con el cuerpo semiincorporado y con la ventana entreabierta.

Fiebre

La fiebre es un problema frecuente en los niños pequeños, y normalmente se debe a alguna de las numerosas infecciones que pasan todos los niños. La fiebre en un bebé no necesariamente indica una enfermedad grave. Por otra parte, los bebés pueden estar gravemente enfermos sin tener fiebre. El aumento de la temperatura no siempre es malo, la fiebre moderada ayuda a luchar mejor contra los virus y las bacterias. Incluso con fiebre alta, es difícil que se produzcan convulsiones durante los primeros seis meses. Para ayudar a bajar la fiebre, puedes vestir al bebé con ropita ligera de algodón, dejarlo dormir en una habitación aireada que no esté a más de 18°C, y tal vez bañarlo con agua tibia dejando que el agua se evapore en la piel para que absorba parte del calor. Los bebés pequeños con fiebre deben ser tratados por un médico a no ser que la fiebre tenga una causa evidente, como cuando otro miembro de la familia está también enfermo.

Si se usan medicamentos para bajar la fiebre, ten cuidado de usar la dosis correcta para su peso. Usa sólo preparados para bebés. Los supositorios suelen ser más fáciles de usar porque no hay peligro de que lo escupa todo, ni tienes que obligarle a tragarse algo que no quiere. Vigílalo por la noche; si es necesario pon el despertador. El aspecto general del bebé es tan importante como la temperatura; acude al hospital si está muy decaído y letárgico y no quiere comer.

Cráneo aplanado

El cráneo del recién nacido es blando y flexible. Algunos bebés, si están siempre echados boca arriba, acaban con el cráneo aplanado por detrás. Esto se corrige por sí mismo con el tiempo. Ya que los bebés duermen boca arriba, es importante que pasen un tiempo despiertos boca abajo o de lado. Recuerda: «dormir boca arriba, jugar boca abajo». Además, siempre es conveniente llevarlos en brazos, porque así es menor la presión en la cabeza. También es buena idea ir cambiando la orientación de los pies y la cabecera de la cuna, porque cuando se despierte volverá la cabeza hacia la luz.

También puede apoyar la cabeza sobre una pequeña almohada plana y suave, para que toda la presión no recaiga sólo sobre una pequeña zona de la parte de atrás de la cabeza.

Problemas con el prepucio

Muchos niños parecen tener el prepucio un poco estrecho. Muchas veces es imposible retraerlo sobre el pene. Antiguamente, los médicos recomendaban retirar el prepucio cada día, pero eso no hacía más que empeorar las cosas. Hoy en día recomendamos no hacerlo, porque la retracción forzada puede causar desgarros que dejan cicatrices. Además, el problema se suele solucionar por sí solo con los años. Sólo habría que pensar en la circuncisión si el prepucio es tan estrecho que se hincha como un globo al orinar, o si hay una infección. En muchas culturas es costumbre circuncidar a los recién nacidos por motivos religiosos; pero no se ha demostrado que eso tenga ninguna ventaja para la salud. Antes bien, la circuncisión a veces causa problemas.

Resfriados

Los bebés respiran por la nariz; por eso les molesta tanto el tener la nariz tapada. Existen gotas nasales para niños, pero en bebés sólo se han de usar si son imprescindibles. Pon al niño a dormir con la cabeza en alto; sube la cabecera de la cama, cuna o cochecito sin usar almohadas. Puedes poner unos libros bajo la cabecera del colchón, por ejemplo. Prueba a darle de mamar «de pie». Si el moco es espeso o seco, ponle unas gotas de suero fisiológico en la nariz. También hay perillas que sirven para aspirar los mocos. Se sabe que las madres esquimales lo hacen con su propia boca. Algunos recomiendan poner unas gotas de leche materna en la nariz para ablandar las costras; puedes hacerlo con una cucharita. Prueba primero en un solo agujero. Puede que los anticuerpos de la leche sean útiles, pues tienen un importante papel para la protección de las mucosas.

Cuerpos extraños en la garganta

Si estás segura de que tu hijo tiene algo atrapado en la garganta, y le duele, le cuesta respirar o ha perdido el conocimiento, procede del siguiente modo:

- Colócalo boca abajo sobre tu brazo, con la cabeza más baja que el cuerpo.
- Dale cinco golpecitos secos en la espalda, entre las paletillas.
- Colócalo boca arriba, todavía con la cabeza más baja que el cuerpo.
- Aprieta cinco veces con dos dedos sobre su esternón, a la altura de los pezones.
- Ábrele la boca y mira si se ve algo; si es así, sácalo. Si no ves nada, repite los pasos anteriores.
- Vigila cuidadosamente al bebé y comprueba que respira bien.
- Si está inconsciente, llama al número de emergencia de tu localidad. En la página 319 se explica la respiración boca a boca.

Regurgitación

Si el niño parece contento y sano y sube bien de peso, la regurgitación suele indicar simplemente que ha tomado demasiada leche en una toma. Intenta darle el pecho en una posición más vertical. Después de comer acuéstalo del lado derecho, para que el contenido del estómago se vacíe más fácilmente hacia el intestino. Si la regurgitación tiene lugar un buen rato después de la comida, y la leche está cortada y se separa claramente, se considera un vómito; coméntaselo al médico.

Ictericia

Muchos recién nacidos se ponen un poco amarillos durante los primeros días. Esto es aún más frecuente entre los prematuros. La ictericia se debe a que el feto necesita más glóbulos rojos para conseguir suficiente oxígeno. Después del parto, cuando empieza a respirar, los glóbulos rojos sobrantes se destruyen y liberan la hemoglobina, que se transforma en una sustancia amarilla, la bilirrubina. Cuanta más bilirrubina hay en la sangre del bebé, más amarillo se pone, y alcanza el máximo entre los tres y los cinco días. A veces se acumula tanta bilirrubina que puede perjudicar al bebé. Por eso, los lactantes muy ictéricos se tratan con fototerapia. La bilirrubina se destruye más rápidamente por efecto de la luz. Cuando los niveles de bilirrubina son superiores a lo normal, los bebés pueden estar adormilados y letárgicos.

¿Qué puede hacer la madre? Es importante que tu hijo coma lo suficiente. El intestino se vacía después de las comidas, porque el estómago lleno envía un mensaje al intestino grueso avisando de que hará falta más espacio para la nueva comida, y hay que eliminar las heces. Este reflejo es muy intenso en los niños pequeños; y el lactante ictérico excreta parte de la bilirrubina en cada pañal sucio. Si el niño no hace caca, parte de la bilirrubina se reabsorbe y vuelve a pasar a la sangre. Cuantas más veces mame, más veces hará caca y mejor expulsará la bilirrubina. Los estudios indican que los recién nacidos que maman por lo menos ocho veces al día tienen menor riesgo de ictericia que los que maman con menor frecuencia.

A veces cuesta conseguir que el bebé ictérico y soñoliento se ponga a mamar. Procura que no duerma más de tres horas seguidas durante el día. Despiértalo con suficiente antelación; llévalo en brazos, mécelo, muévelo un poco, quítale ropa, hazle un masaje en las plantas de los pies y en las palmas de las manos, haz que tenga las caderas y las rodillas dobladas mientras mama, apoyando las plantas sobre una superficie (eso parece estimular la succión). Dale mucho tiempo; es normal que haga pausas mientras mama. Si no hay manera de hacer que succione, sácate un poco de leche y ponle unas gotas en los labios, o dentro de la boca con una cucharita, para tentarle. Estimula el pecho antes de la toma, para que la leche empiece a salir en cuanto tu hijo empiece a mamar. Si pierde demasiado peso y el médico recomienda darle un suplemento, dale siempre el pecho primero.

Hay otro consejo que puede ayudar un poco. La eficacia de la fototerapia se descubrió porque los recién nacidos ictéricos que tenían la cunita cerca de la ventana del hospital se recuperaban más rápidamente que los que estaban más lejos de la luz. Para los bebés que están un poco amarillos pero no llegan a necesitar fototerapia, puede ser útil la luz solar. Ten a tu hijo en una habitación cálida y luminosa, y ponlo con poca ropa cerca de la ventana. Evita la luz solar directa.

En ocasiones, la ictericia se debe a una incompatibilidad de grupo sanguíneo. Si el color amarillo no disminuye en dos o tres semanas, o si el bebé está letárgico y gana poco peso, consulta al médico. La ictericia que aparece tardíamente o que persiste mucho tiempo puede deberse a alguna enfermedad y debe ser tratada por un pediatra.

Meningitis

La meningitis es una de las infecciones más terribles. Además de fiebre y malestar general, pueden aparecer puntos de sangre en la piel (petequias), lo que ayuda al diagnóstico. Acude al médico si ves signos de alarma, como puntitos de sangre que no se blanquean al apretarlos con un vaso de cristal (otros exantemas sí que se blanquean). También puede haber hemorragias más extensas, azuladas, en la piel. El niño puede tener el cuello rígido, y llora cuando se le intenta doblar el cuello, con el mentón hacia su pecho. A veces se nota que la fontanela (la zona blanda en el cráneo) está tensa. Por suerte, la meningitis es poco frecuente; pero los síntomas pueden aparecer rápidamente y poner en peligro la vida. Cuando mis propios hijos eran pequeños y tenían fiebre alta, estos eran los síntomas que yo vigilaba a intervalos regulares durante el día, y una o dos veces cada noche. Me ponía el despertador y les levantaba el pijama buscando manchitas rojas.

Infecciones

El recién nacido tiene abundantes anticuerpos que han pasado a través de la placenta. A lo largo de los primeros seis meses, esos anticuerpos van desapareciendo. Los niños de pecho también reciben grandes cantidades de anticuerpos con la leche materna, por lo que resisten mejor las infecciones. Pero la lactancia materna no es una garantía absoluta contra las infecciones: todos los niños pueden enfermar. Intenta apartar a los lactantes pequeños del riesgo de contagio. Pide a la gente resfriada o con otras enfermedades que se mantenga apartada. Si la madre tiene una infección bronquial, puede ponerse una mascarilla durante los primeros días, en que es más contagiosa. En pocos días, su propia leche contendrá anticuerpos contra el germen causal. Los hermanitos resfriados deben evitar besar al bebé en la boca; es posible dar mucho cariño a un piececito. Nuestra hija menor aseguraba, cuando era pequeña, que tenía el dedo gordo del pie más largo de lo normal porque sus hermanos no sólo se lo besaban, sino que también se lo chupaban cuando estaban resfriados y querían hacerle mimitos.

Tabaquismo pasivo

Airea la casa con frecuencia, y no permitas que nadie fume habiendo un niño en casa. El tabaquismo pasivo aumenta el riesgo de enfermedades como el asma, la bronquitis, las infecciones pulmonares y la meningitis. Los niños sanos deben pasear cada día al aire libre si el tiempo lo permite; ello fortalece las mucosas.

Picaduras de insecto

La picadura de avispa es una de las más frecuentes, y puede ser grave en un recién nacido. Las picaduras en la cara o en el cuello son especialmente peligrosas. Acude a urgencias si tu hijo se pone pálido o le cuesta respirar. Existen pomadas anestésicas para aliviar el dolor de las picaduras. También es útil el remedio de la abuela: poner media patata cruda sobre la picadura, o un cubito de hielo.

Dolor de barriga

El dolor de barriga suele estar relacionado con el cólico, del que hablamos en el capítulo 18. Cuando el bebé se niega a comer, o el aspecto de sus deposiciones cambia radicalmente, o llora y encoge las piernas si le aprietan la barriga, puede que esté enfermo y debería verlo un médico. Podría ser una invaginación intestinal, por ejemplo. A veces aparece sangre en las heces; consulta al médico a no ser que tenga una causa evidente (como una fisura anal).

Hernia umbilical

Es frecuente que exista un pequeño abultamiento en el ombligo, que normalmente desaparece a lo largo del primer año. Suele deberse a una debilidad temporal del anillo muscular en torno al ombligo. El feto necesitaba una buena abertura para que pasase el cordón umbilical. Ahora el orificio necesita tiempo para estrecharse. Las hernias intestinales normalmente no duelen, y ¡no!, el bulto que se forma cuando el niño llora no son los intestinos colgando.

Traumatismos

Los traumatismos son, por fortuna, poco habituales en los lactantes pequeños. Los más frecuentes se producen por caídas desde mesas de cambiar pañales, sofás o sitios similares. Los traumatismos craneales pueden ser graves. Un bebé que ha sufrido un fuerte golpe en la cabeza debe estar bajo observación durante las siguientes ocho a diez horas. Hay que despertarle cada dos horas para comprobar que no ha perdido la consciencia. Si no puedes despertar a un bebé que se ha dado un golpe en la cabeza, aunque la inconsciencia haya sido de corta duración, contacta con el médico. Lo mismo si el bebé está pálido y decaído, o si empieza a vomitar.

Quemaduras solares

En general, los bebés pequeños no deben exponerse al sol directo, sino que hay que mantenerlos habitualmente a la sombra. Vístelo con ropa de algodón que cubra las extremidades, mejor que aplicarle crema solar. El golpe de calor es una irritación del cerebro que se produce cuando la cabeza ha sido sometida a una temperatura muy elevada. El recién nacido, con su gran cabeza muchas veces calva, es especialmente sensible al golpe de calor. Cuando el bebé esté al sol, debe llevar siempre un sombrero con alas o visera. Si se le calienta mucho la cabeza, enfríasela un poco, por ejemplo mojando el sombrero.

Hongos (muguet)

El muguet es una infección por hongos de la boca que raramente molesta al bebé, aunque en ocasiones le duele la boca y se niega a mamar. El muguet parece una capa blanca y lechosa sobre la mucosa. Si tu bebé usa chupete o tetina, hiérvelos. El médico te recetará un antifúngico. Seca el interior de su boquita con un dedo envuelto en una gasa y luego aplica el medicamento, con el dedo o con una palito de algodón. La infección puede pasar de la boca al pezón, lo que resulta muy doloroso para la madre y requiere tratamiento.

Estenosis del píloro (vómitos en proyectil)

La mayoría de los bebés vomitan de vez en cuando, y el vómito sale a chorro. Normalmente, no tiene importancia. Los verdaderos vómitos en proyectil suelen comenzar cuando el bebé tiene unas semanas. Es algo más común entre los varoncitos, y se debe a un estrechamiento a la salida del estómago (el píloro). El bebé suele vomitar una hora o más después de la toma. Si esto ocurre en la mayoría de las tomas, y si el bebé tiene hambre y come bien pero no aumenta de peso, hay que acudir al especialista. A veces hay que intervenir quirúrgicamente para abrir la musculatura del píloro, que regula el paso de la comida desde el estómago al intestino. Los vómitos en proyectil no deben confundirse con las regurgitaciones normales y con los vómitos leves.

Dentición

Puede que el niño se encuentre incómodo y alicaído, pero la dentición no produce fiebre. El motivo por el que muchas veces parece que los dientes salen después de una fiebre es que durante la enfermedad las encías se abren y dejan salir al diente más fácilmente. Muchas veces parece que al bebé le molestan las encías; puede ir bien darle algo sólido para morder, como un aro de goma. No es necesario aplicar medicamentos en las encías.

Infección de orina

La infección urinaria puede ser difícil de diagnosticar en el bebé. Puede que los únicos síntomas sean falta de energía, pérdida de apetito y escaso aumento de peso. Muchas veces, pero no siempre, hay fiebre. Para recoger una muestra de orina se pueden usar unas bolsas especiales que se adhieren a los genitales.

Exantemas

Las típicas enfermedades exantemáticas de la infancia raramente se producen durante los primeros seis meses.

En cambio, el impétigo puede producirse a cualquier edad, y es muy contagioso. La infección suele empezar por la cabeza, pero las pequeñas pústulas pueden aparecer en cualquier sitio. Cuando revientan, forman una superficie roja, despellejada y supurante, sobre la que se forman costras amarillas. La causa es el estreptococo. Hay que desinfectar todas las pústulas y lesiones, y el médico te recetará una pomada antibacteriana.

Hidrocele

El escroto de los niños puede hincharse, lo que no parece molestarles. Al cabo de un tiempo, el organismo suele reabsorber el líquido sobrante. Si existe además una hernia inguinal, y el peritoneo o el intestino protruyen cuando el niño llora, puede ser necesario operarlo.

Otitis

El dolor de oído, aunque frecuente en niños pequeños, puede ser difícil de detectar. Es raro en los niños que toman el pecho. Normalmente, el bebé se despierta llorando debido a los cambios en la presión del oído justo al empezar a succionar o al ponerlo a dormir. Si tu hijo llora de forma inconsolable y gira la cabeza, prueba a apretar suavemente justo delante de la oreja. Normalmente el bebé reacciona, indicando que eso le duele. En tal caso, acude al médico. El dolor puede aliviarse si el bebé duerme con la cabeza algo elevada. También puede ayudar llevar al niño en brazos con la cabeza erguida, y darle de mamar «de pie». El calor, por ejemplo poniendo tu mano sobre su oreja, puede aliviar un poco el dolor. Ponle un gorrito que le tape los oídos.

24

A partir de ahora,
todo irá sobre ruedas

LA PEQUEÑA GRY, de la que te hablé al comienzo de este libro, tiene ya seis meses, y seguimos en contacto. Cada día es más mona y más graciosa. Levanta sus brazos hacia sus padres, y ríe fascinada cada vez que hacen algo que le parece divertido. Esta sentada, aunque un poco inestable, y no pierde de lo que pasa a su alrededor. Puede hacer cosas para conseguir lo que desea: llevarse una corteza de pan a la boca, agarrar un juguete, chuparlo, tirarlo. Puede arrastrarse un poco por el suelo y agarrar algo que hace sólo un mes estaba fuera de su alcance. La vida le parece maravillosa.

Un amor que crece y crece

No es ninguna casualidad que empiece a mostrar su amor por quienes la rodean por la misma época en que empieza a aprender a apartarse de ellos. Cuando era más pequeña, mientras estuviera en brazos de alguien estaba segura. Ahora que cada vez tiene más capacidad de movimiento, tiene que haber algo que la impulse a mantenerse cerca aunque nadie la esté mirando o la tenga en brazos. Su deseo de estar con aquellos a los que ama es parte de la red de seguridad que está tejiendo.

A medida que Gry encuentra su propia manera de mantener el contacto, su familia está cada vez más encariñada con ella. Ya no es sólo pequeña y desvalida, sino que resulta emocionante y divertido estar con ella. A los abuelos se les cae la baba. Si Gry tuviera hermanos, ahora aumentarían las oportunidades de jugar y comunicarse... y también de tener celos. Muchos niños empiezan a reaccionar negativamente cuando el pequeño empieza a hacerse notar y a recibir atención con sus nuevos trucos y habilidades, su encanto y sus gracias.

Mayor libertad

La madre y el padre de Gry piensan que tener un hijo ha sido agotador, aunque todo ha ido bien y no tuvieron problemas serios al principio. Gry ha estado sana y ha tomado muchísima leche materna. Siri, que últimamente había estado preocupada por si tendría suficiente leche para darle lactancia materna exclusiva a una niña tan grande, se ha relajado por fin. Ahora su hija empieza a tomar también otros alimentos, aunque sigue mamando en cada toma (normalmente antes, a veces después, y en ocasiones, si hace falta, justo en medio de la comida). Siri acaba a veces con los pechos pringados de papilla, una verdadera porquería. Es divertido ofrecerle a Gry nuevos tipos de alimento, nuevos sabores, nuevas texturas. Según lo que sea, unas veces escupe con desdén y otras traga con entusiasmo. Se distrae fácilmente y hay que entretenerla con un juguete para que no agarre la cuchara. En cuanto su madre se pone a hablar con alguien, suelta el pecho y se gira con interés. A veces Siri tiene que darle el pecho a solas en la habitación, incluso de día.

Siri está deseando tener un poco más de tiempo para sí misma. Pronto podrá salir medio día sin tener que sacarse leche antes, porque Gry ya come otras cosas. Dentro de dos semanas irán a una fiesta de cumpleaños, y Siri va a beber bastante vino. Si se encuentra «mareada», esperará a estar despejada antes de volver a dar el pecho, para que el alcohol haya desaparecido de su sangre y de su leche. Por fin, Siri empieza a sentir que vuelve a tener control sobre su propio cuerpo. La gimnasia posparto y los largos paseos con el cochecito la han ayudado. Y la lactancia también ha contribuido a su recuperación en los últimos meses. Tras cuatro meses de lactancia, la capa de grasa en su barriga y en sus muslos empieza a disolverse sin esfuerzo. Todos los miembros de su pequeña familia piensan que sus pechos son preciosos. Ya no están demasiado llenos cuando se despierta, y han dejado de gotear en momentos inoportunos. Su marido, Are, está impresionado con los pechos redondos y blandos. Incluso admite que ha probado la leche, «como leche caliente con miel».

Más energía

Su vida amorosa ha vuelto a despegar de verdad. Siri ha dejado de ser, en sus propias palabras, «una llorona temblorosa». Are piensa que su media naranja vuelve a parecer ella misma; mejor aún, que nunca ha tenido tan buen aspecto como ahora. Siri siente que su relación tiene una intensidad desconocida; es consciente de que el sexo no es sólo un juego, que puede realmente producir una persona completamente nueva, como Gry. Los genitales de Siri ya se han recuperado. De hecho, los ejercicios para reforzar el suelo pélvico han dado resultados sorprendentemente placenteros.

Por supuesto, Siri todavía está un poco cansada porque Gry aún necesita mamar por la noche, aunque alguna que otra vez duerme de un tirón. Pero no es tan terrible despertarse a media noche cuando puedes dormir a gusto en otros momentos.

Ya no resulta tan raro y molesto como al principio. Casi es más fácil dar el pecho a las tres de la noche y luego volverse a dormir, que encontrarse a las cinco de la madrugada con un niño hambriento dispuesto a comenzar el día. Las brumas de la lactancia quedaron atrás. La pacífica introspección ha dejado paso a un entusiasmo vital, un hambre de nuevas experiencias, un deseo de reunirse con los amigos.

¿Y ahora quién tomará el permiso de maternidad o paternidad?

En ciertos países, a los seis meses, todavía queda por disfrutar una buena parte del permiso de maternidad. Are quiere pasar un tiempo en casa con Gry. Piensa que ha llegado el momento de cambiar los papeles, después de medio año. Siri y él comentan conmigo cómo podrían repartirse el permiso entre los dos.

«A mí también me gustaría ser durante un tiempo la persona más importante para mi hija», me dijo Are. «Y en cualquier caso tampoco me vendría mal pasar una temporada en casa disfrutando de la vida.»

Pero Siri no quiere que él tome una gran parte del permiso: «soy yo la que estuve embarazada, tuve náuseas, me dio diarrea por las pastillas de hierro, tuve que quedarme en la cama porque perdía sangre. Soy yo la que hice a esta niña a partir de mi propio cuerpo, aparte de una sola célula con la que tú contribuiste al principio. Soy yo la que arriesgué mi salud y mi pelvis para tenerla, y me quedé con estrías en la piel. Aunque ha sido divertido, también ha sido muy duro, y no sabíamos cómo saldría. He soportado el período más agotador. Justo ahora empiezo a sentirme la misma de antes, todo va bien, la niña es encantadora. ¿No ves que es ahora cuando viene mi recompensa?».

Are parece un poco apenado, y admite que hasta ahora sus esfuerzos no han sido comparables. «Pero querrás que tenga también una estrecha relación con su padre, ¿verdad? No es lo mismo cuando estás todo el tiempo a su lado.»

Y Siri replica: «bueno, puedes tomar los últimos dos meses. De todas maneras tenías que tomar uno... Ya pasas mucho tiempo con ella por las tardes y en los fines de semana, y cada vez está más a gusto contigo. Creo que al principio los bebés necesitan más a su madre. Para algo es la mujer la que lo lleva en el útero, lo saca al mundo y le da de comer, todo con su propio cuerpo».

Así siguieron discutiendo, y al final llegaron a un acuerdo. En cambio, una amiga de Siri ardía en deseos de volver a trabajar. Empezó a los cuatro meses, mientras su marido se ocupaba de la casa e incluso le llevaba el niño al trabajo una vez al día. Cada persona es distinta. Durante las primeras seis semanas, sólo la madre puede disfrutar del permiso.

Cada vez escucho a más mujeres que se sienten presionadas para volver a trabajar antes de que termine su permiso de maternidad, mientras el marido «se lleva la mejor parte, justo cuando las cosas empiezan a ser divertidas». Parece buena idea que sea la madre quien tenga la última palabra en este asunto, al menos durante los primeros ocho o nueve meses. Así también es más fácil seguir dando el pecho. Por supuesto, el marido tiene que comprometerse, y los nuevos padres que se responsabilizan plenamente del cuidado de sus hijos están descubriendo muchas cosas maravillosas. En ciertos países cada vez hay más voluntad por parte de los políticos de aumentar el permiso del padre de cuatro semanas hasta diez semanas, sin disminuir por ello el permiso de la madre.

Tiempo atrás se decía que hacía falta un hijo para hacer una madre, pero tres para hacer un padre. Hoy en día, los padres suelen comprometerse de una forma totalmente distinta, desde el mismísimo comienzo, y después del primer hijo suelen ser ya verdaderos expertos. El padre es fundamental para el bienestar de la familia. Pero al principio la madre es, sin duda alguna, la mejor preparada biológicamente (incluso más allá de aspectos tan obvios como las hormonas o los pechos) para hacerse cargo del niño. Las mujeres son más sensibles a los sonidos, al olor y al tacto que los hombres. Les es más fácil interpretar las expresiones faciales de sus recién nacidos, y tocan al bebé con más suavidad. Su forma de hablar al bebé tiene un tono, una suavidad y un ritmo tranquilizadores.

Estudios recientes indican que la personalidad de las mujeres cambia de forma notable durante el embarazo. Se vuelven más pacíficas, menos ansiosas y menos agresivas; reconocen mejor los sentimientos de otras personas y aumenta su capacidad para comunicarse sin palabras. Todo esto no debería sorprendernos, pues parece precisamente lo más necesario para cuidar a un recién nacido de la mejor manera posible. Los cambios que se producen en la personalidad de la madre alrededor del parto se han comparado con un regalo de la naturaleza para el recién nacido. No es que los varones sean incapaces de cuidar de los niños pequeños, sino simplemente que las mujeres, en general, están naturalmente más capacitadas para ello.

Papá es cada vez más importante

La importancia del padre aumenta semana tras semana. Los expertos se preguntan si el hecho de que sea un poco distinto a la madre tiene alguna importancia especial para el desarrollo del bebé.

A muchas mujeres les resulta difícil entregar a su hijo, incluso al padre. Al principio, este sentimiento posesivo es beneficioso para el niño, porque le asegura la constante atención de su madre. Pero si tanto la madre como el padre piensan que ella es la única que puede atender al bebé, también a largo plazo, puede producirse un círculo vicioso. Un día u otro hay que permitir que participen otras personas, y sobre todo el padre, pues esto es lo mejor para todos. Los bebés mayorcitos se sienten seguros cuando descubren que hay varias personas que les quieren y les cuidan. En muchos aspectos, la familia extensa actúa como una red de seguridad. Sin embargo, no es bueno que los niños, hasta que han alcanzado una cierta madurez, vayan de un lado a otro entre padres que no viven juntos. Y menos aún cuando el niño es pequeño y la separación afecta a la lactancia materna.

Al principio, las hormonas y los instintos de la mujer son de gran ayuda. Los estudios con animales muestran que la misma cría se convierte pronto en el principal estímulo para los cuidados de los padres, independientemente de las hormonas y del sexo. Los machos de las aves participan tanto como las hembras. Entre los mamíferos, el papel de la madre es necesariamente especial. Si le quitamos todas las hormonas que controlan la conducta materna a una rata hembra que acaba de dar a luz, a pesar de todo sigue cuidando bien a sus crías. Pero si nos llevamos a las crías, la conducta maternal pronto desaparece. La madre chimpancé puede llevar a su hijo muerto durante unos días; pero como el bebé no responde, el interés de la madre disminuye, y acaba por dejarlo.

Los límites de la devoción

Por un lado, Siri tiene ya ganas de regresar al mundo adulto de la vida laboral; pero no quiere dejar a Gry. Ha visto a sus amigas lidiar con sentimientos de culpa y con complicados horarios para mantener a la familia funcionando cada día. Ahí está, comiéndola por dentro, el sentimiento de que una debe dejarlo todo por su hijo. Pero la vida es un toma y daca, y hay que buscar un equilibrio entre el cuidado de los hijos y todas las otras cosas que quieres hacer en la vida. Tenemos que seguir adelante. Dedicar un tiempo suficiente, aunque sería mejor para tu hijo tener aún más tiempo. Pero si dedicas todo tu tiempo al niño, no quedará nada para progresar en el trabajo, para la pareja, para el trabajo doméstico, para disfrutar de los amigos y para tener otros intereses. En consecuencia, estaremos probablemente menos satisfechos, menos felices, y por tanto funcionaremos peor como padres. No desesperes; recuerda sólo que la primera prioridad es garantizar que tu hijo esté bien cuidado, aunque no lo puedas hacer todo personalmente.

En un interesante libro titulado *Historia natural de la paternidad*, la autora Susan Allport incluye un capítulo titulado «Los límites de la devoción», en el que analiza la conducta a veces dudosa de los animales y de los seres humanos hacia sus hijos. Los animales de vida corta, como las ratas y los pájaros pequeños, normalmente son buenos padres, guiados sobre todo por el instinto. Pero los animales grandes, que viven más tiempo, no son automáticamente buenos padres. Algunos se asustan y obnubilan cuando tienen su primera camada, y acaban comiéndose a las crías. Los animales muchas veces ignoran a los más débiles de la camada. A veces dejan a sus hijos solos y desvalidos, sobre todo cuando hay poca comida. El momento en que la madre abandona a sus hijos o les obliga a irse es también fruto de un delicado equilibrio. Muchas veces sería mejor para las crías estar más tiempo con la madre; pero ella tiene que seguir adelante, ocuparse de sí misma, volver a ser fértil y tener más crías.

Cuanto mejores cuidados reciben los monos de pequeños, mejor funcionan luego como padres. Tienen que aprender el arte de cuidar a sus hijos. Lo mismo ocurre con las personas. En ciertas partes del mundo, en que las familias son pequeñas y cada vez más aisladas, y mucha gente no ha tenido experiencia con bebés, puede ser un serio problema para los padres primerizos. Tal vez el cuidado de los niños debería ser más valorado que en la actualidad. Tal vez las escuelas de padres deberían ser tan comunes como las clases de preparación al parto. Al fin y al cabo, dar a luz es algo que el cuerpo hará por sí mismo de todos modos. Es en las siguientes semanas, meses y años donde estriba el verdadero desafío.

En casa del herrero...

Una cosa es segura. A muchos de nosotros nos gusta dar consejos, y luego a la hora de la verdad no lo hacemos todo bien.

Cuando tuve a mi primer hijo, con veintitres años, creía que estaba razonablemente bien preparada. Había estado muy interesada en los bebés desde que puedo recordar, y había cuidado de mi hermana pequeña y de los hijos de otras personas. Mi hijo era deseado, y pronto quedé enamorada del angelito. Y sin embargo la enorme responsabilidad se me vino encima. Aquella personita llorona tenía derecho a mantenerme despierta toda la noche. Tenía que estar siempre allí para cambiarle y darle de comer, aunque yo quisiera hacer otra cosa. Cuidarle era sorprendentemente agotador, abrumador, y me ocupaba casi todo el día. Muchas veces me sentía frustrada y desdeñada por aquel bebé, al que dedicábamos tanto amor y que a veces parecía tan descontento.

Entonces llegó nuestro segundo hijo. De repente, cambiar el pañal se convirtió en una agradable distracción, y dar el pecho era un momento de reposo comparado con lidiar con una fierecilla de dos años. Nuestro tercer hijo fue un verdadero placer, con dos hermanos mayores y otras muchas personas que nos ayudaban. Hoy en día, muy pocas mujeres llegan al tercero. La media es de unos dos niños por madre. Nunca llegamos a convertirnos en expertos por nuestra propia experiencia, y por eso tenemos que aprender de otros.

¿Cuánto esperamos para tener otro hijo?

Siri y Are han usado la lactancia materna como método anticonceptivo hasta los seis meses. Se preguntan cuándo es el mejor momento para tener otro hijo. En todo caso, no ahora mismo. Siri quiere usar un DIU al menos durante un año. ¿Cuándo se recupera completamente el organismo? ¿Cuándo hay menos riesgo de celos entre hermanos? Para la carrera profesional de la madre, ¿es mejor tener dos permisos de maternidad muy juntos, o trabajar una buena temporada entre medio?

Una cosa tienen clara: Siri y Are están decididos a prepararse bien para el próximo hijo. Comer bien, evitar el tabaco y la contaminación. Siri ya está tomando vitaminas y ácido fólico. Dice que ahora estas cosas le preocupan mucho más que antes de tener a Gry. Entonces no pensaban que nada pudiera salir mal. Ahora tienen más experiencia. Han conseguido sobrevivir a la crisis existencial que representa tener el primer hijo. La abuela sacude la cabeza cuando hablan de tener otro, y les recuerda que «uno es uno y dos son diez»; pero están seguros de que, si todo va bien en el embarazo, las cosas serán mucho más fáciles con su segundo hijo.

Antes de quedarse embarazada, es conveniente:

- Comer adecuadamente.
- Tomar ácido fólico y otras vitaminas.
- Dejar de fumar..
- Mantenerse en buena forma física.
- Evitar sustancias tóxicas.

Bibliografía

Publicaciones para padres

Allport, Susan, *A Natural History of Parenting*, Three Rivers Press, 1998.

England, Pam, C. N. M., M. A. y Rob Horowitz, *Birthing from Within: An Extra-Ordinary Guide to Childbirth Preparation*, Albuquerque, Partera Press, 1998.

Fields, Valerie A., *Breasts, Bottles and Babies* Edinburgh University Press, 1989.

Hrdy, Sarah Blaffer, *Mother Nature: Maternal Instincts and How They Shape the Human Species*, Nueva York, Ballantine Books, 2000.

Huggins, Kathleen, *The Nursing Mother´s Companion*, National Book Network, 1999.

Kippley, Sheila, *Breastfeeding and Natural Child Spacing: The Ecology of Natural Mothering*, Nueva York, Penguin Books, 1978.

Kitzinger, Sheila, *Complete Book of Pregnancy and Childbirth*, Nueva York, Knopf, 1989.

Kitzinger, Sheila, *Breastfeeding Your Baby*, Nueva York, Knopf, 1998.

Klaus, Marshall H. y Phyllis H. Klaus, *Your Amazing Newborn*, Reading, Perseus Books, 1998.

Leboyer, Frederick, *Birth Without Violence*, Nueva York, Knopf, 1975.

Morgan, Elaine, *The Descent of Woman*, Souvenir Publishers Ltd., 1985.

Morris, Desmond, *The Human Sexes: A Natural History of Man and Woman*, Nueva York, Dunne Books, 1998.

Renfrew, Mary, Chloe Fisher y Suzanne Arms, *Bestfeeding: Getting Breastfeeding Right four You*, Berkeley, Celestial Arts, 2000.

Torgus, Judy, *The Womanly Art of Breastfeeding*, Franklin Park, La Leche League International, 1997.

VV. AA. La Leche League International, *The Breastfeeding Answer Book*, Schaumborg, 1997.

Publicaciones para profesionales

"A Warm Chain for Breastfeeding", *The Lancet*, vol. 344: 1239-1240, 1994.

Cadwell, K., C. Turner-Maffei, B. O´Connor y A. Blair, *Maternal and Infant Assessment for Breastfreeding and Human Lactation*, Jones and Bartelett Publishers, Inc., 2002.

Hale, T., *Medications and Mothers´ Milk*, Pharmasoft Medical Publishing, 2001.

HHS Blueprinting for Action on Breastfeeding, U.S. Department of Health and Human Services, Washington, DC, Office on Women´s Health, 2000.

Kramer, Michael S. y Kahuma Ritsuko, *The Optimal Duration of Exclusive Breastfeeding. A Systematic Review*, World Health Organization, WHO/NHD/01.08 WHO/FCA/CAH/01.23.

Lawrence, R. A., *Breastfeeding. A Guide for the Medical Profession*, Mosby, 1999.

McKenna, J., S. Mosko y C. A. Richard, "Bedsharing Promotes Breastfeeding", *Pediatrics*, 100: 214-219, 1997.

Minchin, M., *Breastfeeding Matters*, Sidney, Alma Publications, 1985.

Newman, J., "How Breast Milk Protects Newborns", *Scientific American*, diciembre, 1995.

Nylander, G., R. Lindemann, E. Helsing y E. Bendvold, "Unsupplemented Breastfeeding in the Maternity Ward. Positive Long-term Affects", Acta Obstetrica et Gynecologica Scandinavica, 70: 205-209, 1991.

Riordan, J. y K. G. Auerbach, *Breastfeeding and Human Lactation*, Jones and Bartlett Publishers, Inc., 1999.

Vinther, T. y E. Helsing, *Breastfeeding: How to Support Success*, Copenague, World Health Organization, Regional Office for Europe, 1997.

VV.AA., "Breastfeeding and the Use of Human Milk", *American Academy of Pediatrics*, 100: 1035-1039, 1997.

VV.AA., *Evidence for the Ten Steps to Successful Breastfeeding*, World Health Organization, WHO/CHD/ 98.9., 1998.

VV.AA., "Is Breastfeeding Beneficial in the UK?", Statement of the Standing Commitee on Nutrition of the British Paediatric Association, *Archives of Disease in Childhood*, 71: 376-380, 1994.

VV.AA., *Successful Breastfeeding*, M. Royal College of Midwives, Londres, Elsivier Sciences, 2001.

Wilson-Clay, Barbara y Kay Hoover, *The Breastfeeding Atlas*, Austin, LactNews Press, 1999.

Índice temático